针灸临证实录

一位基层针灸师的实践心悟

主　编　司言词

副主编　方勤华　李双侠　高凯杰

编　委　司言词　方勤华　李双侠
　　　　高凯杰　温凯明

U0235414

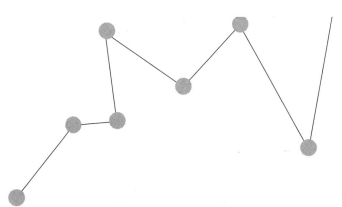

人民卫生出版社

·北　京·

图书在版编目（CIP）数据

针灸临证实录：一位基层针灸师的实践心悟 / 司言
词主编 . —北京：人民卫生出版社，2022.11
ISBN 978-7-117-33485-3

Ⅰ．①针…　Ⅱ．①司…　Ⅲ．①针灸疗法—临床应用—
经验—中国—现代　Ⅳ．①R246

中国版本图书馆 CIP 数据核字（2022）第 158613 号

人卫智网	www.ipmph.com	医学教育、学术、考试、健康，购书智慧智能综合服务平台
人卫官网	www.pmph.com	人卫官方资讯发布平台

针灸临证实录
—— 一位基层针灸师的实践心悟
Zhenjiu Linzheng Shilu
——Yiwei Jiceng Zhenjiushi de Shijian Xinwu

主　　编：司言词
出版发行：人民卫生出版社（中继线 010-59780011）
地　　址：北京市朝阳区潘家园南里 19 号
邮　　编：100021
E - mail：pmph @ pmph.com
购书热线：010-59787592　010-59787584　010-65264830
印　　刷：北京汇林印务有限公司
经　　销：新华书店
开　　本：710×1000　1/16　印张：18
字　　数：286 千字
版　　次：2022 年 11 月第 1 版
印　　次：2022 年 12 月第 1 次印刷
标准书号：ISBN 978-7-117-33485-3
定　　价：69.00 元
打击盗版举报电话：010-59787491　E-mail：WQ @ pmph.com
质量问题联系电话：010-59787234　E-mail：zhiliang @ pmph.com
数字融合服务电话：4001118166　E-mail：zengzhi @ pmph.com

自序

　　针灸为中医王冠上的明珠。然何以为之,方可探骊得"珠"?古人云:"纸上得来终觉浅,绝知此事要躬行。"又有言:"实践出真知。"这些至理名言,同样适用于针灸临证。优秀的针灸医师,都是在针灸临证中,摸爬滚打"扎"出来的,故而要永远把针灸临证放在第一位。小病不小看,大病莫畏难,在临证中学习,在临证中思考,在临证中总结。未有不经过临证,而成为一名优秀的针灸医师者。故本书所有文章,皆来源于针灸临证,又服务于针灸临证。正如《灵枢·官能》中所言:"用针之服,必有法则……法于往古,验于来今,观于窈冥,通于无穷,粗之所不见,良工之所贵,莫知其形,若神仿佛",诚如斯言也!《灵枢》中有几处反复提到,对于针道之类要"藏之于灵兰之室","藏于金柜","刻于玉版之上",又言"得其人乃传,非其人勿言",传其针道者,还需"歃血盟誓"之类,其实针灸之随流曲折大抵不必如此,当今时代,需要以开放的胸襟,广纳博览,才能有针灸学术的继承与发展。故吾不揣浅陋,将近几年针灸临证所思所想,结集成书公之于众,即是想把吾粗浅之针灸临证经验,与针界同仁共享,如果真能起到让初习针灸者临证少走弯路,针灸临床医生能因此启发思路之效,则善莫大焉,吾出版此书的目的即达到矣!荆岫之玉,必含纤瑕,因经验有限,书中所言,难免挂一漏万,不当之处还望针界同仁斧正。是为序。

司言词　于浙江平湖万木草堂针灸研究所

2020 年 10 月 1 日

前言

　　所谓师出要有名，本书写作的初衷是对笔者近年来针灸临证中的点滴感悟，做一个系统的回顾与总结，对彼时的针灸学术思想有个真实的记录，以期若干年后再翻阅此书时，能对自己的针灸学术思想做一个横向与纵向的比较，从自己历年针灸临证的得失成败中，深刻总结经验教训，使有缘读此书者，能看到我们这一代针灸实践者的困惑、探索与坚守。

　　本书中的所有文章，皆为笔者平日针灸临证中若有些许感悟便随手捃摭之作，当年每每有新文写就，以手捧读之时，颇有天赐珠玉，朝花夕拾而不胜欢喜之况味。

　　本书的最大特点，就是紧扣针灸临证，其第一章针灸临证琐谈，就针灸临证中涉及的许多问题，如常用穴位及董氏针灸等，进行了庖丁解牛般的阐幽发微，钩沉索隐，颇具可读性、启发性、实用性。《灵枢·官能》中有一句话，对业针者有一个基本要求，即"徐而安静，手巧而心审谛者，可使行针艾"。针灸临证可思考可总结之处颇多，无"徐而安静，手巧而心审谛"之品行，业针者又岂可登堂入室，行治病救人之仁术而感悟针道乎？针道渊深浩瀚，故而言之，本书的第一章，只能算是点滴之笔，抛砖引玉罢了。

　　本书第二章十四经常用穴位应用经验，对十四经临证常用穴位，进行了古今文献应用对比，同时紧密结合笔者的临证经验，作出了非常贴近针灸临证实效的解读与发挥。为何要如此大费笔墨呢？笔者还是喜欢引用《灵枢·禁服》当中的一句话来解释，即"通其营输，乃可传于大数"，此言用在此处，可谓一语中的，甚为妥帖。有志于研习十四经经穴者，此言当思引为警句，切实打好经穴基础，更好地为针灸临证服务。

　　本书第三章针灸医案五十例，所列医案从笔者近年来针灸临证验案中精选而来，以飨读者。从中实可管窥笔者针灸之临证思维，以供读者针灸临证时参考。读古今针灸医案有何益处？《文心雕龙》中曾言"操千曲而后

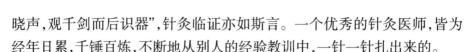

晓声,观千剑而后识器",针灸临证亦如斯言。一个优秀的针灸医师,皆为经年日累,千锤百炼,不断地从别人的经验教训中,一针一针扎出来的。

综上所述,从理论与实践方面来讲,本书实为针灸医生、针灸爱好者、针灸研究机构研究人员、针灸学专业初涉临证的大学生等不可多得的一本参考书。

俗话说,书不尽言,言不尽意,针道渊深,庶几可测?笔者才疏学浅,本书在编写过程中,疏漏之处在所难免,我们真诚地希望读者批评指正。

本书得以顺利出版,还要感谢人民卫生出版社的肯定与支持。另外,在本书的编写过程中,承蒙针界好友方勤华、李双侠、高凯杰等的多方协助,在此一并致谢!

司言词 于浙江平湖万木草堂针灸研究所

2020 年 10 月 1 日

目录

第一章

针灸临证琐谈

一、久咳针灸治法初探

针灸临证常见有久咳不愈的患者,何故使然?《素问·咳论》云:"五脏六腑皆令人咳,非独肺也……五脏各以其时受病,非其时,各传以与之……乘秋则肺先受邪,乘春则肝先受之,乘夏则心先受之,乘至阴则脾先受之,乘冬则肾先受之。"亦即,久咳不愈,不仅要看肺邪气之盛衰,亦要察是否为肺外之咳。如何察之?《素问·咳论》又云:"肺咳之状,咳而喘息有音,甚则唾血。心咳之状,咳则心痛,喉中介介如梗状,甚则咽肿喉痹。肝咳之状,咳则两胁下痛,甚则不可以转,转则两胠下满。脾咳之状,咳则右胁下痛,阴阴引肩背,甚则不可以动,动则咳剧。肾咳之状,咳则腰背相引而痛,甚则咳涎。"由上观之,五脏之咳,各有不同之伴随症状,此为分析五脏久咳辨证之要点。然则五脏久咳又何如?《素问·咳论》再云:"五脏之久咳,乃移于六腑。脾咳不已,则胃受之,胃咳之状,咳而呕,呕甚则长虫出。肝咳不已,则胆受之,胆咳之状,咳呕胆汁。肺咳不已,则大肠受之,大肠咳状,咳而遗矢。心咳不已,则小肠受之,小肠咳状,咳而矢气,气与咳俱失。肾咳不已,则膀胱受之,膀胱咳状,咳而遗溺。久咳不已,则三焦受之,三焦咳状,咳而腹满,不欲食饮,此皆聚于胃关于肺,使人多涕唾,而面浮肿气逆也。"可见,久咳之证,不可等闲视之,临证宜精准辨证,视久咳之时间长短,辨五脏六腑之咳,辨证准确,临证方能效显。否则,凡遇久咳之候,皆拘泥于以肺治之,必陷入缘木求鱼之窘境也!

久咳病位确定之后,临证下一步必辨痰与瘀。"痰"为脏腑功能失调的结果,各种原因导致脾胃功能失常,皆可令水湿内停而化为痰浊,痰浊上乘,储蕴于肺脏,即所谓"脾为生痰之源,肺为贮痰之器"。脏腑功能失调以肺、脾、肾三脏为主,慢性肺病长期反复发作,迁延难愈,久病必致脾肾虚损,痰方能由此而生。痰既成之后,若内阻于肺,则肺失宣降而生咳嗽、咳痰、气喘等,长此下去,则肺气渐虚,无力推动血脉运行,"肺主气,司呼吸,肺朝百脉"的功能无法正常进行。若累及心阳,因心主血脉,心阳受损则不能温煦血脉或经脉,则必形成瘀血。临证可见唇甲青紫、面色黧黑、胁生痞块、舌质黯红或紫黯或有瘀斑、脉涩等表现,血瘀络滞,五脏六腑功能失常进而导致机体抗病能力下降,咳嗽亦易反复发作。一般外感咳嗽,病位在肺较易治疗,内伤咳嗽累及脏腑,病位较深,情况复杂,治之亦繁复。

五脏六腑之咳,针灸临证如何治之?《素问·咳论》又给出了答案:"治脏者治其俞,治腑者治其合,浮肿者治其经。"亦即,若久咳病位在五脏,取其背俞穴治之:在肺,取肺俞;在心,取心俞;在肝,取肝俞;在脾,取脾俞;在肾,取肾俞。背俞穴是五脏之气输注于背腰部的腧穴,刺之灸之可调节五脏之盛衰。如久咳传及六腑,可取六腑下合穴治之:大肠咳,取上巨虚;小肠咳,取下巨虚;三焦咳,取委阳;胃咳,取足三里;膀胱咳,取委中;胆咳,取阳陵泉。下合穴为六腑之气输注出入的部位,可通调六腑,即所谓"合治内腑。"五脏六腑之咳所致面部浮肿之症,治其经。如肺咳,取其经穴经渠;肾咳,取复溜等等。其余依此类推。经主喘咳寒热,与此症正好暗合。

久咳不愈,针灸临证选穴小结:

(1)"久嗽,最宜灸膏肓俞,其次则宜灸肺俞等穴,各随证治之。"(见《针灸资生经·咳嗽第四》)

(2)慢性咳嗽伴有虚象,亦可考虑选取原穴。

(3)督脉为阳脉之海,因此可取督脉腧穴治疗外感久咳或虚象久咳,如有取大椎、陶道刺络拔罐,然后在"河车路"走罐治之者。

(4)针灸名家王居易发现左通天穴能治疗慢性干咳。

(5)临证单纯肺脾两虚的久咳不愈,选太渊、太白穴;外感余邪未尽兼有肺脾两虚的久咳不愈,选经渠、大都穴。

(6)董氏针灸选正脑一穴、正脑二穴治久咳,机理不详。

(7)传统针灸配合董氏针灸治久咳,穴取水金、水通酌配鱼际(上午)或太渊(中午)或尺泽(下午)或少商(深夜咳喘较剧时取之)。此处选董氏针灸之水金、水通治久咳不愈,除金水相通之意外,是因为《素问·咳论》还有云:"此皆聚于胃关于肺,使人多涕唾,而面浮肿气逆也",而董氏奇穴水金、水通就恰恰主治一切气逆之证。

二、深刻理解董氏针灸之中白穴、下白穴的功效主治

董氏针灸之中白穴、下白穴为我针灸临证用之颇多的一组穴位，深刻地理解此穴组之功能主治，临证方能得心应手，现就其功能主治试论之。

邱雅昌《董氏奇穴实用手册》，论及此穴组定位、主治：

中白穴：部位——在手背小指掌骨与无名指掌骨之间，距指骨与掌骨连接处五分。主治为：肾脏病之腰痛、腰酸、背痛、头晕、眼散光、疲劳、肾脏性之坐骨神经痛、足外踝痛、四肢水肿（脊椎骨痛、腿痛及骨骼肿大）。

下白穴：部位——在手背小指掌骨与无名指掌骨之间，距指骨与掌骨连接处一寸五分。主治为：牙齿酸、肝微痛，以及中白穴主治各症。

邱氏在总结此穴组之解说及发挥时认为，中白配下白治手大指痛，亦治足三里至足外踝部位痛或麻。实为调理气机的最佳穴组。又进一步具体总结认为，此穴组善治起坐之际腰痛、前额痛、肠风下血及膀胱经外髎骨痛。

董氏针灸之中白穴、下白穴的部位，邱氏认为接近传统针灸之液门穴与中渚穴。《董氏针灸注疏》编著者认为，中白穴即中渚穴，虽有争议，但笔者认为，液门与中渚穴部位、主治接近，皆可在此讨论范围之内。其功能主治，《针灸大成》论述如下：

液门——主惊悸妄言，咽外肿，寒厥，手臂痛不能自上下，痎疟寒热，目赤涩，头痛，暴得耳聋，齿龈痛。

中渚——主热病汗不出，目眩头痛，耳聋，目生翳膜，久疟，咽肿，肘臂痛，手五指不得屈伸。

从以上观之，即可明了董氏针灸之中白穴、下白穴相比传统针灸之液门与中渚穴在哪些病症治疗方面有其独到发挥了。

其实，未习得董氏针灸之前，笔者常以液门穴单用治疗以下病症：风寒感冒所致少阳头痛；风寒所致肩周炎之少阳经痛；练气功偏差所致痞气；高空气压变化所致耳鸣、耳聋；各种牙痛等等。

中渚穴常单用治疗以下病症：肩周炎之少阳经痛型；急性腰扭伤，辨为肾区附近痛者；坐骨神经痛之少阳经型；环腹腰痛；腰大肌肿痛；胸椎上段脊柱痛（脊间心后痛）；胁肋痛等等。

习得董氏针灸之中白穴、下白穴以后，不仅对液门、中渚穴的主治范围

的认识扩大,而且通晓了"倒马针之法",临证用之,常有桴鼓之效。

　　然则,对董氏针灸之中白穴、下白穴的认识,远未结束,高树中在《一针疗法:〈灵枢〉诠用》书中论及急性腰扭伤临证选穴时提到,他发现在人手背上有五个经外奇穴,分别对应不同区域的腰部急慢性疼痛,如腰2穴即对应董氏针灸之下白穴,腰3穴对应董氏针灸之外白穴,腰4穴对应董氏针灸之分白穴,高氏亦为当代针灸临床大家,这样,就形成了董氏针灸与高氏发现奇穴互相验证的局面。

　　针灸临证中,中白穴与下白穴常同用,为倒马针;次白与外白常同用,为倒马针;上白穴与分白穴常同用,为倒马针。三个穴组何时用之,临证需辨证方可灵活应用。

　　无独有偶,同样值得我们深思,与上述穴位关系密切但很容易让我们忽略的还有一组穴位——经外奇穴:威灵穴与精灵穴。张仁在《经外穴精选》中,把此二穴称为"腰痛点、腰腿痛点、腰痛穴",其中威灵穴的位置与高氏腰4穴暗合,精灵穴与高氏腰2穴暗合,亦与董氏针灸之下白穴暗合。此书在总结二穴主治时言:"主急性腰扭伤、落枕、颈椎病、肩周炎、晕厥、头痛、小儿急慢惊风、手背红肿疼痛、耳鸣及扭挫等引起的其他部位软组织损伤等等。"《上海针灸杂志》曾刊载杨继若的"针刺威灵、精灵治疗急性踝关节扭伤80例"一文,由此笔者看来,威灵、精灵二穴主治范围,已极尽针灸学"异病同治"之妙!

　　董氏针灸之上白穴的位置,与传统奇穴落零五或外劳宫穴或落枕穴暗合,而落零五穴,据说对各种疼痛,用之颇效!

　　所以,董氏针灸中白穴、下白穴之临证应用,实远不止此,很值得我们在针灸实践中进一步去总结发现。

三、攒竹穴与听宫穴治疗腰椎间盘突出症之坐骨神经痛辨异

　　腰椎间盘突出症之坐骨神经痛,是针灸科常见之疾,历来为业针者所重视。其临证如何正确辨证选穴,真正做到疗效卓著、"用针稀疏"已成为针灸临床研究之重点。其中,针灸临床大家的针刺手法与处方搭配更是业针者极其关注与效仿的对象。吾在针灸临证时就常仿效高立山和贺普仁用攒竹＋养老或听宫＋养老酌配伏兔治疗腰椎间盘突出症之坐骨神经痛,

临证常有针入痛止或针入痛减之效也！然则，世界上没有完全相同的两片树叶。攒竹穴与听宫穴在人体诸多的腧穴中，何以能脱颖而出，独执腰椎间盘突出症坐骨神经痛之牛耳，疗效又如此卓著呢？

攒竹穴与听宫穴在临证时能否互相替代，又在多大程度上可互相替代呢？其单用疗效又将如何？此正是吾等现在要探讨话题的价值之所在！

俗话说，比较出真知。攒竹穴与听宫穴的异同及上述诸问题之解惑答疑，通过比较就一览无余了。

首先，看此二穴的所属经脉及其在此经脉中的位置。

《灵枢·经脉》曰："膀胱足太阳之脉，起于目内眦，上额交巅……其支者，从髆内左右，别下贯胛，夹脊内，过髀枢，循髀外从后廉下合腘中，以下贯腨内，出外踝之后，循京骨，至小指外侧。"可见，攒竹穴属足太阳膀胱经，几乎位于起点穴的位置（说"几乎"是因为，其真正的起点穴是睛明）。《灵枢·经脉》云："小肠手太阳之脉，起于小指之端……其支者，别颊上䪼抵鼻，至目内眦，斜络于颧。"可见，听宫穴属手太阳经，且位于终点穴的位置。（无独有偶，彭静山亦是擅用经脉起止点穴治病疗疾之针灸临床大家，在这一点上，其与高、贺两位老师是英雄所见略同，抑或是巧合？不得而知。）

其次，看攒竹与听宫穴各自所主病证。

《针灸大成》记载，攒竹"主目眊眊，视物不明，泪出目眩，瞳子痒，目瞢，眼中刺痛及睑瞤动不得卧，颊痛，面痛，尸厥，巅邪，神狂鬼魅，风眩，嚏"；听宫"主失音，癫疾，心腹满，聤耳，耳聋如物填塞无闻，耳中嘈嘈㦬㦬蝉鸣"。

在经典文献中，笔者尚未发现有关于攒竹穴与听宫穴主治腰椎间盘突出症之坐骨神经痛的记载。据此推测，此必为高、贺两位老师根据古今文献所录，结合自身临证经验予以创造性的发挥而已。《素问·骨空论》云："从风憎风刺眉头。"所以，攒竹穴从功能上可祛风散寒，疏通太阳经气。而听宫穴属手太阳经，太阳为开，太阳亦主升，故听宫亦能疏散风寒。其相同点：①二穴均属太阳经，一为足太阳，一为手太阳；②均具有祛风散寒之功；③足太阳与手太阳脉气相通，脉气既相通，其临证主治范围亦必相类似。《灵枢·经脉》在论及手太阳经病候时说："是动则病嗌痛颔肿，不可以顾，肩似拔，臑似折。是主液所生病者。耳聋目黄颊肿，颈颔肩臑肘臂外后廉痛。"在论及足太阳膀胱经病候时，又谓："是动则病冲头痛，目似脱，项如拔，脊痛腰似折，髀不可以曲，腘如结，腨如裂，是为踝厥。是主筋所生病者，痔疟狂癫疾,头囟项痛,目黄泪出鼽衄,项背腰尻腘踹脚皆痛,小趾不用。"可见,从理论和实践上来说,攒竹与听宫穴对诸如腰椎间盘突出症之坐骨神经痛之疾当皆可治也!其临证用穴当亦符合"下有病,上取之"的道理。其理论依据,言之凿凿,不可偏废也!

攒竹穴与听宫穴之相同点也已明之,其不同点自然彰显。其不同之处在于:攒竹穴不属于十四经之交会穴。而听宫穴为手、足少阳和手太阳三经之交会穴,主通行十二经。所以,攒竹穴临证仅局限于治疗其所属经脉循行经过之疾。如有以埋针法治疗眶上神经痛者;有以之推拿针刺治疗呃逆者;有以之针刺治疗急性腰扭伤、退行性腰背痛、闪挫性胁背痛者。而听宫穴临证除治疗所属经脉循行经过之疾外,由于其主通行十二经,若以配穴论之,其治疗范围则更加广泛。如贺普仁老师所总结的:①单用听宫穴可治中风后遗之肢端肿胀疼痛;②听宫＋列缺＋条口治疗中风之风中经络;③听宫＋列缺＋太溪治疗中风后遗之肢体发凉;④听宫＋列缺治疗中风后遗之肢体发颤;⑤单用听宫治疗落枕;⑥听宫＋曲池＋合谷治疗外伤性耳聋;⑦听宫＋筑宾主治药物性耳聋;⑧听宫＋液门主治失音;⑨听宫＋臂臑治疗小儿斜视等。

通过以上所述,攒竹穴与听宫穴之异同当可辨矣!然则,问题是,在针灸临证时,两穴能否相须为用?答案是肯定的。有温秀兰关于"针刺睛明穴、听宫穴治疗坐骨神经痛 52 例"的报道为证。此处,睛明穴可用攒竹穴代替。另一个问题,攒竹穴与听宫穴临证时可否互相代替,在多大程度上可互相代替?临证可知,攒竹＋养老穴可主治腰椎间盘突出症之足太阳经型坐骨神经痛,而听宫＋养老穴不仅可以治疗腰椎间盘突出症之足太阳经型坐骨神经痛,亦可治腰椎间盘突出症之足少阳经型坐骨神经痛,抑或足太阳、足少阳经型坐骨神经痛同治。所以,此处两穴能否互相代替,在多大程度上可互相代替,答案已明,无需赘言矣。

又及,腰椎间盘突出症之坐骨神经痛,用攒竹＋养老或听宫＋养老配伏兔穴,在此疾急性期用之最佳!其实,临证有时吾亦常用分经取穴法治之。如足太阳经型则取环跳、殷门、委中、承山、昆仑治之;足少阳经型则取环跳、风市、阳陵泉、悬钟治之;属根性坐骨神经痛者,则加肾俞、大肠俞、腰夹脊、次髎等穴治之。然则,需要提醒吾针灸同道的是,用上穴,吾之经验是从上到下针之,不如从下到上针之效果显著。何也?《灵枢·周痹》云:"痛从上下者,先刺其下以过之,后刺其上以脱之。痛从下上者,先刺其上以过之,后刺其下以脱之。"此经典论述,又有几人察也? 正如腰椎间盘突出症之坐骨神经痛的治疗一样,为何单单高立山和贺普仁能钩沉索隐、慧眼识珠发现攒竹和听宫穴的妙用欤? 经验与识见不同罢了! 可见,从这个意义上来说,吾等年轻的业针者之于针灸学而言,还有很长的探索之路要走。

四、针灸治疗朱熹足疾之我见

朱熹(1130—1200),字元晦,又字仲晦,号晦庵,南宋著名理学家。他是我国古代著名的哲学家、思想家、教育家,儒学之集大成者,创立了一个博大精深的哲学思想体系,后世尊称其为朱子。

朱熹在历史上与针灸还有一段颇为有趣的渊源。宋代罗大经《鹤林玉露》曾载:"朱文公有足疾,尝有道人为施针熨之术,旋觉轻安。公大喜,厚谢之,且赠之以诗云:'几载相扶藉瘦筇,一针还觉有奇功。出门放杖儿童笑,不是从前勃窣翁。'道人得诗径去。未数日,足疾大作,甚于未针时,亟令人寻逐道人,已莫知其所往矣。公叹息曰:'某非欲罪之,但欲追索其诗,恐其持此诗误他人尔。'"

这个故事很有名,世人几乎一边倒地指责道士的针熨之术如此不济,但吾等从针灸临证的角度观之,觉得世人对道士的指责有颇多商榷之处。一则,朱熹患足疾久矣,以针熨(针熨者,针为针刺之法;熨者,灸法的一种,以火将石块或陶瓷等烤热,待人能耐受之温度时,放到患处,起到活血化瘀之效)治疗岂能是朝夕之功? 现代针灸治疗久疾都是按疗程来进行的,朱诗中云"一针还觉有奇功",如果是一针有效,道士之针术可谓高矣! 为何竟背负千载之骂名? 二则,朱所患足疾,究竟为何种足部疾病? 不得而知。后人只能推测。痛风否? 不太可能。痛风为现代富贵病,乃长期食用肥甘厚味之物而得之。朱熹作为著名理学家,一生信奉"君子固穷",固守"存天理,灭人欲"之人生信条,日常所食,皆为粗茶淡饭,据考证,朱熹自幼便随家人四处漂泊,躲避战乱,受尽流离饥寒之苦,及至壮年之时,朱熹仍喜居住在山谷林泽之处,汲纳着天地山川之灵气,辛劳笔耕,潜心著述。山区著述的生活,无疑是清苦的,这种生活几乎伴随着朱熹的一生。有一次,他去探访出嫁的女儿,同样清贫的女儿为没有好酒菜招待父亲而难过,朱熹却开导女儿,吟诵道:"葱汤麦饭两相宜,葱补丹田麦疗饥。莫道此中滋味薄,前村还有未炊时。"可见,朱熹应该没有患痛风之疾的物质条件。然则,朱熹除了痛风,还可能患足部何疾? 踝关节陈旧性损伤? 跖痛症? 足跟痛? 皆有可能! 如果是这些足疾,现代针灸治疗,有的病人亦需多费些时日方可,道士岂能一针除之? 一针见效针灸不难,然如果道士是一走一过,只是为朱熹针熨一次,朱熹即觉久病之足疾大为好转,即便是在现在,道士之针术也是值得称道的,因为即使是现在的针灸师也很难对此类足疾做到一针见效。如果道士只针一次即离开朱熹远游,朱熹几日之后足疾复发,亦属情理之中。道士可能错在未予按疗程针熨耳! 具体缘由,是道士有要事急着远游? 朱派人寻人未果? 后人就不得而知了。

五、手部穴位临证通解

目的:从整体观看手上的常用穴位,做打通的工作,不做支离破碎、盲人摸象式的应用。

1. 手背部位

(1) 传统奇穴中,明眼穴、凤眼穴、大骨空穴,均为治眼疾之要穴。其中,大骨空穴对应人体第七颈椎(大椎穴)点。而大椎穴刺络拔罐法,在针灸临证时又善治各种眼疾。此时大椎穴的临证经验,就与此处大骨空的应用相暗合了。

(2) 液门穴名称中有一个"门"字,又为八邪穴之一,善治外邪侵袭。而董氏针灸巧设三叉一穴、三叉二穴、三叉三穴,三叉三穴又与液门穴重叠,故以此推之,三叉一穴、三叉二穴亦为"门",只不过因为所处经脉不同,三叉一穴、三叉二穴、三叉三穴各为不同的门户而已。大叉穴为抵御外邪总的门户,三叉一穴为头面和上肢之门,三叉二穴为肚腹及肝胆脾胃之门,三叉三穴为盆腔和下肢之门。

(3) 外劳宫穴(落零五或董氏针灸之上白穴)为止痛要穴,善治各种疼痛,威灵穴(腰4穴或董氏针灸之分白穴)给头面及上肢输送阳气,二穴倒马用之,故善治头面及上肢各种疼痛;传统针灸中,威灵穴与精灵穴常相须为用,治疗各种软组织损伤,外劳宫穴与威灵穴又常倒马应用,故此处推而论之,外劳宫穴与中渚穴联合应用亦必见效验。事实证明亦如此,《外劳宫中渚穴在临床上联合应用的体会》一文就很有说服力。故在针灸临证中,举凡在应用中渚穴时,如果能酌加外劳宫穴,必能有加强疗效的作用。

(4) 腰部怕凉之症,可酌选大叉穴、三叉一穴、三叉二穴、三叉三穴配高树中腰痛点治之。全腰凉俱选之,局部凉根据凉的部位,在三叉一穴、三叉二穴、三叉三穴中选合适的穴位治之。

（5）上白穴与分白穴在董氏针灸中,善治各种眼疾,但上白穴因为与落零五止痛要穴暗合,故上白穴与分白穴倒马应用必可治各种眼痛,包括眉棱骨痛、青光眼痛、三叉神经痛（眼支）（待验证）,但治三叉神经痛上颌支或下颌支,就要应用董氏针灸之外白穴（高树中腰2穴）了。

（6）次白穴,董氏针灸又称汗异穴,从上文得知,外白穴主要为肚腹输送阳气,故此处治汗,应是指肚腹出汗异常而言。

（7）以前常见有人用威灵穴与精灵穴治踝关节扭伤,又见有人以此治腰扭伤,说是异病同治,总觉得有点牵强,现在就豁然开朗矣！因为,威灵对应上肢,精灵对应下肢,威灵、精灵又同为高树中腰痛治疗点。

（8）下白穴为盆腔及下肢输送阳气,阳气者柔则养筋,中白穴、下白穴又在三焦经脉上,肾与膀胱相表里,肾和三焦通,故少阳为病、肾及膀胱为病,肾区、膀胱区（盆腔部位）诸症,包括疼痛、水肿、下肢凉麻等诸症皆可用之。

2. 手心部位

（1）中医的核心为整体观念与辨证论治。人体有阴阳平衡,手部亦有阴阳平衡。手背部的穴位,是为人体各部补阳的,手心部位的穴位是为人体各部补阴的。故从理论上来推断,手心部位各穴应能治疗阴虚之证,尤擅治各部燥、火、热证。

（2）四缝穴应用发挥:传统上四缝穴主治儿科之疾,如疳积、百日咳、小儿腹泻、咳嗽气喘等,然现在根据手伏象、手伏脏手针理论、阴阳九针学说及临证经验来看,似应有"五缝穴",即包括手拇指的相应部位,来构成"五缝穴"。因为从阴阳九针学说来看,手拇指"五缝穴"部位,恰好位于上焦与中焦之交汇处,可沟通上中焦,即由此扩大了传统四缝穴的穴位数目与功效范围。事实上,在目前针灸临证中,四缝穴已不仅仅应用在小儿疾病的针灸上,成年人的许多疾病亦可用之,诸如哮喘、咳嗽、痛风、神经衰弱等等。

（3）少府穴的位置,其功效喻含"少腹"之意,重点可治盆腔内各脏器的病症。

（4）少府穴为荥穴,劳宫穴为荥穴,如果拇指握拳后能如小指、中指点到掌心处,所指穴位必是鱼际穴部位,因为鱼际穴亦为荥穴。其余两指据此推论,环指和食指握拳所点到的位置,如果设穴,其功用亦必有荥穴的特征。荥主身热,荥主病变于色。掌心部位的穴位,因都能补阴虚,故凡燥、热、火之证皆治。上面的推论就与荥穴特点相暗合。

(5) 董氏奇穴三凤穴、三齿穴、三河穴在掌心部位,与三叉一穴、三叉二穴、三叉三穴相对应。只不过,三叉一穴、三叉二穴、三叉三穴如对外之门户,针刺时如在外向内开门;三凤、三齿、三河诸穴如对内之门户,针刺时如由内向外开门。一个重点祛外邪,一个着重祛内邪,如一扇门的内外两端。

(6) 如果不看皮肉筋骨,只看骨骼,再察手部诸穴,可知董氏奇穴重仙穴与灵骨穴阴阳相对,其上一寸为重子穴,从补阴虚角度来说,二穴擅治肺阴虚之证,如久咳之症,即可由此进针透灵骨穴可也。食指尖在握拳时点到的位置,为董氏奇穴三毛穴。第二掌骨与第三掌骨下端骨缝处无设穴,但此处与掌背面之分白穴相对,劳宫穴恰在此骨缝内,在分白穴对应点上一寸处,与外劳宫相对应,故此处除有劳宫穴的主治特征外,还可治胸部、头面、上肢阴虚之证。第三掌骨掌心部位,为董氏奇穴三火穴,之所以叫"三火"穴,据推断可能是与此穴有部分劳宫穴特点而言。第三与第四掌骨缝,为握拳时环指点到的位置,此处在手针疗法设穴时,为手伏脏之定惊穴之部位。《素问·灵兰秘典论》云:"胆者,中正之官,决断出焉。"故"定惊穴"肯定与胆有关。事实上,此处为外白穴在掌心处的对应部位。在掌背部位,外白穴为肝胆脾胃胰脏等输送阳气,补阳虚;在掌心部位,则为以上脏器输送阴气,补阴虚。如此,"定惊穴"的设置及其功用,即从一个侧面验证了我们的推断。第四掌骨处董氏奇穴设三星穴,因为此穴组有部分外白穴相对穴的功用,故名"三星"。第四掌骨与第五掌骨掌心部位骨缝处,董氏奇穴设上高穴与手解诸穴,与掌背中白穴、下白穴相对,此处诸穴可治盆腔及下肢与阴虚有关之证。第五掌骨董氏奇穴设三海穴,因部分继承有中白穴与下白穴的功用,故名"三海"。

以上所谓"手部穴位临证通解",实可作为吾辈针灸临证时,极重要之参考!

六、董氏针灸之下三皇穴组临证应用

董氏针灸下三皇穴组,是天皇、地皇、人皇三个穴位的总称,三穴共同组成一个穴组，称为下三皇。其中，天皇穴与传统针灸阴陵泉穴暗合，人皇穴与三阴交穴暗合，地皇穴在天皇穴与人皇穴连线中点处，单独设穴，按中国传统文化天、地、人三才思想与天皇穴、人皇穴相呼应，取名地皇穴。本穴组为董氏针灸中极为重要的一个穴组，三穴共同组成一个大倒马穴组，举凡一切肾虚之症，皆可用之。

董氏针灸下三皇穴组，按照穴位空间论的观点，刘毅在《董氏针灸注疏》中言："人体小腿内侧有肝、脾、肾足之三阴脉所过，其所设天皇、肾关、地皇、人皇、四肢五穴，在实际临床中由于针刺方向的变化，而可以调理三脉不同之脉气。以足三阴脉从足走腹来看，五穴也很难分清楚到底位于何脉上。说位于脾足太阴脉可以，说位于肝足厥阴脉亦可，说位于肾足少阴脉也有道理。因为经脉是流动的立体，不能以单纯的线状传导来理解"。经脉既有宽度亦有厚度，此言固然非虚，然则，下三皇穴组之天皇穴、地皇、人皇诸穴毕竟在足太阴脾经线上，董氏先祖之所以不在足少阴肾经与足厥阴肝经而唯独在足太阴脾经线上设下三皇穴组之进针点，现在想来是有其深意的。我们知道，肾为人之先天之本，为水火之脏，肾主藏精而非生精，其中一个"藏"字至为重要。脾胃为人的后天之本，为气血生化之源，主运化水谷精微，肾之所藏则来源于脾胃运化的水谷精微。同样，肾阳可以温煦脾阳，使脾能健运，运化水湿，二脏相互影响，互相为用，功能有机地统一在一起。所以从以上观之，董氏针灸下三皇穴组，其三穴之进针点因为在足太阴脾经线上，临证针刺之时，是既可调先天之气血，又可补后天之虚亏，临床应用极为广泛。清代许豫和《怡堂散记》云："善补肾者，当于脾胃求之。"此言，当为董氏针灸下三皇穴组功用之最好注解也！

诚然，《古典针灸大家周左宇医道精要》一书中曾单独论及补肾与补脾胃的关系。其中，列出了刘立公、顾杰的《古代文献中胃经及其腧穴主治的统计报告》。刘氏等人统计古代针灸文献资料，胃经的常用功效共 19 项，肾经的常用功效共 17 项。结果表明，胃经和肾经第一位的功效，皆为"健脾和胃"，在这一功效上，二经高度一致（胃经第二位的功效为疏理下肢，第三位的功效为调治腹疾，第四位的功效为安神，第五位的功效为消肿；肾经第二位的功效为调腹，第三位的功效为安神，第四位的功效为疏理下肢，第五位的功效为壮肾利尿）。此书中论及，《针灸大成》及《刺灸心法》中有足阳明经足三里穴治疗肾经疾病的记录。"冷痹肾败，取足阳明之土"（《通玄指要赋》）；"耳内蝉鸣腰欲折，膝下明存三里穴，若能补泻五会间，且莫向人容易说……腰连胯痛急必大,便于三里攻其隘"(《席弘赋》);"足三里治风湿中,诸虚耳聋上牙疼,噎膈鼓胀水肿喘,寒湿脚气及痹风(《刺灸心法》)"。又及,此书中亦论及了肾经太溪穴治脾胃病之例子。其中有言,肾经原穴太溪穴常用功效中的首位是"健脾和胃",其次才是疏通下肢、壮肾利尿。历代医家多取肾经穴位以治胃经之疾,可见两经之经气相通,亦甚合"胃肾通"之意。五门十变针法中,即有所病经络为胃经,戊癸合化火,化合法实证取行间、二间,虚证取足三里、阴谷,互合法取阴谷;所病经络为肾经,戊癸合化火,实证取少府、通谷,虚证取曲泉、曲池,互合法取足三里。由此可见,胃肾互通,古已用之,且用之颇广。只不过董氏针灸之下三皇诸穴,把补益脾肾发挥得更加淋漓尽致罢了。

有人在总结下三皇的应用时说,此穴组可治疗一切肾虚之证,还可治疗痛风、甲状腺结节、红斑狼疮、脱发、肥胖、血液系统诸疾等等。董氏针灸下三皇穴组之应用,还远不止此,比如人皇穴即传统针灸之三阴交穴,在针灸临证时配董氏针灸之四肢穴,可治腕关节扭伤、桡骨茎突部狭窄性腱鞘炎及腕管综合征;配血海穴,可治妇女各种术后疼痛;单用可治踝关节无力、走路东倒西歪呈醉人步态之症;三阴交后一寸,配四肢穴可治四肢出汗异常;汗异穴(次白穴)+高树中腰2穴+合谷穴+三阴交后一寸,可治上腹部汗证。

七、小议肩周炎的针灸治疗

肩周炎为针灸临证中的多发病与常见病,其临证如何选穴,直接关系到针灸的疗效。对于这一问题,笔者认为首先要辨明此病到底痛在何经,然后再辨证选穴。肩周炎最常见的类型为手阳明经型、手少阳经型、手太阳经型,但据笔者经验,近年来肩前痛之手太阴经型肩周炎有逐见增多的趋势,针灸临证亦偶或可见腋下痛之手少阴经型肩周炎的患者。手阳明经型肩周炎,针灸临证一般选二间穴或三间穴或间谷穴或董氏针灸之灵骨穴均可,其实从肩周炎发病本虚标实之病因病机观之,阳明脉虚及肝肾亏虚为其发病内因,所以从理论上来说,阳明经型肩周炎,手阳明及对侧足阳明经上的穴位,皆可治之;手少阳经型肩周炎,选液门或中渚或外关;手太阳经型肩周炎,选后溪或腕骨;手太阴经型肩周炎选董氏针灸之小节穴或重子、重仙穴或鱼际穴或高树中鱼肩穴;手少阴经型肩周炎,选少府穴。一般而言,肩周炎影响的经脉越多,针灸临证时处理起来就越复杂,患者的疗程可能就越长。如果肩周炎患者只有肩痛,而没有功能障碍,按以上辨证选穴针刺治疗后,一般即可当场见效,短期内皆可康复。但如果肩周炎疼痛较剧,针灸临证时亦可先在对侧辨证选取相应的穴位,然后在患侧按以上选穴作为牵引针进行针刺。如阳明经型肩周炎,可先在对侧选足三里或董氏针灸之四花上穴针刺,然后在患侧选二间或三间穴等作为牵引针;少阳经型可先在对侧选阳陵泉或绝骨针刺,然后选患侧液门或中渚作为牵引针,其余各型依此类推。但是如果在临证时,患者肩周炎并没有明显的压痛点,或者说根本分不清到底痛在何经,此时就要在对侧先针基础针,即阳陵泉透阴陵泉,阴陵泉透阳陵泉,足三里深刺,然后再选患侧三间、中渚、后溪、鱼际(四穴选其三,交替针之)。如果此时在痛点处行傍针刺、围刺、合谷刺或火针或梅花针刺络拔罐法,效果可能会更佳。

　　肩周炎肩痛选穴问题,不是如此简单,还有一个如何辨证,更加对症的问题,如痛在肩髎穴附近且时日既久,最好的穴位不是液门中渚,而是外关,取病久入络之意,若此处肩痛是风寒湿引起,则液门为最佳,若此处痛为风寒湿引起,时日不多,亦可选外关,因外关可解表,通阳维脉。所以,一个问题要给它琢磨透彻方可。如果一个患者,肩周炎为太阴经型、阳明经型、太阳经型,若在对侧小腿针刺,则选丰隆透飞扬为最佳,丰隆为足阳明络穴,通太阴经,透飞扬穴,为一穴通三经也。

　　针灸临证时,最难处理的其实是肩周炎之肩关节功能障碍。针灸治疗肩周炎之肩关节功能障碍最常用的穴位有三个,即董氏针灸之肾关穴、传统针灸条山穴、平衡针灸中平穴,此三穴为治肩周炎功能障碍之总穴,临证皆可辨证选用之。然则,关于此症还可细分选穴,如肩关节外旋障碍选鱼际＋外关穴;内旋障碍选对侧足三里＋阳陵泉穴;后伸障碍选董氏针灸之足千金＋足五金穴,酌配患侧董氏针灸小节穴或反后绝穴,尺泽穴重泻。

　　肩周炎的针灸治疗,在针对侧小腿部穴位时,针具的长短亦很重要,如果不论病情之轻重,只选一寸半的毫针,难以达到治病疗疾的刺激量,不能气至病所,肯定会影响针刺的效果,所以该深刺的穴位,一定要深刺,这一点笔者深有体会。

　　肩周炎针灸治疗,还不止于此,临证永远比理论复杂得多。肩周炎还有多年迁延不愈者,还有白天痛轻,夜间痛甚者,关于这方面则需根据患者身体的综合状况来考虑问题,王乐亭用老十针经验,高立山用大陵穴经验,贺普仁用膏肓穴经验,董氏针灸之重子穴、重仙穴的老穴新用等等皆可用之。

八、董氏针灸之重仙穴与重子穴应用拓展

董氏针灸之重仙穴与重子穴,在针灸临证中为常用与多用穴组,应用十分广泛,所以有必要在此对其功效主治进行反思与总结,以便更好地服务于针灸实践。

重仙穴与重子穴之定位,《董氏奇穴实用手册》中说:"掌心向上,自虎口引一直线平行于大拇指掌骨外侧缘,虎口下一寸此线上一点即重子穴,再下一寸即重仙穴。"

此书列举了两穴主治如下:

重子穴主治:背痛、肺炎、感冒、咳嗽、气喘。

重仙穴主治:背痛、肺炎、退烧、心跳、膝盖痛。

我们知道,重子穴、重仙穴均有所谓肺分支神经,分布区位正在肺经由列缺经掌面大鱼际到大肠经商阳穴之支线上,其主治亦必与肺经疾患有关。《针灸大成》中有:"鱼际主酒病,恶风寒,虚热,舌上黄,身热头痛,咳嗽哕,伤寒汗不出,痹走胸背痛不得息,目眩,心烦少气,腹痛不下食,肘挛肢满,喉中干燥,寒栗鼓颔,咳引尻痛,溺出呕血,心痹悲恐,乳痈。"此穴组在鱼际穴附近,故从此意义上说,重子穴、重仙穴的主治范围,可以看作是鱼际穴的应用发挥。

然则,我们对此穴组的主治范围,既要知其然,还要知其所以然。重仙穴之部位,在掌心阴面,恰好位于掌背阳面董氏奇穴灵骨穴的掌心对应点。灵骨穴为董氏针灸七十二绝针之一,为温阳补气第一大穴,善于补阳。重仙穴在其掌心对应点,依此推之,其功效当善于补阴。因重仙、重子穴组在手太阴肺经上,故其补阴重在补的是肺阴。而临证肺阴虚之证,表现为干咳无痰,或痰少而黏,消瘦,五心烦热,盗汗,颧红,口燥咽干,或痰中带血,声音嘶哑,舌红少津,脉细数等。而这些症状,恰恰是西医所说的支气管炎、支气管扩张、肺炎、肺结核的主要临床表现。故而,以此推之,重仙、重子穴组从补阴虚方面来说,善于治疗燥、火、热之证。由此看来,此处推论,恰好与鱼际穴的主治范围相吻合。邱雅昌《董氏奇穴手册》中在论及重子、重仙穴组言"小间穴可治疗咳吐黄痰,若支气管炎痰黏稠不易咳出者,针重子、

重仙则易咳出"。按照我们以上的推论,重子、重仙穴组善于补阴虚,特别是能补肺阴虚,善治肺热肺燥之症,支气管炎痰黏稠不易咳出,针此穴组大补肺阴虚,滋阴润燥,痰当然就易咳出矣! 此处当为重子、重仙穴组主治推论的一大明证。

《难经·二十九难》云:"阴跷为病,阳缓而阴急;阳跷为病,阴缓而阳急。"中风偏瘫的患者,常易出现手指拘挛不伸,阴阳不平衡之证,重子、重仙穴可治之,原因即为此穴组可大补阴虚。

以上当为重子、重仙穴组之临证应用拓展,需要我们在实践中进一步补充验证。

九、董氏针灸之土水穴应用探讨

《董氏奇穴实用手册》这样论及土水穴:

部位:在拇指第一掌骨之内侧。

主治:胃炎、久年胃病。

取穴:在拇指第一掌骨之内侧,距掌骨小头一寸处一穴,后五分一穴,再后五分一穴,共三穴。

在此穴的解说及发挥中,邱氏言"土水穴计有三个穴位,中央之穴位与鱼际相符"。既然此穴组之一与鱼际穴相符,则为我们的此次探讨提供了可能,《针灸大成》载"鱼际主酒病,恶风寒,虚热,舌上黄,身热头痛,咳嗽哕,伤寒汗不出,痹走胸背痛不得息,目眩,心烦少气,腹痛不下食,肘挛肢满,喉中干燥,寒栗鼓颌,咳引尻痛,溺出呕血,心痹悲恐,乳痈。"我们知道,鱼际为手太阴肺经五输穴中的荥穴,五行属火,荥穴主治"身热"和"病变于色"的病症,故能宣泄肺热,临证在单穴应用中,常以之治疗咳嗽、咳引尻痛、支气管哮喘、扁桃体炎、自汗、胸胁挫伤、骶尾部位痛等。

探讨1:鱼际穴与土水2穴暗合,三穴针之,形同大倒马针,治疗鱼际单穴应用之症,临证能否形成叠加之效? 比如针灸临证常见之咳引尻痛、胸胁挫伤、急性腰扭伤之症,有很多患者的症状往往与其咳嗽或呼吸动作有关,即咳嗽或呼吸时觉症状加重,此时选鱼际穴针刺最为适合,因肺主气司周身之气,针泻鱼际,宣肺理气,肺气下行则诸气皆行,气机宣畅,各归其经,通则不痛,诸症可除。然则,人体质各有不同,有25种体质(见《灵枢·阴阳二十五人》),针刺之时,有的得气快,有的得气慢。得气快者,属经络敏感型,临证单用鱼际则可;得气慢的,属经络不敏感型,则单用鱼际一穴可能力有不逮,此时若能土水穴组诸穴皆针刺之,则可能有效果叠加之效。

探讨 2:董氏针灸言土水穴组之主治为"胃炎、久年胃病。"而土水 1 穴又恰好与高树中治疗肩周炎肩前痛之鱼间穴暗合。然邱雅昌在《董氏奇穴手册》中又言鱼际穴可治全身之骨痛酸麻,肩周炎之肩痛可看作全身"骨痛酸麻"的一部分,故而土水穴组在多大程度上能治疗肩周炎,就成了一个很值得探讨的问题。

肩周炎的内因为阳明脉虚与肝肾亏虚,外因则为外伤、劳损与感受风寒湿之邪等,胃炎与久年胃病患者,必有阳明脉虚,土水穴组主治胃炎与久年胃病,就等于从另一个角度解除了患者阳明脉虚的问题,从这一点上来说,理论上土水穴组既能治疗肩周炎之肩前痛,三穴形成大倒马,又能治疗痛在阳明经之肩周炎。

以上纯为针灸理论探讨性文字,谨供针灸临证时参考。

十、心动过速与心动过缓针灸临证选穴小结

正常情况下,一个健康成年人在安静状态下,心跳的次数为 60~100 次/min,如果每分钟心跳次数超过 100 次,就被称为心动过速。如果心动过速不能维持有效的血液循环时,病人可以出现心悸、快速心动、胸痛、头昏、眩晕、昏迷或半昏迷等心动过速的症状。

如果每分钟心跳次数低于 60 次,则被称为心动过缓,病人常有头晕、气短、胸闷、乏力,甚而会发生昏厥。无论心动过速或过缓,都分为生理性与病理性两种。生理性的心动过速或过缓,一般属正常现象,大多可自行恢复;病理性的心动过速或过缓,在医生确诊后,则需尽早诊治,根据病因进行有针对性的治疗。

根据心动过速或过缓的不同情况,针灸可以起到辅助或甚至主要的治疗效果,可作为临床治疗的选择手段之一。

现将心动过速或过缓的针灸治疗选穴小结如下,以作为临证之参考。

1. 心动过速

(1)灸足三里穴。

(2)百会穴 + 内关穴;劳宫穴 + 内关穴;内关穴 + 间使穴;严重者,选内关 + 间使 + 郄门,大倒马针法治之。

（3）针董氏奇穴三士穴。

（4）少海穴或针或揉按。

（5）针刺至阳穴或刺络拔罐法。

2. 心动过缓

（1）通里穴（双）按揉 1~3 分钟。

（2）灸脾俞、肾俞，针素髎。

注：通里穴附近出现有压痛点或结节等阳性反应，可作为心动过缓的定性诊断。

十一、火针治疗下肢静脉曲张不良反应的处理

下肢静脉曲张按照贺普仁的说法，其发病多系先天性静脉壁薄弱所致，另外与长时间站立有关。在下肢尤为小腿可见静脉弯曲、隆起、小腿易疲劳，有时作痛。常有阳性家族史。

针灸临证，我们常惯以贺氏三通法治疗下肢静脉曲张，疗效显著。治疗方法如下：采用微通法（毫针刺法）、温通法（火针）、强通法（点刺放血）相结合的治法。治疗中首先温通法、强通法合而用之，取静脉曲张部位为阿是穴，将直径 0.5mm、长 5cm 的钨锰合金火针的浅中段烧红，对准穴位，速刺疾出，刺破曲张的静脉；对静脉曲张较重者，用止血带结扎曲张静脉的上部，用火针点刺放血后，松开止血带，勿须干棉球按压，使血自然流出，"血变而止"，待血止后，用干棉球擦拭针孔。之后用微通法，以毫针刺血海，进针后捻转或平补平泻，得气后留针 20 分钟。每次治疗中三法合用，每周治疗 2 次，4 次为一疗程，一个疗程后观察效果。嘱患者保持局部清洁，针后 24 小时内不要洗浴，避免针孔感染。

在针灸临证中，一般采用火针点刺怒张的下肢静脉时，大多会有黑红色的血线激射而出，初时血线是一条抛物线，渐渐血抛物线消失，静脉中的血液顺着下肢流下，此时不必按压针孔，让血自然流出，直到不流为止。然后擦净血迹，局部消毒即可。

但火针治疗下肢静脉曲张，在临证实际操作过程中，患者也会出现一些不良反应，需要引起针灸业者的重视。除了晕针此常见不良反应外，有些患者在施行火针点刺后，症状不仅未见明显好转，下肢又好似增加了几条鼓胀的静脉；还有的患者，会出现患处痛甚，甚而皮温略高的现象。为何

出现这种情况呢？我们一般在火针点刺后，一定要针刺血海穴（酌加三阴交穴）来活血化瘀，否则极易造成点刺后瘀血未尽，滞留血脉，瘀而化热，患者出现局部肿胀、皮温升高的现象。此时，为了避免感染的可能，可选身柱穴、灵台穴和相关经脉之郄穴（大多为足太阳经郄穴金门和足阳明经郄穴梁丘）针刺，强刺激，不留针，目的是消炎清热消肿。然后在患肢委中穴刺络拔罐，舒通患肢气血，活血清热，散瘀消肿，有的也要在患处局部梅花针刺络拔罐，吸尽残留瘀血或者在患处围刺，一般这样处理后，火针后的不良反应，都可逐渐好转。

下肢静脉曲张的患者，有些会在下肢出现静脉曲张性湿疹，也有些会出现静脉曲张性溃疡，这是另外的问题，就不在本文的讨论范围之内了。

十二、足部常用穴位临证实用通解

足背部有几个传统常用穴位，如行间、太冲，内庭、陷谷、侠溪、足临泣，董氏针灸有木斗、木留；足底部的穴位，有董氏针灸花骨一穴、花骨二穴、花骨三穴、花骨四穴，以上足背与足底部的穴位，在整体观与全息观上，因为有着内在与外在的联系，故皆在我们此次讨论的范围之内。弄清楚了以上穴位之间的内在与外在的联系，针灸临证时就能触类旁通、举一反三，提高针灸治疗范围及治疗效果。

我们知道，对于手背部穴位而言，大叉穴与灵骨穴是调控气血的总的"门户"，三叉一、二、三穴和与之相对应的分白、外白、下白穴是地位次之的分"门户"，如果把大叉穴与灵骨穴看作是外门，三叉一、二、三穴则是登堂入室的各个内门，针刺大叉穴与三叉诸穴，等于是由外向内推开这些门户，让外邪随针补泻而出。而手心部位的董氏针灸之三风穴、三齿穴、三河穴组，则相当于三叉诸穴组门户的偏向里层的一面，同样是一个门户，只不过一个是外层，一个是内层罢了，也就是说，针三风、三齿、三河穴组，就等于是从一个门户的内层开门，使内邪随着针之补泻而出。以此受到启发，足部的几个穴位或穴组，也有同手部穴位或穴组相类似的应用发挥。相比足背部其他穴位而言，太冲穴地位特殊，相当于手背部灵骨穴的地位，它是足背部补阳虚的总的门户，只不过太冲穴因属足厥阴肝经输穴、原穴，其补阳虚，与陷谷、足临泣、木留穴不同，具有与众不同的特殊意义。传统针灸合谷与太冲穴常相须为用，称之为"开四关"，董氏针灸将合谷与太冲的临床实际定位及应用进行了极大之发挥,常灵骨与火主合用,临证达到了大于合谷与太冲合用之效。灵骨穴在手阳明大肠经脉线上,董氏针灸讲究五脏别通,谓之肝与大肠相通。这样看来,灵骨与火主或太冲的应用,就显得合情合理,相得益彰了,太冲或火主穴在足背部补阳虚总门户的地位自然可明矣!既然太冲是总的门户,则陷谷、木留、足临泣则是分门户,只不过行间、内庭、木斗、侠溪穴均是如同手背部的三叉诸穴一样,是针刺补泻的对外门户罢了。因为此四穴恰恰在足八风穴附近,或者说与之相暗合,其祛除外邪的作用自不待言,然则腧穴之应用,要知其然,更要知其所以然,以上的穴位分析,此问题即豁然开朗矣!

传统针灸中,常常在足部应用透穴疗法,如行间透太冲,内庭透陷谷,侠溪透足临泣,其应用原理何如?以行间透太冲为例说明之。针灸穴位中的行间,功专疏闭祛瘀,使气血流通而百病皆愈,而太冲为经气盛大冲突之处,能通调全身气血,两穴功效相近。行间为肝经荥穴,以清肝热、息肝火、平肝风、泻肝实为用;太冲为肝经输穴、原穴,以疏肝郁、理肝气、通肝经、益肝虚为用。两穴既能用于足厥阴肝经循行部位之病症,又能用于肝脏胆腑之病症。既可调补以治虚,又能泻邪以治实。二穴相须为用,形同倒马,用透刺法,如同一针透两穴,充分发挥其疏理肝郁、平逆肝气、通行气血、调节脏腑虚实之效。近年来,行间透太冲之法在临证中得以广泛应用,该法取穴精简、针感明显、操作容易、获效迅速。实践证明,此法对头痛眩晕、目赤暴盲、耳聋鼻衄、唇齿喉疾、胁腹疼痛、惊风癫疾、经带淋痛等具有非常好的疗效。依此类推,行间透太冲、内庭透陷谷、木斗透木留、侠溪透足临泣,可以治疗本经循行区域内的各种痛证、热证。针刺行间、内庭、木斗、侠溪诸穴,如同从外推开一扇扇紧闭的门户,在针刺补泻之间,让病邪从内而出也!

足部透刺法,还有一个有趣的现象,即许多穴位都可以向一个方向即涌泉透刺,如太冲透涌泉、内庭透涌泉、陷谷透涌泉、公孙透涌泉。究其原因,目的只有一个,即滋阴降火也!

涌泉穴为足少阴肾经之井穴,在足底部,蜷足时足前部凹陷处,约当足第2、3趾缝纹头端与足跟连线的前1/3与后2/3交点上。也就是说,涌泉穴为足底部补阴虚之总的枢纽也!故而,透穴时诸穴之透刺方向皆指向涌泉穴。

说到足底部的涌泉穴,不能不提到董氏针灸之花骨穴组。《董氏奇穴精要》言"花骨一穴治头眼,本穴组与脚背肝经之太冲、行间前后相对应,主治类同,但以眼眉病为主;花骨二穴,本穴组与脚背胃经之陷谷穴相对应,主治上肢;花骨三穴与木斗穴相对应,主治中央腰脊;花骨四穴,本穴与脚背之侠溪穴相对应,主治小腹、坐骨神经。"以此可仔细推演出花骨诸穴的应用,花骨二穴和足少阴井穴涌泉在一线上,与陷谷穴相对应,涌泉穴在此实可作为花骨二穴之一穴也!而陷谷穴在足阳明胃经线上,故而针刺花骨二穴,即有通胃肾两经之意,与董氏针灸下三皇在脾经上,能大补肾虚有异曲同工之妙也!故而,在此大胆揣想,小腿上董氏针灸设下三皇可补肾,脚底部花骨二穴加涌泉透刺足背之陷谷穴,在一定程度上,亦可补肾也!花骨二穴可治手指无力、手臂痛,当主要治疗的是手阳明大肠经循行之食指痛与手臂手阳明循行线上痛也;花骨三穴因与木斗穴相对,木斗主要调肝,花骨三穴可治脊椎骨痛,以此推之,其主治具体位置应是第九胸椎棘突下之筋缩穴部位痛;花骨四穴与侠溪穴相对,主治脊椎骨痛,侠溪主要调胆腑,以此推之,其主治脊椎骨痛,具体位置应是第十胸椎棘突下凹陷之中枢穴。

　　足部的穴位还有很多,此处讨论只是抛砖引玉,谨供针灸临证时参考,有些推论还需在针灸实践中,不断总结与验证。

十三、一间穴、二间穴、三间穴临证应用举凡

　　在手阳明大肠经上,有一个奇穴,位于食指第一指骨与第二指骨之间关节处,屈指桡侧纹头处取穴,因针灸名家于书庄善用此穴治疗网球肘而知名,为区别于二间、三间穴,因而有人将其命名为"一间穴"。

　　一间穴位于手阳明大肠经井穴商阳与荥穴二间之间,二穴的穴位属性一间穴自然兼而有之。《经穴探源》在说明手阳明大肠经各穴穴性时,言商阳穴"五行属金,指本穴气血物质表现出的五行属性。本穴气血物质为经水所化之气,水湿浓度大,从大肠经的体内经脉外出体表经脉后,其变化为散热冷凝,表现出秋天之气的秋凉特性,故本穴属金。二间穴为大肠经荥穴,五行属水,本穴物质为商阳穴传来的水湿之气,在本穴的变化主要是散热冷降的变化,表现出水的润下特征,故其属水。"可见,一间穴的穴性兼有金水之性。

　　据说于书庄临证常以一间穴(患侧)配陷谷穴(双侧)治疗网球肘(又

称肱骨外上髁炎）效佳，读者可在临证时验证之。其主治范围还有哪些，尚需我们在临证中思考与总结。

二间穴位于食指本节（第二掌骨关节）前，桡侧凹陷处。因其为手阳明之荥穴，荥主身热及病变于色。而荥穴有泻热之功，故其临证善于治疗内热壅盛或脾胃湿热引起的嗜睡、目黄、牙龈肿痛等症。

《针灸大成》论述二间穴时云其："主喉痹，颔肿，肩背痛，振寒，鼻鼽衄血，多惊，齿痛，目黄，口干口㖞，急食不通，伤寒水结。"现代医家则拓展了二间的主治范围，常用之治疗肩周炎、膝关节痛、胃痛、睑腺炎（俗称麦粒肿）等症。

三间穴位于食指内侧，爪后第三节后，微握拳，在食指本节后，桡侧凹陷处取之。本穴为手阳明大肠经之输穴，五行属木。输主"体重节痛"，故临证多用之治疗上肢萎痹、肩臂疼痛、手指及腕部疼痛等。手阳明与足阳明经在面部迎香穴处相交，其经脉和经筋几乎分布于整个面部，故三间穴还可治疗头面及五官之疾。大肠经与肺经相表里，通过表里经相互作用，三间穴又可治疗喘咳、痰多、胸满等肺系之疾。

《针灸大成》言三间穴："主喉痹，咽中如梗，下齿龋痛，嗜卧，胸腹满，肠鸣洞泄，寒热疟，唇焦口干，气喘，目眦急痛，吐舌，戾颈，喜惊多唾，急食不通，伤寒气热，身寒结水。"

现在单穴常用之治疗失眠、血管神经痛头痛、三叉神经痛、中耳炎、牙痛、咽喉肿痛、周围性面瘫、肩周炎、手指痉挛性瘫痪等。

然而，三间穴之应用远不止此，董氏针灸设大白穴，其位置恰与三间穴暗合。董氏针灸总结大白穴主治时言其"主治小儿气喘，高烧，咽喉肿痛，坐骨神经痛，肩背痛，头痛，偏头痛，肺癌，肺炎，肺气肿，肺水肿，腰痛。"

三间穴与董氏针灸之灵骨穴，在临证之时常倒马应用，其温阳补气的效果极强，董氏针灸言灵骨配大白穴，凡属气滞血瘀之证皆有效验，更加拓展了三间穴的应用范围，此时三间穴即大白穴，是作为灵骨穴之加强针来使用的。

董氏针灸之倒马针法，颇值得我们在临证之时效法，故而一间穴、二间穴、三间穴，三穴合用或二穴合用，倒马针之，即为针灸临证可以借鉴的方法，相信会因此增强单穴应用之效验也！

十四、几种特殊腰痛的针灸治疗

腰痛是以腰部疼痛为主要临床表现的一类病症,为针灸临证多发之症与常见之症。如有急性腰扭伤引起腰痛者,有腰椎间盘突出引起者,有腰肌劳损引起者,有腰椎增生引起者,有内脏有疾引起者……不一而足,然而无论哪种原因引起的腰痛,其痛常与肾脏、足太阳膀胱经、督脉有关。此外,外伤、劳损、感受风寒湿之邪,亦可引起腰痛。从症状上来说,临证腰痛部位有喜按者,有拒按者。喜按者,其腰痛为虚;拒按者,其腰痛为实。正如郑树珪《七松岩集·腰痛》所云:"然痛有虚实之分,所谓虚者,是两肾之精神气血虚,凡言虚证,皆两肾自病耳。所谓实者,非肾家自实,是两腰经络血脉之中,为风寒湿之所侵,闪肭挫气之所得,腰内空腔之中,为湿痰瘀血凝滞,不通而为痛。"说明腰痛不仅仅属于肾脏一脏之病,还有虚实之分。

针灸临证最常见的腰痛类型有肾虚腰痛、外伤腰痛、感受风寒湿之邪腰痛。其中前一者为致腰痛之本,后两者为致腰痛之标。

《素问·脉要精微论》云:"腰者肾之府,转摇不能,肾将惫矣。"所以,腰为肾之外府,为肾之精气所灌注之处。肾主骨生髓,故肾之精气充足与否,多影响腰部。腰部为人身之重要关节,故肾精亏虚,不能充养于腰部,多可见腰部活动不利而疼痛,转侧不能等症。《灵枢·经脉》亦云:"足少阴之别……虚则腰痛。"肾经"贯腰脊",循脊柱两侧而过腰,故肾精亏虚可致肾病腰痛。《素问·病能论》亦云:"有病厥者,诊右脉沉而紧,左脉浮而迟,不然病主安在……在左当主病在肾,颇关在肺,当腰痛也……少阴脉贯肾络肺,今得肺脉,肾为之病,故肾为腰痛之病也。"张介宾注曰:"肾脉本络于肺,今以冬月而肺脉见于肾位,乃肾气不足,故脉不能沉而见浮迟,此非肺病,病在肾也。腰为肾之府,故肾气逆者,当病为腰痛",亦说明肾气不足可致肾病腰痛之症,并以腰背痛而胫酸为临床特点。

《素问·刺腰痛》:"足少阴令人腰痛,痛引脊内廉。"此腰痛,以腰痛循经牵扯大腿内侧、体侧疼痛为临床特点,与肾病腰痛的临床特点腰背痛而胫酸不同。

肾虚腰痛或足少阴腰痛,针灸临证常选太溪或复溜或肾俞或命门等穴位为主穴治之。偶或亦选腹部腧穴关元、气海、中极治之者。董氏针灸常选下三皇或中白+下白穴或腕顺一、二穴或水金、水通穴治之。

可致腰痛之外邪多为寒湿、瘀血等。寒湿侵袭腰部，阻塞经络，气血不畅，加之寒性收引，湿性重着，故可致腰部双侧或单侧冷痛，难以转侧。如《素问·六元正纪大论》曰："感于寒，则病人关节禁固，腰䯒痛，寒湿推于气交而为疾也。"

针灸临证对于感受风寒湿之邪所致腰痛，常选外关治之。因外关善于解表，又通阳维脉，针刺可让外邪透穴而出。外关与足临泣常相须为用，治疗腰部怕冷惧凉之症。腰部感受风寒，急症亦可选条口穴或肺俞＋风门针刺治之。

腰部扭伤之症，痛在督脉者，选人中或平衡针灸之腰痛穴治之；痛在腰正中旁开 0.5 寸者，选手三里治之；痛在腰正中旁开 1.5 寸者，选后溪穴治之；痛在腰正中旁开 3 寸者，选太冲穴治之；痛在腰部正中旁开 3 寸以外，选董氏针灸之灵骨穴或中渚穴治之；如果督脉、太阳、少阳经脉循行区域皆痛，则可选人中、后溪、绝骨针刺治之。腰扭伤之症，针灸必在委中穴放血。正如《素问·刺腰痛》云："衡络之脉令人腰痛，不可以俯仰，仰则恐仆，得之举重伤腰，衡络绝，恶血归之。"

针灸临证太阳腰痛最为常见。足太阳膀胱经，循肩膊内，挟脊抵腰中，故外感风寒之邪侵犯太阳经，经脉阻滞不通则为腰痛，其病为实证。如《素问·刺腰痛》曰："足太阳脉令人腰痛，引项脊尻背如重状。"亦如《灵枢·经脉》言："膀胱足太阳之脉……是动则病冲头痛，目似脱，项如拔，脊痛腰似折，髀不可以曲，腘如结，踹如裂。"若足太阳经脉经气不足，不能温养腰部亦可致太阳腰痛之证，其病为虚证。如《素问·疟论》曰："巨阳虚则腰背头项痛。"以腰痛、项背沉重难伸、腿不易弯曲为临床特点。

足太阳膀胱经腰痛，针灸临证除常选委中穴刺络拔罐法之外，亦常选承山＋承筋或委中放血＋昆仑穴针刺或董氏针灸之腕顺一、二或者直接在腰部选肾俞、大肠俞＋秩边＋十七椎＋委中针刺治之。

足太阳腰痛，还可细分，《针灸甲乙经·肾小肠受病发腹胀腰痛引背少腹控睾》："腰痛不能举足，少坐若下车踬地，胫中燆燆然，申脉主之。"

"腰痛不可举足，跟中踝后痛，脚痿，仆参主之。"

"腰痛夹脊至头几几然，目䀮䀮，委中主之。"

"腰脊痛尻臀股阴寒大痛，虚则血动，实则并热痛，痔痛，尻腘中肿，大便直出，承扶主之。"

足少阳之脉亦会令人腰痛。足少阳之脉，循颈下胸中，循胁里下行身之侧,少阳经气不利,枢机转运失司,故身不可俯仰转侧。如《素问·刺腰痛》云:"少阳令人腰痛,如以针刺其皮中,循循然不可俯仰,不可以顾。"吴崑注云:"循循,渐也,言渐次不可以俯仰也。"此以腰痛,俯仰不利,身不能转侧为临床特点。

足少阳经腰痛,针灸临证可选阳陵泉或中渚或支沟或董氏针灸中白、下白穴治之。

还有三种腰痛,针灸临证亦不可忽视,即阳明、太阴、厥阴腰痛。

足阳明之筋,上循胁属肾。足阳明之脉属带脉络督脉,故阳明经气阻滞,可致阳明腰痛,如《素问·刺腰痛》云:"阳明令人腰痛,不可以顾,顾如有见者,善悲。"吴崑注曰:"如有见者,仲景所谓如见鬼状是也。善悲者,阳明热甚而神消亡也。"此以腰痛,并伴有幻视、悲伤等神志异常症状为临床特点。

阳明腰痛,针灸临证常选足三里治之。

足太阴之筋,起于大趾之端内侧,上结于内踝……循腹里、结于肋,散于胸中;其内者,着于脊。故足太阴经气阻滞,腰痛则牵引少腹,上控两胁,拘急不适,可见腰部强硬转侧困难。《素问·缪刺论》云:"邪客于足太阴之络,令人腰痛,引少腹控䏚,不可以仰息。"若湿热之邪侵袭足太阴经脉经筋,则可见腰痛而热之象,如《素问·刺腰痛》言:"散脉令人腰痛而热,热甚生烦,腰下如有横木居其中,甚则遗溲。"此以腰部强硬转侧困难,甚则遗尿为临床特点。

太阴腰痛,针灸临证常选阴陵泉治之。

足厥阴肝经之脉,肝主筋,肝之经气阻滞则筋急,故可致厥阴腰痛,如张弓弩弦般,筋脉失于柔顺,拘急而痛。如《素问·刺腰痛》言:"厥阴之脉令人腰痛,腰中如张弓弩弦。"此以腰痛,腰部拘急不柔顺,如张弓弩弦为临床特点。

厥阴腰痛,针灸临证常选太冲穴或董氏针灸之上三黄穴治之。

常见腰痛,针灸临证我们处理起来往往能得心应手,但阳明、太阴、厥阴腰痛,因偶或可见,如果没有这方面的经验,处理起来可能会有波折,值得我们在针灸临证时特别重视之。

十五、眼疾针灸选穴总结

针灸临证治疗各种眼疾,有其他方法没有的优势,故有必要在此对其临证选穴进行一次疏理,现分述如次:

(一)针灸临证常用治疗眼病穴位总结

1. **上星穴** 常用三棱针点刺放血。可治疗各种眼疾,如眼底疾病、外眼疾病、眼周疾病、眼肌麻痹、眼睑闭合不全、近视、角膜炎、弱视等。

2. **臂臑穴** 此穴有明目作用,是临证治疗各种眼疾的经验穴。实践证明,此穴能有效地消除眼畏光、烧灼感、重感、红肿、疼痛、视力减弱、辨色模糊等症状。故常用于治疗结膜炎、角膜炎、虹膜睫状体炎及视神经萎缩等。操作时,针刺得气后,针尖可向前上方及后下方作适当捻转即可。一般留针 20~30 分钟。

3. **光明穴** 临证时常酌配合谷穴。此穴为足少阳胆经之络穴,与肝经相连。而胆经起于目外眦,肝经亦起于目系,为临证治疗眼疾之效穴,常用于治疗近视、复视、暴盲、电光性眼炎等。

4. **肝俞穴** 此穴虽属足太阳膀胱经,然背俞穴是脏腑经络之气输注于体表的部位,肝开窍于目,此一理由就足以说明肝俞穴在治疗各种眼疾方面的功用了。

5. **耳尖穴** 其作为经外奇穴用途广泛,很值得业针者重视。临证除常用于治疗高血压、小儿热性疾病、醉酒、过敏性鼻炎、痄腮、口唇疱疹、牛皮癣、痤疮外,其放血法,还可治疗诸如睑腺炎、流行性出血性结膜炎、睑板腺囊肿(又称霰粒肿)、胬肉攀睛等眼疾。

6. **睛明穴** 此穴属足太阳经,位于其起始部。同时,此穴又为手足太阳、足阳明、阳跷、阴跷五脉之会穴,有针一穴而调多经之功,是治疗眼病局部选穴之主穴。

7. **养老穴** 此穴属手太阳小肠经。或针或灸,老年人用之常有明目作用,其穴位命名即有此意。

8. **眼炎穴**
位置:位于小指末端关节横纹尺侧尽端处。
主治:各种外眼炎症、睑腺炎、结膜炎、角膜炎等。

操作方法：①循患者手部小鱼际至小指指尖，反复揉按推数次，以局部微微发红为度。②用三棱针针刺"眼炎穴"，放血数滴，直至血色由黯红变为浅红或红色为止。③一般左眼炎症针刺右手，右眼炎症针刺左手。每日1次，3次为1个疗程。两眼病则左右同刺。有研究报道，临床观察230例（282眼）眼部炎症，治愈221例（272眼）、好转9例（10眼），总有效率100%。

体会：中医学认为，眼部炎症多为外感风热之邪，经气阻滞，火郁不宣，热毒壅阻于眼睑皮肤经络而致。对于外眼部炎症，西医常规治疗一般采用局部滴用抗生素眼药水、涂眼膏、热敷、理疗及口服抗生素等，但效果均不理想。尤其是睑腺炎形成脓肿后，肿痛明显，患者痛苦不堪，甚至需要切开引流。一般病程需要5~7日，重症者需7~10日。《灵枢·经脉》曰："心手少阴之脉……其支者，从心系上挟咽，系目系。"可见，目与手少阴心经关系密切。心与小肠相表里，"小肠手太阳之脉，起于小指之端，循手外侧上腕"。"眼炎穴"为手太阳小肠经所过之处，根据"经脉所过，主治所及"的治疗原则，针刺"眼炎穴"放血，有疏风清热、泻火解毒、活血消肿、通络止痛等功效。故针刺"眼炎穴"可以治疗目系常见外眼炎症，临床使用方便，效果独特，安全可靠，有推广应用价值。

9. 大骨空穴

位置：在拇指背侧，当指间关节的中点处。

取法：伸手伏掌，于拇指背侧指骨关节横纹中点取穴。

主治：睑腺炎、鼻衄、痤疮、睑缘炎、白内障、目翳、吐泻。

10. 小骨空穴

位置：在小指背侧，近端指间关节之中点处。

取法：微握拳，手掌向心，于小指背侧近端指间关节中点，即第二节尖上取穴。

主治：目赤肿痛、目翳、喉痛、指关节痛、耳聋。

11. 凤眼穴

位置：在手拇指桡侧缘，近指节骨横纹桡侧端。

取法：伸臂仰掌微屈拇指，于大指甲约后一寸，内侧横纹头取穴。

主治：急性结膜炎、小儿夜盲、角膜薄翳、手指不能伸屈。

12. 明眼穴

位置：在手拇指尺侧端，近指节骨横纹尺侧端。

取法:伸臂仰掌微屈拇指,于大指甲约后一寸,外侧横纹头取穴。

主治:缓解眼疲劳、急性结膜炎。

13. 大椎穴　大椎穴刺络拔罐法,可以治疗睑腺炎、急慢性结膜炎、角膜炎、青光眼、电光性眼炎等。

14. 董氏针灸眼黄穴

位置:在掌面小指第二节之中央点。

主治:所有眼疾皆可用之,但白内障无效。视神经萎缩视病情而定。中心性浆膜性黄斑病变极效。一般眼黄穴治疗巩膜黄染、明目、眼底出血、青光眼、眼底病变、房水循环障碍、视神经萎缩。

15. 董氏针灸上白穴

位置:手背朝上,握拳取之,食指掌骨与中指掌骨之间,距指骨与掌骨缝上 5 分处。

主治:角膜炎、结膜炎、眼酸胀、近视、散光、弱视、迎风流泪。

16. 董氏针灸分白穴

位置:手背朝上,中指掌骨与食指掌骨之间,距指骨与掌骨骨缝上 1.5 寸处。

主治:角膜炎、结膜炎、眼酸胀、近视眼、散光、弱视、迎风流泪。

董氏针灸之上白穴与分白穴,因主治相近,临证常相须为用。

(二)眼部常见症状临证选穴小结

1. 眼肌痉挛　选董氏针灸侧三里、侧下三里,上睑下睑皆可治之。

(1)上睑痉挛:后溪穴;攒竹放血。

(2)下睑痉挛:足三里、上巨墟穴。

2. 眼睛干涩　明黄穴、肾关穴、复溜穴、光明穴。

3. 眼痒眼痛　光明、地五会;上白、上三黄。

4. 眼睑下垂

(1)轻症:灸三阴交;脾俞拔罐;足少阳起于“目锐眦”,风池颇具散风之功,为临证治疗目疾最常用穴位之一。风池与阳白、陷谷配用,可有效治疗上眼睑下垂。

(2)重症:针血海穴或陷谷穴。

(3)再重者:针足三里、阳陵泉、合谷,均取双侧。

5. 溢泪症　选太阳穴(患侧),先针刺一寸,然后拔罐 5~10 分钟,起罐后再贴伤湿止痛膏;腕骨透劳宫。

6. 眼睑炎 后溪穴针刺后,拔针后挤出几滴血。

7. 眼眶胀痛 少商、太阳、合谷放血。

双眼胀痛,低头尤甚:针听宫、臂臑。

8. 眉眼抖动

(1) 双眉不自主抖动:中脘、关元、气海。

(2) 眼皮抖动:肾关、侧三里。

9. 眼压高,眼球疼痛 火膝穴(少泽穴)点刺放血,酌配门金透涌泉。

10. 眼花

取穴:命门,筋缩,肝俞(双);董氏针灸之火散穴;四花穴。

针法:泻命门,平补平泻筋缩、肝俞。

原理:眼花乃阴虚阳实虚热之病,肝血不足,此乃阴病,阴者调阳,故泻命门虚火以济肾阴,疏通肝俞、筋缩之气血,眼花针出而愈。当然重症患者需再针一两次方愈,但不要连续针刺,隔一天为好,以便给患者自身调理留一个空间,一般情况下轻者立愈。

11. 倒睫毛 按《针灸大成》主治选丝竹空。

12. 目上下骨边痛 攒竹、陷谷。

13. 迎风流泪 太冲、光明;董氏针灸之下三皇;严重者足三重点刺放血;董氏针灸之木穴、上白穴。

14. 睑腺炎针灸选穴

上眼睑选穴:

(1) 膏肓俞挑刺法。

(2) 患侧臂臑穴针刺法。

(3) 大椎穴点刺放血法。

(4) 肝俞刺络拔罐法。

(5) 大杼穴点刺放血法。

(6) 病侧耳尖穴放血法。

(7) 凤眼穴点刺法。

(8) 后溪穴针刺后放血1~2滴法。

(9) 少泽穴点刺放血法。

下眼睑选穴:足中趾尖点刺放血法。

15. 眉棱骨痛

（1）风寒外袭:昆仑穴。

（2）胃火上扰:解溪穴。

（3）虚火上炎:眉棱骨内侧及内眦痛,选照海穴。

（4）一切眉棱骨痛:董氏针灸选火连穴、火菊穴、三叉三穴。

（5）印堂透鱼腰。

（6）攒竹、鱼腰点刺放血。

16. 眼皮水肿　陷谷穴;血海穴。

17. 视神经萎缩　臂臑穴;上巨墟、条口、下巨墟（用左侧）。

18. 胞生痰核　太阳穴。

19. 眼睛易疲劳　液门穴;董氏针灸之木穴;董氏针灸之通背穴。

20. 用眼过度导致头晕恶心　董氏针灸之下三皇。

21. 眼皮上长疔　在后背 5~6 椎间放血。

22. 假性近视　针董氏奇穴上三黄。

23. 弱视　光明穴、三叉一穴、人皇穴、上三黄穴,长期针之,有效。

24. 眼散光　董针下三皇穴;董氏针灸之肾关;董氏针灸之中白穴。

25. 眼球歪斜　董氏针灸之下三皇穴。

26. 青光眼降眼压　行间;曲池。一般青光眼针董氏针灸之上三黄配腕顺一;肾关、复溜、行间。

27. 白内障　上三黄、下三皇针之。

28. 飞蚊症　董氏针灸之肾关穴。

29. 沙眼　火菊、花骨一穴。

30. 怕光　花骨一穴。

31. 甲亢眼球突出　驷马穴。

32. 眼皮跳　上眼皮:后溪;下眼皮:合谷;侧眼跳:中渚;内眦跳:交信。

十六、扁平疣的针灸疗法

扁平疣是由人类乳头瘤病毒感染引起的,好发于青少年的病毒感染性皮肤病。临床表现为皮色或红色的扁平丘疹,多见于面部或手背,患者平素无明显的自觉症状。本病可通过直接或间接的接触传染。

针灸临证治疗此疾，疗效理想，方法如下：

1. 大椎穴刺络拔罐法　患者取坐位或俯卧位，以大椎穴为主，配阿是穴（病变局部），常规消毒穴位局部皮肤，用梅花针重叩大椎穴出血，然后用大号拔罐吸拔之，留罐 15 分钟。病灶局部则用梅花针从中心向周边叩刺，以微出血为度。隔日一次，疗效明显。

2. 大骨空穴针刺法

取法：伸手伏掌，于拇指背侧指骨关节横纹中点取穴。

方法：患者取坐位，微屈拇指间关节，穴位局部常规消毒，以 1.5 寸毫针向心性常规针刺，行捻转泻法，留针 30 分钟，隔日一次，7 次 1 疗程。一般需 1~2 个疗程，效果显著。

体会：《灵枢·经筋》："手太阴之筋，起于大指之上，循指上行，结于鱼后"，大骨空位于拇指背侧，即手太阴之经筋起始之处，本病多由风热邪毒搏于皮肤而生，而肺主皮毛，故针刺大骨空穴可舒通手太阴经筋，使热毒外泻，本病乃治也！

3. 上法亦可配合隐白、少商、大敦点刺放血治之。

4. 围刺法　选最先长出疣体或疣体最大者作为"母疣"，进行围刺。配穴：疣数较多者，酌加风池、曲池、合谷、血海。肝郁气滞明显者，加刺太冲穴。临证亦可选病变局部附近之腧穴（选 1~2 个即可）针刺，以舒通局部气血，以利透邪外出。

方法：操作：取 26~28 号 0.5~1 寸较粗之毫针，在母疣中心快速进针至疣底部，大幅度捻转提插 30 次左右，然后摇大针孔，迅速出针，放血 1~2 滴，再压迫止血；若疣体较大，再于疣体上下左右四面与正常皮肤交界处各刺 1 针，以刺穿疣体对侧为度，施用同样手法，3~5 日针刺 1 次。风池、血海、曲池、合谷等穴均用泻法。

体会：本刺法以刺疣体局部为主，用粗针刺出血再按压止血，意在破坏疣底部的供应疣体的营养血管，使之出血，阻塞、断绝疣体的血液供应，从而使疣体枯萎脱落。因本证为风热毒邪结聚于皮肤所致，故疣数较多者取风池、曲池、合谷针而泻之，散风清热；再针泻血海凉血化瘀、软坚散结，更有助于疣体之枯萎。

5. 养老穴针刺法　患者坐位或仰卧位，穴位常规消毒，皮损在头面部，针尖向肘关节方向斜刺入 1.2~1.5 寸；皮损在手背部，直刺 0.5~1 寸，得气后行平补平泻法，留针 30 分钟，每 10 分钟行针 1 次，7 次 1 个疗程。

6. 支正穴针刺法　取双侧支正穴,毫针直刺 1 寸或火针直刺 0.3 寸左右,出现针感后即出针。

十七、常见唇疾针灸选穴小结

各种唇症,针灸临证时常可见,故掌握各种常见唇疾的针灸选穴尤为必要,现说明之。

经脉所过,主治所及。从经脉走行上观之,手阳明大肠经"入下齿中,还出挟口,交人中,左之右,右之左";足阳明胃经"入上齿中,还出挟口环唇,下交承浆";足厥阴肝经"从目系下颊里,环唇内"。由此可见,手阳明、足阳明、足厥阴之经脉皆与口唇密切相关。其临证取穴亦以此为主要依据。现分述如下:

1. 唇痛

(1)证候分型

1)脾胃蕴热型

主症:表现为口唇疼痛、甚则起疱,口干舌燥,嗳气吞酸,舌红、苔薄白,脉滑。

治则:清泻脾胃,疏理气血。

选穴:针泻合谷、内庭。大迎挑破放血。

2)肝气郁滞型

主症:口唇干疼,时觉窜痛,甚则口唇抽痛,善怒,两肋发胀,脉弦。

治则:疏肝理气,通络止痛。

选穴:太冲,强刺激,久留针。

(2)唇痛选穴:以援物比类之法,取董氏针灸上唇穴、下唇穴点刺放血,一切唇症皆可治之。

1)上唇穴:

定位:在膝盖下缘。

主治:唇痛、白口症。

操作:以三棱针刺膝盖下缘髌骨韧带上及其邻近区,使出黑血,立效。

2)下唇穴:

定位:在膝盖下缘约一寸。

主治:同上唇穴。

操作:同上唇穴。

注:董氏针灸之上下唇穴,以援物比类之法,分别对应人之上下嘴唇。同样,依此法董氏针灸之上下唇穴,亦可治疗女性阴唇之疾。

2. **唇肿** 迎香。

3. **唇裂、唇干** 厉兑。

4. **唇动如虫行** 水沟。

5. **唇干饮不下** 三间、少商;唇干有涩:下廉。

6. **唇歪** 太冲。

7. **唇生疮** 阴陵泉至血海穴一线上,找浮络点刺放血;犊鼻穴点刺放血。

8. **环口黄水疮** 后溪穴点刺放血。

9. **口唇疱疹** 耳尖穴放血。

十八、督脉和任脉循行线上疼痛点针灸选穴小结

针灸临证,我们经常会遇到督脉或任脉循行线上疼痛者,有的非一点疼痛,而是多点疼痛,特别是督脉循行线上疼痛者更为多见,其临证选穴或局部取之,或远端取穴,或取对应点针之,多可获速效。现分述如下:

(一)督脉循行线上疼痛点针灸选穴

1. **长强穴部位痛** 按周左宇"扁鹊神针法的配穴表"选承浆治之或按首尾取穴法选龈交治之。

2. **腰椎部位**

(1)督脉循行线上痛:按彭静山神阙与命门相对应之法,腰椎部位哪里痛,量取痛点与命门之间的距离,然后在腹部按此距离,量取腹部与神阙相对应的点,即为针刺点,此为腰痛治腹也!

(2)命门部位痛:如果命门部位痛,因神阙传统上为禁针点,故而选飞扬及阳交穴处压痛点针刺,事实上这个办法也最有效。

3. **第十二胸椎附近疼痛** 选董氏针灸中白穴。

4. **筋缩穴部位痛** 董氏针灸花骨三穴因与木斗穴相对,木斗主要调肝,花骨穴可治脊椎骨痛,以此推之,其主治具体位置应是第九胸椎棘突下之筋缩穴部位痛。

5. 中枢穴部位痛　董氏针灸花骨四穴与侠溪穴相对,主治脊椎骨痛,侠溪主要调胆腑,以此推之,其主治脊椎骨痛,具体位置应是第十胸椎棘突下凹陷之中枢穴。

6. 至阳穴部位痛　选鸠尾。

7. 大椎穴部位痛　选腹针疗法,针取下脘穴;亦可在大骨空穴部位针刺。

8. 颈项中线部位胀或痛　董氏针灸之正筋、正宗、正士;委中刺络拔罐法。

9. 哑门附近痛　委中刺络拔罐法。

10. 后顶部位痛　束骨;委中刺络拔罐法。

11. 百会部位痛　涌泉;太冲。

12. 前顶部位痛　廉泉。

13. 前顶、上星部位痛　董氏针灸之肾关穴或下三皇。

14. 龈交部位痛　长强(首尾取穴法)。

15. 体会

(1)督脉循行线上如果痛点单一,可按上法针之;如果在局部取穴,可在痛点旁之脊柱夹脊穴针之,针后加灸,效亦佳;或者配合昆仑穴针刺,配委中穴刺络拔罐法治之。

(2)传统针灸:胸椎上段脊柱痛,常选中渚治之;胸椎下端脊柱痛,则常选人中、曲池治之。

(3)督脉胸椎线上痛者,可选董氏针灸肺心穴针刺;督脉腰椎线上痛者,选二角明穴治之。

(4)董氏针灸之灵骨穴对 L2~L5 痛有效。

(5)尾骶骨痛:后溪;鱼际;董氏针灸之肺心穴。

(6)尾骨尖痛:董氏针灸之心门穴。

(二)任脉循行线上痛点针灸选穴

1. 承浆部位痛　长强。

2. 廉泉部位痛　前顶。

3. 天突部位痛　拇指第一节指骨指腹部位下三分之一中点针之。

4. 鸠尾部位痛　至阳穴。

5. 神阙部位痛　承浆、后溪;命门。

6. 对应于腰段的腹部中线上诸点或诸穴痛　可选以神阙为参照的对应点量取法针之,方法见督脉循行线之腰部痛点取穴法。

7. 体会

（1）任脉循行线诸点或诸穴痛,可选董氏针灸之水相穴（太溪）针之。

（2）胸部一点痛（任脉上）:取绝骨针之。

（3）台湾古典针灸大家周左宇认为,心包经位于前臂正中线,根据临床观察,本经与人体前后正中线相对应,亦即任督二脉所过之胸腹背腰部,若于此处有气血瘀滞者,从间使穴到郄门穴之间的肌肉会有肿硬压痛,故而于此针灸可行气活血。临证取内关、间使倒马针或内关、间使、郄门三穴大倒马针,可治任督二脉循行线上有极多处痛点者。

十九、关注人体重要对应点针刺法

人体有许多重要的对应点,如云门穴与冲门穴相对,云门穴痛,临证针刺冲门穴往往可获速效,反之亦然。故而,人体之重要对应点及其针刺法,很值得针灸临证积极实践与总结。

在《古典针灸大家周左宇》一书中,古典针灸的对位法里即有"扁鹊神针法的配穴法",现分列如下:云门对冲门;尺泽对委中;箕门对天府;鱼际对大都;太白对太渊;维道对中府;郄门对承山;大陵对太溪;劳宫对涌泉;神门对昆仑;少海对曲泉;承浆对长强;足五里对扶突;子宫对天鼎;肩髃对环跳;臂臑对风市;曲池对阳关;手三里对足三里;阳溪对商丘;温溜对阳交;梁丘对天井;上巨虚对支沟;下巨虚对外关;支正对阳辅;阳池对解溪;腕骨对丘墟;然谷对头维。

督脉与任脉上,亦有许多痛点,在针刺治疗时可取其相对应的点来治疗（见笔者《督脉和任脉循行线上疼痛点针灸选穴小结》一文）。

有时,一个穴位不止一个对应点。如肩髃对应环跳,亦对应髀关穴;然谷穴对应头维穴,亦对应阳溪穴。有时,按照对称的原则,取与痛点相对称的点,作为对应点针刺,亦能取得好的疗效。

二十、攒竹穴的临证应用举凡

攒竹穴为针灸临证常用穴,深入理解其功能主治很有必要。《针灸大成》即云,攒竹主"目眽眽,视物不明,泪出目眩,瞳子痒,目翳,眼中刺痛及睑眴动不得卧,颊痛,面痛,尸厥,巅邪,神狂鬼魅,风眩,嚏。"

现代针灸临证对其功能主治有着更多的应用发挥,分述如下:

1. 治疗急性腰腿痛 详细请阅本书"攒竹穴与听宫穴治疗腰椎间盘突出症之坐骨神经痛辨异"一节。

2. 郝建功等报道,针刺攒竹穴终止室上性心动过速,获得较好的疗效。取攒竹穴(眉头内侧凹陷处),患者取坐位或仰卧位,局部常规消毒后,医者以左手拇指、食指固定其穴位,然后用 1~1.5 寸毫针斜刺进入皮下 3~5 分深,得气后留针 3~15 分钟。留针时每隔 2~3 分钟捻转一次,其强度根据患者的体质强弱决定,一般多采用中等强度刺激为宜。

病例介绍:许某,女,52 岁,职工。患者心悸 1 小时,突感头晕,心前区不适,并伴有恶心,面出冷汗,手脚发冷。既往有冠心病史。检查:急性病容,烦躁不安,神志清楚,面色苍白,血压测不出,脉搏细弱,呼吸 20 次 /min,心率 200 次 /min,头颅五官无异常,颈软,胸廓对称,两肺呼吸音无异常,腹软,肝脾未触及。心电图检查:室上性心动过速;左前半支传导阻滞。该患者以往发生室上性心动过速时,使用新斯的明、升压药物等治疗,约需 12~24 小时方能终止发作。而采用针刺攒竹穴,5 分钟后心率开始减慢,10 分钟后即恢复正常。

胥某,男,23 岁,军人。患者突感心慌心跳,全身乏力,恶心欲吐。检查:心率 180 次 /min,血压 96/62mmHg。心电图检查:诊断为室上性阵发性心动过速。遂采用针刺攒竹穴法,3 分钟后心率开始减慢,8 分钟后即恢复正常。

体会:针刺攒竹穴终止室上性心动过速简便而有效,比用压迫眼球、压迫颈动脉窦及药物治疗安全。其治疗的作用原理,可能是刺激眶上神经,反射性地引起迷走神经兴奋,而释放出乙酰胆碱,从而使冲动的传导减慢。同时,迷走神经的兴奋性增高,也会使心脏起搏点的兴奋降低,而终止室上性心动过速。

3. 攒竹放血治疗睑腺炎及眼睑痉挛 患者仰卧位,常规消毒穴位局部皮肤,医者以三棱针点刺穴位,双手指挤压穴周,每次放血 1~4ml,每日 1次。(注:因太阳为目上纲,此处攒竹治疗眼睑痉挛当主要指上眼睑而言。)

4. 治疗风邪内动之抽搐。

5. 治疗产后发热。

6. 治疗呃逆　对脑卒中引起之呃逆效果尤佳。

7. 和谐针法更以攒竹与印堂上三分之镇静穴共同组成镇逆穴组，来治疗咳逆、喘息气逆、顽固呃逆、一切气机上逆诸症及抑郁症、强迫症、疑病症、洁癖等。

攒竹穴临证单用，还有以之治疗眶上神经痛、各类型头痛、肛周术后疼痛、不寐、惊悸者，值得我们在实践中不断总结与探索。

二十一、人体六个和"四"有关的穴组

人体有六个和"四"有关的穴组，分别是四弯穴、四腕穴、四关穴、四花穴、四缝穴、四总穴。现分述如下：

1. **四弯穴**　指的是人体两侧肘弯和腿弯分别对应的四个穴位曲泽（双）和委中（双）。四弯穴也是古"八虚"穴之一。《灵枢·邪客》："……肺心有邪，其气留于两肘；肝有邪，其气留于两腋；脾有邪，其气留于两髀；肾有邪，其气留于两腘。凡此八虚者，皆机关之室，真气之所过，血络之所游，邪气恶血，固不得住留，住留则伤筋络骨节，机关不得屈伸，故拘挛也。"其中，此文中"肺心有邪，其气留于两肘"之"肘"，指的就是曲泽穴；"肾有邪，其气留于两腘"之"腘"，指的就是委中穴。《灵枢》中对"八虚"中"邪气恶血"的态度是"不得住留"，如果邪气恶血停留，便会损伤经络筋骨，导致肢体关节屈伸不利，从而发生拘挛的症状。故而，《灵枢·九针十二原》对此又云："凡用针者，虚则实之，满则泄之，宛陈则除之，邪胜则虚之"，"宛陈则除之"意泻血而已哉！

曲泽穴为手厥阴心包经合穴。《针灸大成》云曲泽"主心痛，善惊，身热，烦渴口干，逆气呕涎血，心下澹澹，风疹，肩肘手腕不时动摇，头清汗出不过肩，伤寒，逆气呕吐。"此穴可针可灸可泻血，其泻血法，临证可治疗实证、热证、瘀血证、经络阻滞疼痛及气机失调诸症。

委中穴为足太阳膀胱经合穴，膀胱下合穴。《针灸大成》云其"主膝痛及拇指，腰夹脊沉沉然，遗溺，腰重不能举，小腹坚满，体风痹，髀枢痛，可出血，痼疹皆愈。伤寒四肢热，热病汗不出，取其经血立愈。"此穴可针可泻血，但《类经图翼》云："凡肾与膀胱实而腰痛者，刺出血妙，虚者不宜刺，慎之。"针灸临证，委中放血实多于针刺也。常以之放血治疗急性腰扭伤、腰椎间盘突出症之腰痛及坐骨神经痛、脑震荡后遗症、眩晕、急性胃肠炎、中暑、鼻

衄、乳痈、发际疮、荨麻疹、痈疽疔疮等,应用十分广泛。

针灸临证,四弯穴曲泽与委中常相须为用。二穴配伍,具有开窍启闭、凉血泻热、祛邪通经、清热解毒之效。虽然四弯穴常用之治疗急性高热、急性胃肠炎等症,但如今在治疗颈肩腰腿痛方面,却愈发显出其重要性。

2. 四腕穴 四腕穴就是两个手腕、两个脚腕的四个穴位,加起来就是四腕穴。手腕穴就是手腕背面的中泉穴,位置在手腕背面的正中央,脚腕穴就是脚腕背面正中间的解溪穴,组合起来就是四腕穴。这四个穴位对于风寒湿痹,气血痰凝诸症疗效甚高,凡是带有风寒湿痹,气血痰凝诸症的患者,每次针灸时配合此四腕穴,可有效地缩短患者之疗程。

3. 四关穴 四关穴即合谷、太冲穴的总称。合谷穴是手阳明大肠经的原穴,四总穴之一。位于第一、二掌骨之间,也就是俗称的"虎口";太冲穴是足厥阴经的输穴和原穴。位于足背第一、二跖骨之间。合谷穴与太冲穴都是人体的重要保健穴位,两穴合称为"四关穴",意即人体生命的关口。

其名称出自金元时期针灸医家窦汉卿的《标幽赋》:"寒热痹痛,开四关而已之。"《针灸大成》:"四关穴,即两合谷、两太冲是也。"并把四关穴列为奇穴。"四关"可谓对穴,合谷、太冲相配伍,一气一血、一阳一阴、一升一降,相互为用,协同作用较强。

临证治疗多关节疼痛之痹证,我们往往把针合谷与太冲,称为开"大四关"。而把针阳陵泉与曲池穴,称为开"小四关"。

4. 四花穴 四花穴为膈俞与胆俞两穴的合称,均属背俞穴。膈俞穴是足太阳膀胱经的背部俞穴之一,内应于膈,又为八会穴之血会,具有宽胸利膈、降逆止呕、调节气血、活血化瘀作用,临床上常用于治疗各种血证及胃肠道疾病。文献记载膈俞穴对潮热、盗汗、四肢怠惰、饮食不下、咳嗽、气喘、吐血、胃脘痛、胸满胁胀、呃逆、呕吐、背痛、脊强、嗜卧等均有调治作用;胆俞为胆腑经气输注的穴位,"胆主骨所生病",可用于治疗骨蒸痨热。两穴相配,在功能上相互协调,具有宽胸利膈、调节气血、补虚祛疲等作用。临床上常用于治疗各种胆道疾病,例如胆绞痛、胆道蛔虫病及胆经所循行位置的疾病,例如血管性头痛。

"四花穴"的名称由来已久,由于其穴位在背部,共有四处,而配合灸法使用。当治疗时,由于使用直接灸,四穴同时施治,四处同时起火,宛如四朵灿烂之红花,故名"四花"。四花穴为古代治疗骨蒸劳瘵之著名灸穴之一。《针灸大成》:"崔氏取四花穴法,治男妇五劳七伤、气虚血弱、骨蒸潮热、咳嗽痰喘、尪羸瘤疾"，现在随着研究的不断深入，四花穴的应用范围不断增加，其治疗病种包括偏头痛、震颤麻痹综合征、抑郁症、潮热、坐骨神经痛、焦虑症、瘰疬、胸痹、乳癖、肺痿、肺癌化疗药物所致的副反应等等。

5. **四缝穴** 四缝穴是经外奇穴，位于第2~第5指掌面，第1、2节横纹中央。

四缝穴传统上可治疗小儿疳积、消化不良、气管炎、便秘、腹泻、受惊吓大哭、高烧、百日咳、儿童久咳、丹毒、生长迟缓等。现在针灸临证对其有着很广的应用发挥，常用其治疗成人气管炎、哮喘、咳嗽、痛风、神经衰弱、崩漏、胃脘痛、中暑发热、腹痛、腹胀等。

6. **四总穴** 歌诀"肚腹三里留，腰背委中求，头项寻列缺，面口合谷收"，称"四总穴歌"。此歌诀至古及今传唱久远，针界可谓耳熟能详。歌诀中"四总穴"指合谷、列缺、足三里、委中。总，有概括之意。意为人身前面之疾，如脾、胃、大肠、小肠功能失调所致之肚腹疼痛、呕吐、胃痛、腹泻等症，应首选足三里治疗；人身后面之疾，主要是腰背部酸痛等，应取委中穴为主治疗；人身头颈胸肺之疾，取列缺为主治疗；人身头面之疾，主要是口及颜面部的病症，则取合谷为主治疗。

四总穴原载于明代朱权所著的《乾坤生意》，以后《针灸聚英》《针灸大全》《杨敬斋针灸全书》《针灸大成》均将其收入书中。四总穴是依据《灵枢·终始》："从腰以上者，手太阴阳明皆主之；从腰以下者，足太阴阳明皆主之"演变而来的。四总穴分治头项、面口、肚腹、腰背之疾，在针灸临证中确有针感强、疗效好、治疗范围广泛等优点，故而四总穴实为远道取穴之典范。

二十二、皮肤病常用穴位小结

皮肤病为临床多发病、常见病，在各种治疗方法中，针灸对一部分皮肤病具有独特的疗效或优势，值得我们不断在实践中总结与探索。现将针灸临证常用治疗皮肤病穴位小结如下：

1. **曲池** 为手阳明大肠经之土穴，所入为合，土应脾胃而阳明经又为多气多血之经，本穴有清热祛风、调和营血、清头明目、通经活络、调和脾胃之功。因肺与大肠相表里，曲池又为宣通肺气之要穴，故本穴又善通上达下，宣导气血，为治疗头面五官皮肤病的最佳选择。

因曲池善疏通清泄,通达肌肤,临证可治疗全身皮肤疾患,故《马丹阳天星十二穴治杂病歌》在言及此穴时曰:"遍身风癣癫,针着即时瘥"。

　　2. **血海**　本穴系足太阴脾经穴。在浩如烟海的针灸典籍中,均记载血海主调妇女月经,治疗痛经、经闭、月经不调、崩漏等。然笔者在针灸临证中,深刻体会到血海穴可以治疗多种皮肤病,如银屑病、湿疹、瘾疹、丹毒、荨麻疹、湿疮、臁疮等。《胜玉歌》即有曰:"热疮臁内连连发,血海寻来可治之。"《类经图翼》:"血海……主两腿疮痒湿不可当。"可见,以血海治疗皮肤病,古亦有之。

　　3. **百虫窝**　属经外奇穴,血海上一寸。主治:皮肤瘙痒、风疹块、下部生疮、蛔虫病。实际操作时,常血海透百虫窝。

　　4. **委中**　足太阳经合穴,别名血郄,在本穴施行放血,可起到醒神、泻热、解毒和舒筋活络之效。临证常以之治疗皮肤瘙痒、丹毒、湿疹、荨麻疹、脚癣、银屑病、发际疮、神经性皮炎等皮外科病症。

　　5. **大椎**　本穴属督脉,又为督脉与手足三阳经之交会穴。督脉统督诸阳,阳主表故本穴为纯阳主表之穴,为解表退热之常用穴,兼又能温化湿邪,故临证常以刺络拔罐法治疗痤疮、毛囊炎、带状疱疹、扁平疣、风疹、发际疮、头面部软组织感染等症。

　　6. **合谷**　本穴为手阳明大肠经之原穴,四总穴之一,为临证最为常用的穴位之一。手阳明从手上行止于头面部,故善治头面五官之疾,即"头面合谷收"。从治疗皮肤病上来说,因大肠与肺相表里,肺主皮毛,通过表里经相互作用,针刺合谷穴可治疗荨麻疹、痤疮、疣、湿疹等皮肤病。《针灸资生经》即有"合谷、偏历、三阳络、耳门、治龋齿;合谷、曲池,疗大小人遍身风疹"之语。

　　7. **偏历**　本穴为手阳明经络穴,络穴具有联络、治疗表里两经病症之效。肺主皮毛,又主宣发肃降,肺的宣发肃降功能失常,导致津液聚集,阻于肌肤,而发为疣。手阳明经主津所生病者,故临证取偏历穴可达宣发津液、营养肌肤,表里兼治作用。本穴善治疣证。

　　8. **支正**　本穴为手太阳经络穴,手太阳经络脉病候为:"实则节弛肘废,虚则生肬,小指如指痂疥,取之所别也。"临证往往用火针点刺支正穴以治疗疣证。

　　9. **风市**　本穴为足少阳胆经腧穴,因该穴主治腿软无力、浑身瘙痒等风证,为祛风要穴,故名"风市"。临证本穴常与血海相须为用,风市散风寒、清风热、祛风湿、搜风毒;血海补血清血,祛血中之湿邪。风市偏走气分以祛风止痒为主;血海偏走血分以活血止痒为要。二穴伍用,一气一血,养血化湿,祛风止痒之功益彰,为治疗湿疡、风疹、荨麻疹等偏于湿盛者之常用配伍。

10. **外关**　本穴为手少阳经腧穴,络穴,别走手厥阴心包,可调气活血,荣筋壮骨,疏通经络通利关节,又有疏散表邪,散风止痛之功。本穴又为八脉交会穴之一,通阳维脉,维系一身之阳。"阳维为病,苦寒热",故本穴善于解表。皮肤表面之风寒湿邪,皆可以之针刺,以透邪而出也。治疗皮肤病,临证本穴常与风市配伍应用,重在疏散表邪,行气活血,祛风止痒。盖风性善行而数变,时发时止,二穴上下伍用,可祛周身之风通周身之经,故祛风之力甚强。临证若有热象者可与大椎穴相参合用之;若有血瘀则加委中刺络放血,以增强祛瘀之力,以此收事半功倍之效。

11. **阴市**　本穴为足阳明经腧穴。胃为水谷之海,水谷所归,五味皆入,有如市杂,故有"胃为之市"之说。集结之处为市,本穴名为阴市,又为阳明脉气所发,可主腰腿冰冷、膝寒,故有温经散寒之功,临证治疗皮肤病常与风市伍用,以增祛风胜湿,通经活络,散风止痒之功。

12. **太溪**　本穴为足少阴经之原穴。肺主皮毛根于肾。肾者胃之关,开关以泻热。基于此,临证常以之治疗湿疹、蔬菜日光性皮炎、黄褐斑等症。

13. **肺俞**　足太阳经腧穴,为背俞穴,乃脏腑即肺脏之气输注于体表的部位。肺主气,司呼吸,外合皮毛,主宣发肃降,故各种皮肤病可酌情配伍之。

14. **膈俞**　足太阳经腧穴,八会穴之血会。本穴为补血第一要穴,具有生血养血之功。气行则血行,血行风自灭。临证治疗皮肤病,可活血化瘀,祛风养血。

15. **足三里**　本穴属足阳明胃经,为胃之合穴,又为全身强壮穴之一。其主要治疗作用为调胃肠、降气逆、泻热、清神、补虚、益气。临证治疗各种皮肤病,可因病情需要灵活与之配伍。

16. **三阴交**　本穴属足太阴脾经穴,又为肝、脾、肾三经交会穴,其在补脾之中,兼可补肝阴肾阳,故本穴独有气血双补之功,为临证治疗皮肤病之重点选穴。

17. **百会**　本穴属督脉,为三阳五会之所,为治风湿热邪之要穴。临证治疗皮肤病常用配伍穴之一。

18. **耳尖**　本穴属经外奇穴。放血法可活血化瘀、清热解毒、清心安神,可治疗诸如口唇疱疹、牛皮癣、痤疮等皮肤病。

19. **董氏针灸之驷马穴组**　主治肺经诸症。善治各种皮肤顽疾。常与曲池、血海相配伍应用。

20. **董氏针灸之制污穴**　善治皮肤久年恶疮、恶瘤开刀后刀口流水不止、久不结口。

针灸临证能治疗皮肤病的穴位还有很多,如内关穴、后溪穴针刺治疗荨麻疹;后溪穴点刺放血治疗黄水疮;龙眼穴、三商穴、至阳穴点刺放血治疗带状疱疹,行间治面部黯黑斑等。皮肤病的针灸治疗,临证有时很繁复,涉及脏腑的调节,远非皮肤表面那么简单,此时针灸涉及的选穴就复杂得多了,如脾俞、胃俞常在治疗湿疹、牛皮癣时选之;丰隆常在涉及痰湿等皮肤顽疾时选之。故而,笔者此处所谓小结的文字,且作抛砖引玉耳!

二十三、眩晕之针灸治疗方法管窥

眩是指视物昏花,或眼前发黑;晕是指自感身体或外界景物旋转摆动、站立不稳,二者常同时发生,故统称为眩晕。眩晕有生理性(如体位性眩晕)和病理性(如颈性眩晕)两种。

眩晕的中医病机无外乎是"无风不作眩""无痰不作眩""无虚不作眩",与肝脾肾三脏关系密切。针灸临证选穴亦以此为根据。我们分别以生理性和病理性眩晕说明之。

常见的生理性眩晕,除体位性眩晕外,晕车、晕船、晕机等晕动病,亦颇为常见。晕动病说是病,其实是身体的一种过度反应所致,不是一种真正的疾病,故此处将其列入生理性眩晕之列。针灸用于防治晕动病,不仅疗效好,且见效快捷;不仅有近期疗效,且有远期效果。

晕动病发生时,可适时点按内关、合谷、足三里、风池,单穴应用或配合应用均可。亦有在乘坐舟车或飞机前,针刺或艾灸印堂或风池防治晕动病者。

(一)常见的病理性眩晕,针灸选穴如下:

1. **血压高眩晕**　大椎穴刺络拔罐法;董氏针灸火菊、火散。

2. **心血管病眩晕**　董氏针灸通天、通关。

3. **肝弱眩晕** 董氏针灸上三黄。

4. **肺虚眩晕** 董氏针灸灵骨、大白、中白穴。

5. **脾胃虚弱眩晕** 胃十针。胃十针又称"老十针",是针灸名家王乐亭教授用于治疗中风的名方之一,全方包括上脘、中脘、下脘、气海、天枢(双)、内关(双)、足三里(双)共 7 穴 10 针,功能调中健脾,理气和血,升清降浊,调理胃肠,适用于半身不遂、肠胃不和、食少纳呆、脘腹胀满或嗳气吞酸、呃逆时作等,以及眩晕、中风后遗症、神经衰弱等于脾胃运化失职有关的病症。

6. **肾亏眩晕** 董氏针灸之腕顺穴、通肾穴。

7. **重感冒眩晕** 液门穴。

8. **休克眩晕** 董氏针灸之地宗穴。

9. **贫血眩晕** 董氏针灸之通关、通山、通天。

10. **颈性眩晕** 涌泉穴、昆仑、太溪、人中、内关、三阴交、丰隆。其中,内关、人中、三阴交针刺时,以 40° 角向上斜刺,丰隆直刺,留针 30 分钟。

11. **梅尼埃病** 百会灸法;阳陵泉麦粒灸法;委中穴刺络拔罐法;百会、董氏针灸之上三黄穴。

(二)笔者搜集整理了一些防治晕动病的小妙招,颇为实用,分列如下:

1. **鲜姜贴肚脐眼** 切鲜姜 1 片,上车前贴在肚脐眼上,用医用胶布或伤湿止痛膏固定,到站时撕下。

2. **胶布贴脐法** 用 3cm 见方的医用胶布或伤湿止痛膏在乘车前 1 小时贴肚脐眼上,到站时撕下。

3. **食醋法** 用食醋两汤勺,用凉开水适量稀释,在乘车前 10 分钟服用。

4. **风油精** 乘车途中,将风油精搽于太阳穴或风池穴,亦可滴两滴风油精于肚脐眼处,并用伤湿止痛膏敷盖。

二十四、几个常见症状的针灸方法

1. 胃酸过多

(1)急性:董氏针灸之土水穴。

（2）慢性:膈俞、至阳;董氏针灸之肾关;太冲。

2. 醒酒法

（1）针刺人中穴强刺激,酌情留针30分钟。

（2）耳尖放血法。

（3）素髎针刺得气不留针。

（4）董氏针灸之耳圆穴针刺或放血。

3. 口苦

（1）关冲穴点刺放血。

（2）阳陵泉,或酌配胆俞。

（3）董氏针灸之木炎穴。

4. 手脚抽筋

（1）手抽筋:液门。

（2）脚抽筋:董氏针灸之次白穴。

5. 血沉居高不下 血海穴。

6. 头皮屑多 三商穴。

7. 眉眼抖动

（1）眼皮抖动:董氏针灸之肾关穴、侧三里穴。

（2）眼眉抖动:中脘、关元、气海。

8. 斑秃 中脘、上廉、足三里;艾灸第五胸椎棘突下凹陷中之神道穴。

9. 低热不退 陶道、三阴交。

10. 头部怕风冷

（1）头部怕风:董氏针灸之灵骨、大白。

（2）头部怕冷:灸百会、上星。

二十五、几个病症的夹脊穴针刺法

1. 强直性脊柱炎 此病选夹脊穴主要有两种应用法。一种为夹脊穴梅花针叩刺拔罐。一种为"盘龙针法":即一组夹脊穴左右两穴交替针刺,今日针左夹脊,明日针右夹脊,这样每日所有夹脊穴针毕,皆以脊柱为中心刺之,如果以线连之,形同盘在柱子上的龙一般,故名"盘龙针法"。此针法对于强直性脊柱炎的针灸治疗,具有十分重要的意义,在所有针法中,显得独树一帜!

2. **腱鞘炎**　此病看起来为小疾,但小病不可小瞧,治疗方法不当,一样颇为棘手。临证有以单穴合阳穴合谷刺法治之者,有以彭静山首尾取穴法治之者,有以反应点针刺法治之者,有以小针刀治之者……夹脊穴针刺法,亦为一种很有效的治疗方法。以拇指腱鞘炎说明之,拇指为手太阴肺经所过,故拇指腱鞘炎可选肺俞其旁夹脊穴温针灸治之。余指腱鞘炎依此类推,以相似针法治之。

3. **肋间神经痛**　夹脊穴针刺,为肋间神经痛之另一种治法,临证选 T3~T5 夹脊穴直刺进针 0.5~0.8 寸,留针 30 分钟,多数治疗 3 次即可痊愈。

4. **带状疱疹后遗神经痛**　此疾属针灸临证难治之疾,特别是头面部带状疱疹后遗神经痛,治之颇为棘手。此次所讨论的是躯干部的后遗神经痛。此部位后遗神经痛,较有效的治疗方法为,取患部相应夹脊穴针刺,配至阳穴刺络拔罐法。

5. **多发性腰椎间盘突出症**　临证腰椎间盘突出症,患者如果突出的节段较少,只有一节或两节(最常见的突出节段为 L4~L5 或 L5~S1),大多针灸预后较好(此段临证亦有症状颇为顽固难治者),但多节段突出,如 3~4 节都突出者,临证亦非罕见,有的多节段突出的患者,腰部症状迁延难愈,常规针刺特别是远端取穴,疗效不佳者,这个时候就要考虑配合腹部针刺特别是病变节段的夹脊穴针刺法,此时换个治疗思路,有时在疗效上,往往能拨云见日,柳暗花明。

6. **肠易激综合征**　梅花针叩刺 T5~L5 夹脊穴,只叩击不拔罐,一天两次,10 天 1 个疗程。

二十六、筋缩穴的具体应用

以前,吾对筋缩穴的临床应用重视不够,针灸临证亦很少应用此穴疗疾。直到 2008 年以后,看了程玮的《经穴探源》一书情况才有所改变。书中在提到督脉时说,临证时点按悬枢、脊中、中枢、筋缩四穴可将督脉多余寒湿之气导入两侧相邻之膀胱经脉云云,其独到且鞭辟入里的分析吾深信不疑,遂在余之针灸临证中,每遇腰部酸痛、寒湿之气特重的患者,吾必为其点按此四穴,以祛湿通络。实践证明,点按此四穴,确实对消除腰部酸痛有很好的效果。至此,吾对筋缩穴的作用渐次清晰起来。

直到最近,吾又看到了两则有关筋缩穴的报道,才促使吾对此穴进行了全面的审视与思考。一则报道是：有人以筋缩穴治疗中风后颈部萎软。吾等知道，颈萎属中西医临证难见且难治之疾，古代先贤对此亦未有记载。吾印象最深的是当代针灸大家彭静山独创的治颈萎的办法，即在患颈部普遍按压，以寻找多个疼痛之反应点针刺，再于最痛点埋皮内针治之。而中风后患颈萎以筋缩穴治之，吾还是第一次看到，这激起了余探索的兴趣。而第二则报道是：有人以筋缩和阳陵泉相配按摩治疗小儿肌性斜颈。报道说，疗效颇佳。

这两则报道，让吾对筋缩穴思考良多。吾等知道，筋缩穴属督脉，位于第九胸椎棘突下凹陷中，而肝主筋，筋缩肯定与肝有关。因为恰好肝俞位于筋缩穴旁开 1.5 寸处。有事实为证，明代杨继洲的《针灸大成》在论及筋缩穴的临床功用时言其"主癫疾狂走,脊急强,目转反戴,上视目瞪,痫病多言,心痛"。值得吾等关注的是其中八个字：目转反戴,上视目瞪。而只有肝开窍于目，所以据此认定，筋缩虽穴属督脉，但其气血物质定有一部分来源于肝俞。

以往，吾等只是重视筋缩穴治疗筋肉痉挛或脊强的疾病，而对筋肉弛缓之疾如颈萎或颈软等重视不够。如《针灸经穴触诊定位图谱》在介绍筋缩穴时只提到了针刺此穴治疗胸椎强直能伸不能屈之症，而未言及其他。

故而，据此分析，又据腧穴特殊作用之双相良性调节的原则，筋缩穴当既可治疗筋挛之症，亦能治筋弛筋缓之疾。因此，吾认为筋缩穴对"风木之疾"致筋急筋软效果必佳！何也？《素问·至真要大论》言："诸风掉眩皆属于肝。"《灵枢·邪气脏腑病形》云："邪之中人也,无有常,中于阴则溜于腑,中于阳则溜于经……中于面则下阳明,中于项则下太阳,中于颊则下少阳,其中于膺背两胁亦中其经。"《素问·阴阳应象大论》曰："东方生风,风生木,木生酸,酸生肝,肝生筋,筋生心,肝主目。其在天为玄,在人为道……神在天为风,在地为木,在体为筋,在脏为肝,在色为苍,在音为角,在声为呼,在变动为握……风伤筋,燥胜风,酸伤筋,辛胜酸。"

既然，筋缩穴临证治疗中风之颈萎和小儿肌性斜颈等风木之疾效佳，那么，张士杰在《古法针刺灵方治验》所治疗的痉挛性斜颈的病人，是否可以筋缩穴治疗呢？张士杰老师治疗的病人情况如下：吴某,女,23 岁。左侧颈强伴阵发性向右斜颈 3 周,于骨伤科诊断为寰枢椎半脱位,手法复位后,项强斜颈依旧。精神益愈紧张,致使发作频率及强度反而加剧,遂来针刺。张氏言，援物比类，东方生风……玄生神……在体为筋,在脏为肝。肾主骨生髓,髓生肝。刺肾源太溪以疗此风木之疾,立竿见影,六次痊愈!

吾等知道,痉挛性斜颈属中西医难治之疾,手术、药物效果并不十分理想,而张士杰仅以太溪一穴治之并获卓效,着实令人感佩!然则,针灸大家武连仲亦有用五心方即水沟+劳宫(双)+涌泉(双)治之者,效果亦著!然临证用五心方者,十有八九会有惧针心理,即便勉强针之,亦易晕针。若果此疾能以筋缩穴治之,等于打开临床治疗痉挛性斜颈新思路也!

针灸学中,和"筋"有关的经穴如阳陵泉,为筋之会穴;和筋有关的经脉如足太阳膀胱经,均可治筋所生病。所以,临证当中,若属"风木之疾",当用筋缩穴时,可酌配阳陵泉,亦可酌配足太阳经穴昆仑或腕骨(手太阳和足太阳脉气相通)治之。阳陵泉作为筋之会穴,在治疗筋伤病方面,其疗效自不待言,有目共睹,这里不再冗述。昆仑和腕骨治疗筋伤病,其卓效亦有针灸大家张士杰之经验作为佐证。张师临证擅长用此二穴治疗诸如肌肉、肌腱、韧带、筋膜、关节囊韧带、腱鞘滑液囊等因直接或间接外力损伤或劳损所致的各种病症,常有针入痛止之效也!所以,临床之"风木之疾"筋缩穴若能酌配之,应有佳效也!

以上有关筋缩穴的诸般论述,纯为探索性文字,谨供临证时参考。

二十七、针灸临证选穴拾遗

1. 全身麻木

(1)全身麻木属气血不通者:董氏针灸之木斗、木留穴。

(2)全身骨痛酸麻:鱼际透劳宫。

2. 特别关注液门穴的几个应用 消除疲劳;眼皮难睁;干燥综合征;练气功偏差所致痞气;风寒壅塞耳窍之耳鸣;高空气压变化所致耳鸣、耳聋;风热外袭之咽炎;风寒外袭之颈椎痛(少阳经型);风寒外袭之肩周炎(少阳经型)。

3. 膈俞穴的几个应用 产后气血亏虚之手腕痛;注射氨苄青霉素所致过敏性皮炎;夏日日光性皮炎。

4. 水分穴 腰椎间盘突出症急性期,神经根水肿较重,加刺此穴可促进局部水肿吸收,减轻炎性渗出。

5. 晨起刷牙时常有痰涎呕出 若逢早餐过饱时,会连痰涎及饮食一并呕出,且常年有胸脘满闷之感,此为"痰饮"之证,宜灸隐白(双),每灸40

分钟,7 天 1 个疗程。

6. 头痛

(1) 慢性阵发性全头痛:合谷(双)+足三里(双)+阳陵泉(双)。

(2) 前头痛,同时两侧头部有跳痛或钝痛:中渚(双)。

7. 神经衰弱,上午头晕,精神萎靡 取复溜,针 5~8 分,用补法。

8. 发作性睡病针刺法 心俞穴,斜刺得气后,留针 20 分钟;人中穴;补申脉,泻照海,得气后不留针;大椎、陶道、脾俞。

9. 中风后四肢发抖 后溪透劳宫,公孙透涌泉。

10. 脚癣针法

(1) 足趾放血,即气端穴点刺放血;针刺足三里、三阴交、绝骨。

(2) 脚臭:太白。

(3) 承山穴:以长针直刺,必须针出麻感,始效。

11. 鼻子不闻香臭,嗅觉失灵 素髎穴点刺放血;董氏针灸之驷马穴。

12. 股癣顽癣

(1) 血海穴除了针刺外,刺络拔罐法亦可治疗各种皮肤病,包括股癣。

(2) 中魁穴点刺放血,亦可治顽癣。

13. 皮肤感觉异常 如腰部烧灼感、双下肢虫咬感、全身蚁爬感、不定处刺痛感:选肺俞 + 三焦俞针刺,泻法。

14. 肝俞穴 化脓灸,可治青光眼致急性失明。针挑肝俞穴,可治重度抽搐,如头面部、颈项部、肩臂部抽搐等。

15. 下肢无力 下巨虚透刺足三里,得气后拇指连续向前捻转 3 次,以加大针感,使针下沉紧,然后拇指连续向后捻转 3 次,以加大针感,使针下沉紧;董氏针灸之肩中、上曲、云白穴。

16. 中风后手指功能障碍

(1) 手不能握:董氏针灸之火连、火菊、火散。

(2) 手不能伸:少府穴。

17. 不能吃奶制品,吃即腹泻 曲池、三阴交。

18. 重视印堂穴的临床应用 顽固性失眠;额中透印堂,治足跟痛;眉棱骨痛,印堂透鱼腰;印堂上一寸,治腰痛。

19. 脑震荡后遗症 委中放血;然谷放血(青筋处);董氏针灸之足三重;董氏针灸之正筋、正宗、正士;董氏针灸之上瘤穴。

20. 能促进伤口愈合的穴位

（1）董氏针灸制污穴之主治：久年恶疮、恶瘤开刀后刀口流水不止、不结口。

（2）命门、大椎穴能促进创伤后皮肤愈合：病灶在上肢、胸、脐以上之上腹部、头颈部，取大椎穴；病灶在下肢、脐以下之下腹部、背部、腰骶部，取命门。

（3）臁疮：血海穴。

二十八、犊鼻穴（外膝眼）的临床应用

犊鼻穴属足阳明胃经（屈膝，在髌骨下方，髌韧带外侧凹陷中取穴）。十年前吾常应用此穴与内膝眼或他穴搭配治疗膝关节及其周围诸疾。吾亦常见有人以此穴治疗妇女产后缺乳者，亦有以之治疗上腹部阵发性疼痛、腹胀者。直到近几年，吾才对犊鼻穴的临床应用有了更深的认识。

先是在有关针灸的网站上，看到有人以之治疗非颈源性网球肘，临证用之，果见佳效！故现在犊鼻穴已成为吾针灸临证应用较频密的穴位之一。并由此开始更加关注此穴在其他病证上的应用了。在公开的文献之中，如《单刺犊鼻穴治疗落枕 100 例》研究了单刺犊鼻穴治疗落枕的临床效果；《交叉对应针刺治疗肩周炎 78 例》总结了取内外膝眼、陵后、中平穴治疗肩周炎的临床效果。以上应用犊鼻穴治疗落枕和肩周炎的案例就颇值得吾等研究！

然则，犊鼻穴古人之认识何如？《灵光赋》云："犊鼻善治风邪痛。"《针灸大成》更云："犊鼻，主膝中痛不仁，难跪起，脚气，膝髌肿溃者不可治，不溃者可治。若犊鼻坚硬，勿便攻，先洗熨，微刺之愈。"故古人认为，犊鼻宜先灸后刺之，疗效显著！

还有《针灸经穴触诊定位图谱》言：犊鼻主治膝关节酸痛，鹤膝风，脚气，腿痛等；《董氏针灸注疏》对内外膝眼更有其临证发挥，言内外膝眼"主治：舌麻……大抵膝关节腔取象类口腔，针刺进入膝关节深部以治疗舌麻，属比类取象治疗法……内外膝眼主治舌麻，与膝关节的上下唇穴彼此对称，与膝内侧的失音穴及膝外侧解部为牙神经的侧三里及侧下三里穴，遥相呼应"。

多年以前，临证曾见有人以犊鼻穴点刺放血治疗口腔溃疡及唇生疮

者,对其机理不甚了了,如今即豁然开悟矣!

二十九、从案例谈比较针灸学的研究

吾尝治愈一肩周炎患者,其针刺过程颇耐人寻味。

唐某,女,62 岁,家庭妇女。2010 年 7 月 6 日来诊。自诉:无明显诱因出现右侧肩前痛伴肩关节功能障碍半年余。其症状不随天气变化而改变,无夜间痛。曾在某医院行肩三针及拔火罐治疗半月,然微效。余无不适。无既往病史。查体:肩臂前缘压痛明显,按之痛甚。肩关节上举 120 度时有功能障碍,前臂后伸困难。肩关节做旋前,旋后动作时,肩臂前缘微痛。诊断:肩周炎之手太阴经型。拟行综合治疗。

方法:①选健侧,即左侧三阴交穴针刺。患者取端坐位。常规消毒,常规针刺,针入得气后,行平补平泻手法。留针 30 分钟,每 10 分钟行针 1 次。行针期间嘱患者做肩关节多方向的运动,以带动局部气血运行,促进闭阻之经脉畅通。②在肩臂前缘最痛点处行"合谷刺"法。出针后,在最痛点以梅花针叩刺,然后以中号火罐吸拔之,吸出 3ml 瘀血,擦净瘀血,仔细消毒毕。此法每 3 天 1 次。(最痛点亦可以火针点刺之,效更佳!)③循经点穴、推拿法。重点点按手太阴肺经穴之鱼际、太渊、尺泽等,再行常规推拿按摩手法。

按上法,每日 1 次,12 次为一疗程。观察疗效。临证视具体情况,休息一天后可行下一疗程。

该患以上法治疗,觉症状一天天渐次减轻。一个疗程后,其肩关节上举功能恢复如常,肩前已不痛,唯觉前臂后伸功能无改善。后请教针界同仁,问有无速效之法?建议余以董氏奇穴针刺法治之。乃取肾关,足五金,重泻尺泽穴以治。只一次,患者即感前臂后伸障碍改善良多,三次而愈矣!吾甚奇之,对董氏奇穴遂另眼相看也!传统针刺法与董氏奇穴竟能珠联璧合?从而亦引发了吾对此病案的更深层次的思考。

当今针界,针具各异,针法繁多,各取其胜。针具,自古即有九针之说。《灵枢·九针十二原》:"虚实之要,九针最妙,补泻之时,以针为之……九针之名,各不同形:一曰镵针,长一寸六分;二曰员针,长一寸六分……员针者,针如卵形,揩摩分间,不得伤肌肉,以泻分气……九针毕矣!"可见,九针在临证中各有其用处。俗话说,病万变,法亦万变。九针为不同疾病、不同症状所设,针灸临证取之,可应对自如。针法,现在亦有体针、腹针、浮针、钩针、小针刀等,更有近年来享誉盛名之董氏奇穴针法者,临证之时亦各有各的取穴原则及治病机理。然则,无论哪一种针法,对于针灸临证而言,都如同九针一样,都是用以治病疗疾的"工具"而已。即,不同的疾病,选用不同的"工具",选用不同的针法也!但是,令人感喟不已的是,虽则各种针具独具一格,各有千秋;各种针法亦各存渊微,自得其妙。然则,一个人一生之中,能尽学其精髓者几何?亦不可能一一习之,样样精通。若果,真能执此一端,比如最常见的毫针之类,吾等穷其一生能把这一种针法钻研透了亦属不易,《标幽赋》就有"观夫九针之法,毫针最微"之说。说实话,此一种针法,若真能学得花开有声,有别开生面,洋洋大观之言,更属凤毛麟角。可见,就这一种毫针而言,就够吾等钻研一辈子了,何况九针乎?何况其他针法乎?怎么办?先学而专之,而后博之,乃为上策也!只有专,才能真正做到博。博专结合,针灸临证时眼界才能宽,才能挥洒自如。而做到博,最好的办法,就是多读书、多实践、多思考、多总结,此为针灸治学之道也!只有这样,才能真正悟得针灸名家针法之精髓,为吾所用。各名家针法之精髓者,如董氏奇穴针灸法,何也以明之?对其进行横向比较与纵向比较就清楚了。所以,大力开展"比较针灸学"的研究,对各种针灸流派之针法进行筛选、甄别,以备临证之需,这样必能在临证中触类旁通,举一而反三!

实际上,吾等此次的探讨,并不是要通过"比较针灸学"研究的呼吁,对当今流行之各家针法分出个高低优劣、孰是孰非,从而一锤定音。诚然,针灸各家之治法,对于某种疾病的治疗而言,也没有高低优劣之分,只有临证时用之合适不合适之别。亦即,通过比较针灸学的研究,在临证时找到最适合的治疗办法而已。比如,吾在临证中,常思考先用一针法治之,一针不可再选用吕景山对穴,还不可则选用靳三针疗法——依此思路,则避免了多扎针、扎无用针的现象。亦即,扎最少的针,治最大的病也!这就是比较的力量。

可以说,比较针灸学在实践中,让吾领略到了针灸九曲流觞之美,体验到了针灸病案余音绕梁、齿颊留香之味。至少,比较针灸学让吾等在以下几方面受益:

1. 有利于各家针法互相取长补短。各家针法、各家学术都各有所长,亦各有所短。而比较针灸学可使其互相取长补短,互相印证。

2. 有利于在针灸临证中筛选出一种最适宜的治疗方法。总而言之,对患者有利。还是那句话：在保证针灸治疗效果的前提下，方法越简单越好！而这一切都是在针灸临证时千锤百炼通过比较得出来的。

3. 有利于揭示经络的实质。所谓殊途而同归，各家针法，如眼针、腹针、董氏奇穴针法等都自成体系，蔚为大观。然则，不管其针刺方法和选穴如何的不同，都是中医理论通过针灸实践的特殊验证而已。而这种验证又是各有千秋的。所以，通过比较针灸学的研究，对揭示经络之实质是大有裨益的。

4. 有利于针灸标准化、国际化的发展。针灸虽肇始于华夏，但必然要走向世界。比较针灸学，不仅是横向比较，亦要纵向比较。通过比较研究，把临证时公认的治疗原则普及化，乃可形成所谓的标准也。日韩针灸学术就有其独特的一面，其有些针灸思维及方法虽则能看到《黄帝内经》的影子，但亦能管窥日韩民族独特的宇宙人生观，很有借鉴的必要。在这方面，吾等业针者要敞开胸襟，不妨把其精髓拿来为吾所用。如日本代田文志的《针灸真髓》，后藤艮山《艾灸通说》之类就很值得一读。想必目前国内针界亦会有人对其中的真知灼见所叹服吧！总之，针灸业内门户之见、故步自封是不利于针灸标准化和国际化发展的。

吾坚定地认为：在针灸学术上，胸襟决定视野！所以，要大力开展比较针灸学的研究！

三十、从颞下颌关节炎和胁肋痛的一针疗法选穴说起

颞下颌关节炎和胁肋痛为针灸临床常见之疾。一针疗法如果辨证选穴得当，一样会取得非常好的疗效。而且，我们亦会从其各自辨证选穴当中，一窥针灸学病因病机、辨证论治之端倪，以便更好地指导针灸临床实践。其病因病机何如？对我们针灸临证有何启示？这才是我们今天要讨论的问题之关键！

我们先来看颞下颌关节炎一针疗法的常用选穴。

1. **通里穴**（双侧）　为手少阴心经穴。
2. **合谷穴**（健侧）　为手阳明大肠经穴。
3. **足三里穴**（患侧）　为足阳明胃经穴。
4. **丰隆穴**（患侧）　为足阳明胃经穴。
5. **太冲穴**（患侧或对侧均可）　为足厥阴肝经穴。

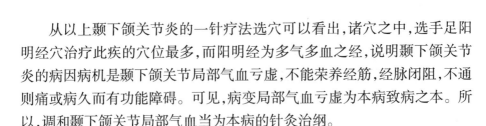

　　从以上颞下颌关节炎的一针疗法选穴可以看出,诸穴之中,选手足阳明经穴治疗此疾的穴位最多,而阳明经为多气多血之经,说明颞下颌关节炎的病因病机是颞下颌关节局部气血亏虚,不能荣养经筋,经脉闭阻,不通则痛或病久而有功能障碍。可见,病变局部气血亏虚为本病致病之本。所以,调和颞下颌关节局部气血当为本病的针灸治纲。

　　然则,胁肋痛的一针疗法选穴从中又能看出怎样的端倪呢?临证中我们常习惯以下列诸穴治疗胁肋痛。它们是:①曲池穴(为手阳明大肠经穴);②支沟穴(为手少阳三焦经穴);③中渚穴(为手少阳三焦经穴);④鱼际穴(为手太阴经穴);⑤丘墟穴(为足少阳经穴);⑥丰隆穴(为足阳明经穴);⑦后溪穴(为手太阳经穴);⑧阴陵泉穴(为足太阴经穴);⑨太冲穴(为足厥阴经穴);⑩照海穴(为足少阴经穴)。

　　从以上胁肋痛的一针疗法选穴中,我们能从中看到一个字——"气"。也就是说,"气机逆乱"是胁肋痛的病因病机。而使病变局部气机和调、逆乱之气各归其经,则是胁肋痛的针灸治纲,故以此标准选穴施治必不谬也!

　　俗话说,见微知著,一滴水见世界。从以上所罗列的颞下颌关节炎和胁肋痛的针灸一针疗法的选穴中,我们深刻地认识到,深入开展针灸学病因病机的研究并重新梳理之殊为必要。因为,临证时病因病机抓得准,针灸选穴亦必准确而精少,临床疗效亦佳。否则,临证选穴必是缘木求鱼,没有章法,疗效亦必事倍而功半也!

　　兹再以肩周炎的针灸选穴之嬗变说明之。肩周炎的针灸治疗,近年来取得了长足的进步。从传统的循经针灸法,到靳三针之肩三针,再到近年来兴起的高树中一针疗法,这不仅仅说明肩周炎临证取穴愈加精少,而疗效愈来愈好,而且也从一侧面说明了肩周炎病因病机研究的长足进步和发展。肩周炎原来以肝肾亏虚为纲论治,然则临床疗效差强人意。究其原因,是我们一度忽视了古文献如《灵枢》或历代针灸名家经典针灸医案对肩周炎病因病机真知灼见的整理研究。如《素问·上古天真论》说:"女子七岁,肾气盛,齿更发长……五七,阳明脉衰……六七,三阳脉衰于上……七七,任脉虚,太冲脉衰少……""丈夫八岁,肾气实,发长齿更……五八,肾气衰,发堕齿槁。六八,阳气衰竭于上……"清代叶天士的两则治案:"邹,五旬有四,阳明脉衰,肩胛筋缓,不举而痛,治当通补脉络,莫进攻风。""俞姬,高年阳明气乏,肩胛痛难屈伸,法当理卫阳通补。"可见,阳明脉虚才是肩周炎发病的病因病机。肝肾阴亏和阳明脉虚如同钱币的正反两面，以前我们只是看到了"钱币"的正面，而忽视了其反面，此大为谬也！认识到了这一点，我们就不难理解为何在针灸治疗肩周炎时，人们习惯以条山穴治之的道理了。其实，不惟条山穴，从理论上来说，足阳明和手阳明的穴位皆可治之。所以，当今在各针灸杂志中时常会看到肩周炎有以二间穴治之者，有以三间穴治之者，有以丰隆透飞扬治之者，有以上巨虚治之者，其选穴不外乎调畅阳明脉虚，以此执肩周炎治疗之牛耳也！可见，把某一种疾病的病因病机搞清楚了，其针灸临证正确之选穴就会水到渠成，不会出错，就会找到某种疾病针灸治疗时的最佳节点（指针灸主穴而言），就会真正贯彻《灵枢·官能》"用针稀疏"的境界，就会在针灸临床上开辟一片新天地！

另有事实为证。如痛风性关节炎历来为中西医难治之疾。针灸临床对此病的治疗尚处于探索阶段，鲜有突破者。然而，北京中医药大学的张吉教授从痛风的病因病机出发，从肝脾胃论治，精心组方，临证选择肝经荥穴行间，手足三阳之会大椎（临证最好以曲池代替更合痛风病因病机），脾之原穴太白，胃之经穴解溪为主穴，以清湿热；配胆经原穴丘墟，脾经阴陵泉，肝脾肾三经之会穴三阴交。为何这样取穴呢？分析一下，我们就会学到针灸名家的针灸思维，一品痛风病因病机的奥妙，也就会更加深入体会加强针灸各病种病因病机研究的重要性了。

我们知道，痛风患者最宜忌口，有很多美味佳肴不能吃或要少吃，如豆制品、海鲜、动物内脏等。以此推断，痛风患者的针灸选穴中必有消化系统的重要器官脾胃经之腧穴。然则，痛风之为病主要在于"湿"，与"湿邪"最密切的脏器当然是脾脏了，脾主运化，脾的运化功能失常必生湿也！《灵枢》云"五脏有疾，当取之十二原"。所以，此证的节点之穴为脾经原穴太白。痛风之为病其病因病机之中还有一点很重要，即"热"也，而各经荥火之穴可清热。肝主疏泄，与"湿热之邪"密切相关，当然要取其荥穴以祛热也，亦当然要取胃经之火穴；曲池为手阳明大肠经之合穴，清解大肠湿热之功尤著；配穴取阴陵泉是因其既为脾经之穴，与痛风关系尤为密切，而且此穴祛湿之力尤强，故取之；丘墟加强行间疏泄之功，三阴交沟通肝脾肾三经，共奏清热利湿消肿之效也！这样选穴治疗痛风，法度精严，颇有深意，直叩痛风关节炎之病因病机，临证岂不屡获良效？

诚然，病因病机，临证辨证选穴，正确的补泻手法，是针灸治病的三部曲。而病因病机是临证取穴是否正确、精少的第一步，业针者宜谨记之！

三十一、牙痛针灸临证选穴小结

牙痛为针灸临证多发病与常见病,中医又称"齿痛""牙齿痛",认为多与手足阳明经热盛及髓气不足有关。临证分为实证与虚证。其实证痛多因胃火或风火所致;虚证痛多由肾阴亏虚,虚火上炎引起。还有一类牙痛,即龋齿痛,又称虫牙痛。牙齿痛与牙龈肿痛又有区别。《灵枢·经脉》指出:"大肠手阳明之脉……其支者,从缺盆上颈贯颊,入下齿中,还出挟口……";"胃足阳明之脉,起于鼻之交頞中,旁纳太阳之脉,下循鼻外,入上齿中……"中医学认为,"齿为骨之余,龈为胃之络",故从以上观之,临证对于牙痛,我们要看是单纯的牙齿痛,还是牙龈肿痛,是上牙痛,还是下牙痛,牙痛的同时,是否还有牙齿松动之症,只有如此,才能在临证之时精准选穴,从而提高治疗的有效率。

针灸常用的治疗牙痛的穴位很多,现对其临证选穴小结如下:

1. 合谷穴 《灵枢·经脉》:"大肠手阳明之脉,是动则病,齿痛颈肿"。《四总穴歌》:"面口合谷收"。

如果仅从经脉循行来说,"经脉所过,主治所及",手阳明之脉入下齿中,合谷穴为手阳明大肠经之原穴,当仅能治疗下齿痛,但实践证明,合谷针刺治疗上齿、下齿痛皆效,但主要治疗下齿痛。

合谷穴针刺治疗牙齿敏感症,用泻法,大多一次即可获愈。

2. 太冲穴 《诸病源候论》:"手阳明支脉入于齿,足阳明之支脉又遍于齿,齿为骨之所终,髓之所养。"举凡齿痛大多从胃肾论治,从肝论治者实不多见。足厥阴肝经与"目系"相连,"目系"之支脉"下行颊里环口唇"。太冲既为肝经"原穴",又为"输穴",而"肝肾同源"。实践证明:针刺太冲穴不仅有疏肝理气、通络活血之功,又有滋肾养阴、柔肝缓急之能,尚有祛风解痉、泻热消肿之用,调节经脉,引热下行,治疗牙痛,确有实效也!

临证用太冲穴针刺治疗牙痛,无论上下左右牙痛,取患侧穴位,常规消毒,捻转进针0.8~1寸即可。手法:风火牙痛用泻法;虚火牙痛,宜先泻后补,每10分钟行针1次,留针30分钟。

3. 劳宫穴 劳宫穴为手厥阴心包经之荥穴,可清热除烦,针刺劳宫穴临证对一般神经性牙痛或伴有龋齿且炎症轻微者疗效巩固,而局部炎症明显甚则化脓者,效果往往维持短暂。

4. 内关穴　内关穴为手厥阴心包经之络穴,别行手少阳三焦经,为八脉交会穴之一。

本穴治疗牙痛,主要用穴位贴敷法。方法:取轻粉 1g,大蒜芯 7 枚,共合捣烂,在患侧牙痛的对侧内关穴,局部用温水洗净,然后垫 7 层纱布,将捣好的药膏放在 7 层纱布上,再包扎好,24 小时取下,3 次为 1 个疗程。

本法中,大蒜辛温,行滞气,解毒杀虫,轻粉合用大蒜捣膏外敷内关穴,能通经、散瘀、消肿、止痛,其详细机制有待进一步探讨。

5. 尺泽穴　中医学认为,牙痛多因大肠、胃腑有热或肾虚火旺所致。肺经与大肠经相表里,尺泽穴系手太阴经合穴,五行属水,补之则滋水益阴清虚热,泻之则可宣通经气而祛实邪,用于治疗牙痛,总有效率与合谷、下关、颊车等传统取穴相当,但效果明显优于合谷诸穴。

6. 扶突穴　本穴位于手阳明大肠经,其缺盆部支脉上行至颈部,通过面颊进入下齿龈,回绕至上唇交叉于人中,左脉向右,右脉向左分布于鼻孔两侧,与足阳明胃经相接,而足阳明胃经又入于上齿中。风火牙痛因肠胃积热,风邪外袭经络郁于阳明而化火,或肾阴不足,虚火上升而致牙痛。故针刺扶突穴,用泻法可泻阳明之火,用补法可滋补肾阴之不足,起到调节经脉平衡,达到治疗疾病之目的。故针刺本穴,既可治风火牙痛,又可治胃火牙痛,还可治虚火牙痛;既可治上牙痛,又可治下牙痛。

7. 大杼穴　《针灸聚英》:"骨会大杼"。大杼穴为八会穴之骨会,是骨病在背部之信息结聚点,亦为治疗骨病之特效穴。"齿为骨之余",当患者发生牙痛之时,相应地会在大杼穴出现不同程度之压痛点。此时针刺大杼穴可激发膀胱经之经气,调节牙齿局部之气血,从而有效地治疗牙痛病症。实践证明:大杼临证更偏向于治疗龋齿或虚火牙痛。

8. 翳风穴　本穴为手少阳三焦经腧穴,针之可泻三焦之火,又为祛风要穴,针治牙痛可直达病所,故对风火牙痛有效。

9. 内庭穴　本穴为足阳明胃经荥穴,荥主身热及病变于色,善治本经循行部位之热证、火证,对胃火上炎之牙痛,针之有佳效。

10. 太溪穴　本穴为足少阴经之原穴,针之可滋肾阴、降虚火,对虚火牙痛有效。

11. 偏历穴　本穴为手阳明大肠经之络穴。《针灸大成》:"偏历主肩膊肘腕酸疼……实则龋聋,泻之;虚则齿寒痹膈,补之。"故针刺本穴善治龋齿、齿寒。

12. 内踝尖 本穴为经外奇穴。

主治:足内侧肌肉痉挛、小儿不语、诸恶漏、牙痛、扁桃体炎。

《奇效良方》:"内踝尖两穴,在足内踝尖上是穴。可灸 7 壮,治下片牙疼,及脚下内廉转筋。"

《医学纲目》:"牙痛,足内踝两尖,灸治上牙痛。"

《类经图翼》:"踝尖,在足内踝尖上。主治下牙痛、内廉转筋、脚气寒热。灸 7 壮,或针出血。"

《针灸经验方》:"足两踝尖二穴在足内踝尖:治下牙痛,又治足内廉转筋。"

13. 外踝尖 本穴为经外奇穴。

主治:慢性前列腺炎、急慢性淋病、脚气、足外侧肌肉痉挛、牙痛、齿槽脓肿、类风湿关节炎、扁桃体炎。

《备急灸法》:"葛仙翁陶隐居治风牙痛不可忍,不能食者,灸足外踝尖三炷,炷如绿豆大。患左灸右,患右灸左,男女同法。"

《外科大成》:"牙痛,灸外踝骨尖三壮。"

14. 女膝穴 本穴为经外奇穴。

主治:足跟痛、惊悸、精神疾病、牙痛、齿龈炎、冠周炎、齿槽脓疡。

《针灸孔穴及其疗法便览》:"女膝,奇穴。脚后跟上赤白肉际,针一分至二分。灸三至七壮。主治齿槽炎、齿槽脓疡、惊悸癫狂、霍乱转筋。"

15. 夹承浆穴 本穴为经外奇穴。

主治:三叉神经痛、面肌痉挛、下牙痛、面颊水肿、急性胃痛、齿龈炎。

《针灸经外奇穴治疗决》:"夹承浆,承浆穴两旁各 1 寸,主治齿龈溃烂、唇口疔疮、面颊浮肿,针二分,不灸。"

《针灸孔穴及其疗法便览》:"夹承浆,奇穴。承浆穴左右旁开约 1 寸。针 1~3 分,灸 3 壮。主治马黄急疫(齿龈溃烂),亦治口眼㖞斜。"

16. 液门穴 本穴为手少阳三焦经荥穴。因其经脉分布于耳、目、喉咙,其经筋"入系舌本",故以治疗头面五官疾病为主。

本穴善治各种牙痛。举凡龋齿、急性牙髓炎、牙根尖周炎、牙周炎、齿龈炎、牙损伤及拔牙术后疼痛等,经 1 次治疗后,多数即可获效。堪称治疗各种牙痛之第一要穴也!

17. 下关穴 足阳明胃经穴。为传统治疗牙痛局部取穴之常用穴之一。

亦有人将下关穴称为"上牙痛穴"。

主治:风火上牙痛、上龋齿痛及牙关紧闭。

18. 颊车穴 足阳明胃经穴。亦为传统治疗牙痛局部取穴之常用穴之一。下牙痛时,针灸临证向夹承浆方向透刺;上牙痛时,向下关方向透刺。

19. 商阳穴 本穴为手阳明大肠经之井穴。

本穴放血法可治牙龈肿痛。

20. 听宫穴 本穴为手太阳小肠经腧穴。亦为手足少阳与手太阳经交会穴。

本穴为传统治疗牙痛局部取穴之常用穴之一。

21. 董氏针灸次白穴 本穴位在手背中指掌骨与无名指掌骨之间,距指骨与掌骨连接处五分。

主治:荨麻疹、白癜风、紫癜症、慢性胰腺炎、脾肿大、痞块、牙齿肿痛、齿龈炎、腰痛、坐骨神经痛、过敏性皮肤病。

22. 云海穴 本穴为经验穴。

部位:在肘窝正中曲泽去郄门 2 寸。

操作:左刺右,右刺左,据说可治各种牙痛于顷刻之间。

23. 平衡针灸牙痛穴

部位:耳垂前正中处(耳前下颌骨外缘凹陷处)

主治:由龋齿、牙外伤、牙齿过敏、急性牙髓炎、慢性牙髓炎等引起各种牙痛。

24. 手针疗法之牙痛点

部位:位于手掌面,第三、四掌骨小头之间,距指蹼缘 1 寸处。左右手各 1 穴。

主治:牙痛,下颌关节痛。

备考:《针灸经外奇穴图谱》:"位于心包经'劳宫'穴前方。主治牙痛、下颌关节疼。"《新医疗手册》:"牙痛穴(新穴)。针法:直刺 5 分至 1 寸。"

据说,无论何种牙痛,针之必效也!

25. 董氏针灸之三齿穴

部位:手掌朝上,当中指与无名指叉口上 2.5 分、5 分、7.5 分处,共 3 个穴点。

主治:牙齿痛、齿龈炎、咽喉炎、胃炎、胃痛。

以上即为针灸临证治疗牙痛选穴之小结也,难免有挂一漏万之嫌,读者自可在临证中辨证选用之。除了牙痛之外,与牙齿有关的穴位还有许多,其功用颇值得总结与玩味,如龈交穴点刺放血治疗牙龈易出血(龈交穴为督任、足阳明之会),董氏针灸之上三黄治疗牙龈易出血,印堂穴治上门齿痛,列缺穴治下门齿痛等。

一颗小小的牙齿,针灸临证选穴即如此繁复,看来针道渊深,庶几可测? 路漫漫其修远兮,吾将上下而求索!

三十二、眼眶痛针灸临证选穴小议

近日,连续有三位颈椎病而有眼眶痛的患者,在针刺的过程中渐次痊愈的案例。这说明,颈椎病也会引起眼眶痛。考诸发病机理,乃为颈椎病影响颈部交感神经所致。颈椎病康复了,眼眶痛自然可愈。然则,眼眶痛之发病只是颈椎病一种原因吗? 考虑到眼眶痛亦为针灸科偶或所见之疾,故在此有必要对其针灸临证选穴做个小结,以备不时之需也!

眉棱骨痛亦当属眼眶痛的一部分。山东中医药大学高树中教授在其名著《一针疗法:〈灵枢〉诠用》一书中对眉棱骨痛一针疗法选穴有所论述,因其见解独到而精当,在此不妨以拿来主义的方式借鉴之。高师把此疾划分为三部分:一为外感引起者。是"伤于风者,上先受之",认为风寒或风热外袭眉骨,经络不通,发为疼痛,起病急骤,可伴有外感症状,病在足太阳膀胱经。二为内伤引起者。认为胃中浊热循经上冲,发为疼痛,饮酒或饭后可加重,舌红苔黄,脉多滑数,病在足阳明胃经。三为内有浊热外感风邪者。病在足太阳和足阳明经。而临证之时,高师认为,病在足太阳者,针刺选昆仑穴;病在足阳明者,针刺选解溪穴;病在足太阳和足阳明者,针刺时昆仑和解溪俱选。高师同时强调,针刺时一要辨经,二要"按已刺",三要活动患处,其效乃佳。吾信哉斯言也!

其实,眉棱骨痛除了高师所言类型外,临证之时还常见有另一种类型,即虚火上炎型。临床表现为眉棱骨内侧端痛。《灵枢·脉度》曰:"(阴)跷脉者,少阴之别……属目内眦,合于太阳、阳跷而上行。"因阴跷脉起于照海穴,别于少阴经行于目内眦,故此种类型眉棱骨痛吾常选取照海穴治之。方法如下:患者取坐位或仰卧位。常规消毒双侧穴位皮肤,用28~30号1寸毫针,针尖向下快速斜刺入穴位,进针0.5寸左右,运针得气后,行平补平泻法,捻转毫针30秒~1分钟,多可即时止痛,留针20~30分钟,每10分钟行针1次,每日 1 次。3 次 1 个疗程。(注意：本法针刺时勿过深，孕妇禁用。)此法非吾之发明，不敢独专，吾学自吕景山的《单穴治病选粹》。

眶上神经痛亦属眼眶痛之范畴。临床常见的有三种类型。

其一为病在足阳明胃经，辨证选丰隆穴治之。丰隆穴为足阳明之络穴。《灵枢·经脉》谓："足阳明络脉，其别者，循胫骨外廉，上络头项，合诸经之气，下络喉嗌。"其可治眶上神经痛等头面五官之疾自在情理之中也！临证之时，其针刺方法如下：患者仰卧位，闭目调息。穴位常规消毒。用 28~30 号 2 寸毫针，快速直刺入穴位，行针有针感后，医者意守针柄达尖部，正如《灵枢》经所言医患双方要"本于神"，要耐心观察针感及其传导情况，并用另一只手循足阳明经向上轻轻叩击至头额，务使气至病所。然后，施行手法，实证者提插伴捻转毫针 2 分钟，虚证者，捻转伴震颤毫针 2 分钟，留针 5 分钟。再提插捻转(或捻转震颤)1 分钟，再留针 5 分钟，又提插捻转(或捻转震颤)1 分钟，再留 5 分钟。最后，提插捻转(或捻转震颤)2 分钟后，即可缓缓起针，按压穴位片刻。隔日 1 次，7 次 1 个疗程。此法吾亦学自吕景山的《单穴治病选粹》。

其二为病在足厥阴肝经。《灵枢·经脉》云："肝足厥阴之脉……上入颃颡，连目系……与督脉会于巅；其支者，从目系下颊里，环唇内……"此中所谓目系，当包括眼周围的神经、肌肉组织在内。所以，其穴可治眶上神经痛亦属情理之中也！吾临证常辨证选太冲穴治之。其针刺方法如下：常规消毒，常规针刺。得气后，用震颤手法，行针 1~3 分钟后，留针 30 分钟，每 10 分钟行针 1 次。3~5 次 1 个疗程。此法吾学自《北京中医》。

其三为病在足太阳膀胱经。《灵枢·经脉》说："膀胱足太阳之脉，起于目内眦，上额交巅……"正是眶上神经痛之发病区域。按"经脉所过，主治所及"之原则，选足太阳经相关之穴治之无不可。此处吾常辨证选八脉交会穴之后溪＋申脉治之。此法吾最早学自《四川中医》1990 年第 8 期的报道。因其临证之时确有实效，故记之。

从以上眼眶痛的诸多发病经脉来看，有病在足太阳经者；有病在足厥阴经者；有病在足少阴经者；有病在足阳明经者。中医基础理论认为，肝肾同源。所以，从总体上分析，眼眶痛之病因病机无外乎人体先天之本肾或后天之本胃所属经脉气血亏虚所致。临证之时，眼眶痛就多发于中老年人，这一点就暗合了此处之论断。然则，眼眶痛针刺临证选穴固然重要，针刺时的正确补泻手法更重要，这是确保疗效之关键所在。余研习针灸经历了三个阶段。第一个阶段,为如何正确辨证、辨经苦恼;第二个阶段,为如何正确选穴苦恼;第三个阶段,为如何正确补泻苦恼。而且,年龄愈大,愈重视补泻。此次,有关丰隆穴的补泻就写得很详细,目的就是强调补泻的重要性。故此,仿效高树中在针刺治疗眉棱骨痛时的强调事项,吾亦要强调:针刺治疗眼眶痛,一要辨证,二要"按已刺",三要活动患处,四要明补泻。诚如是,则眼眶痛可治矣!

三十三、董氏针灸火连穴、火菊穴、火散穴之穴性探讨

董氏针灸设"三火穴",即火连、火菊、火散。其穴性何如?《董氏针灸注疏》注曰:火连穴部位:在第一跖骨内侧,去趾骨与跖骨关节一寸五分。主治:血压高而引起之头晕眼昏、心跳、心脏衰弱;火菊穴部位:在第一跖骨内侧,去趾骨与跖骨关节二寸五分。主治:手发麻、心跳、头晕、脚痛、高血压、头昏脑涨、眼昏、眼皮发酸、颈项扭转不灵;火散穴部位:在第一跖骨内侧,去趾骨与跖骨关节三寸五分。主治:头痛、头胀、眼角痛、肾亏、头晕、眼花、腰酸背痛。

董氏针灸"三火穴"之部位与传统穴位太白穴、公孙穴、然谷穴恰好相暗合。然则,传统针灸三穴之穴性何如?《针灸大成》:"太白主:身热烦满,腹胀食不化,呕吐,泄泻脓血,腰痛大便难,气逆,霍乱,腹中切痛,肠鸣,膝股胻酸转筋,身重骨痛,胃心痛,腹胀胸满,心痛脉缓;公孙主:寒疟,不嗜食,痛气好太息,多寒热汗出,病至则喜呕,呕已乃衰,头面肿起,烦心狂言,多饮,胆虚,厥气上逆则霍乱,实则肠中切痛泻之,虚则鼓胀补之;然谷主:咽内肿,不能内唾,时不能出唾,心恐惧如人将捕,涎出喘呼少气,足跗肿不得履地,寒疝小腹胀,上抢胸胁,咳唾血,喉痹,淋沥白浊,胻酸不能久立,足一寒一热,舌纵,烦满,消渴,自汗,盗汗出痿厥,洞泄,心痛如锥刺,坠堕恶血留内腹中,男子精泄,女子无子,阴挺出,月事不调,阴痒,初生小儿脐风口噤。"

从以上观之,董氏针灸"三火穴"之主治范围,实可视作传统针灸太白、公孙、然谷穴之应用发挥也!然则凡事既要知其然,还要知其所以然。即董氏先祖为何将太白、公孙两个脾经穴位与肾经之荥穴然谷穴相配,从而形成大倒马针(临证三穴常可同时下针,谓之大倒马),而不是将太白、公孙与同样是脾经荥穴之大都相配,从而形成大倒马之势呢?再者,穴名绝不

徒设。火连、火菊、火散三穴,为何穴名当中皆有一个"火"字,其深意何如? 董氏先祖是如何考虑的呢? 此处我们不妨大胆揣测之。

我们知道,太白穴为足太阴脾经之原穴,《灵枢·九针十二原》云:"十二原出于四关,四关主治五脏。五脏有疾,当取之十二原。"故太白穴其主治直通脾脏;公孙为足太阴脾经之络穴,其又为八脉交会穴之一,通冲脉。脾胃相表里,络穴意谓公孙通胃腑。冲脉为十二经之海,其上行并少阴经,下行并阳明经。故公孙穴其主治直通脾胃肾三经;然谷穴为足少阴肾经之荥穴,"荥主身热及病变于色",故然谷穴其主治直通肾脏,且尤善泻肾之热,有人因此又将然谷穴称为"肾热穴"。

董氏先祖为何将太白、公孙与然谷相配,而不是与大都相配,从而形成"三火"之穴呢? 我们知道,肾为水火之脏,肾之精气包括了功能与物质两方面,物质属阴,功能活动属阳;肾阴又称元阴、真阴、真水。肾阳又称元阳、真阳、真火。从中医之援物比类思维观之,心主火,然为一般之火,如同自然界寻常之火,而肾脏之真火,则如同神话传说之三昧真火也! 肾脏之真火平时寓于其精气之中,是"无形之火",其形在荥穴也,观肾经之荥火,可知肾脏真火之灼热、之光耀、之形在;足太阴经与足少阴经在足内侧端并行,公孙与然谷最近,最能感受到来自然谷穴荥火之灼热,其形势如火之聚也;太白穴与公孙相比,距然谷略远,只能远远地感受到来自然谷荥火之热,故三穴穴性此时皆具有火性通之。而肾之真火具有全身性质,为人体真阳之根本。大都穴虽则为脾经荥穴,只能泻脾经之热,无有全身之用。董氏先祖将此三穴相配,分别冠以一个"火"字,然谷"火"势最盛,公孙次之,太白再次。其中,公孙沟通脾胃肾三经,起到了一个中介桥梁纽带之用,这样"三火穴"就有机地统一在了一处,真乃浑然天成设穴也! 临证用之,既可清脾胃之火疾,又可清虚热之火疾,往往有标本兼治之效。董氏先祖对内经经典认识之深,设穴之巧妙,由此可见一斑也。

董氏奇穴具有独特的解剖观,董氏又为何将"三火穴"之解剖定为"心之分支神经"和"肾之分支神经"或"肾之副支神经"呢? 此处解释还是离不开经典。《灵枢·经脉》说:"脾足太阴之脉,起于大指之端……其支者,复从胃,别上膈,注心中。"又说:"肾足少阴之脉,起于小指之下,邪走足心,出于然谷之下……其支者,从肺出络心,注胸中。"从经典看来,脾肾之经脉皆与心相连,此是否为"三火穴"解剖为"心之分支神经"之依据否? 再者中医认为"诸寒收引,皆属于肾",肾经气血之循行路线为由足走胸,寒水重浊,其势在下行,而肾经气血却反其道而能上行,何也? 一方面是因肾经性能虽有寒水之重浊,但本身有气血之热,加之在上行过程中不断吸收外来气血之热,故能上行。其何以能吸收外来之热乎? 从其经脉循行即知,肾经在胸腹部是夹冲脉并行的,被足阳明经夹在腹部正中线之狭窄区域,肾经之寒湿气血欲输向人体各部,必须适当吸收来自足阳明经之气血物质,阳明经为多气多血之经,为肾经气血之上行提供了关键之动力来源,故而肾经自外而内来源之气血,在穿行腹部足阳明胃经时,即与胃经气血混合在一处,故而经典言"肾者胃之关也",然在此处看来,肾胃互相为关更为合适。董氏先祖可能深刻地理解了肾胃之间的气血关联,才将脾经两个穴位太白与公孙按距然谷穴之远近,分别在解剖上定为"肾之副支神经"和"肾之分支神经"。

"诸湿肿满,皆属于脾",湿邪长久为患可热化,形成湿热之邪。董氏针灸设下三皇诸穴,可祛一般之湿邪,大倒马之力甚大,然湿而化热之症,即要酌配"三火穴"治之也。

以上纯为针灸探索性文字,以为临证之参考也!

第二章

十四经常用穴位应用经验

一、手太阴肺经

经脉循行:《灵枢·经脉》:肺手太阴之脉起于中焦,下络大肠,还循胃口,上膈属肺,从肺系横出腋下,下循臑内,行少阴、心主之前,下肘中,循臂内上骨下廉,入寸口,上鱼,循鱼际,出大指之端;其支者,从腕后直出次指内廉,出其端。

经穴歌诀:手太阴经十一穴,中府云门天府决,侠白尺泽孔最存,列缺经渠太渊涉,鱼际少商如韭叶。

手太阴肺经经穴分布在胸部的外上方,上肢的掌面桡侧和手掌及拇指的桡侧,起于中府,止于少商。左右各 11 穴。

本经临证常用腧穴:

1. 云门

【穴名释义】《会元针灸学》:云门者,云应气也。上焦如雾,云遇冷下降,遇热升腾而散走,门者司守之门户,故曰:云门也。

手太阴脉气禀受中焦胃腑化生之水谷之气而生。肺朝百脉,而为十二经之首,脉气发自胃腑,聚于中府,出于本穴,布散于十二经脉,犹如海行云气于天下,出入于此门户,故以为名。

【主治】

《铜人腧穴针灸图经》:治喉痹,胸中烦满,气上冲心,咳喘不得息,胸胁短气,肩痛不得举臂。

《针灸大成》:主伤寒四肢热不已,咳逆,喘不得息,胸胁短气,气上冲心,胸中烦满,胁彻背痛,喉痹,肩痛臂不举,瘿气。

【操作】 古人有"脉气始于云门"之说,《黄帝内经》亦有"上焦如雾""上焦开发宣五谷味"之论,故针刺云门穴时,应考虑到本穴对全身津液的调整作用。此穴的直刺深度0.3~0.5寸,且进针宜缓,此为肺脏有疾之常规刺法也;如治肩背痛,肩痛不举等经脉有疾时,则此穴应向外斜刺0.8~1寸;对于大动脉炎所致无脉症及上肢手部的脉管有疾,则可在云门穴施灸。

【应用经验】 云门穴采用仰刺,不宜深刺,对肩臂痛,活动受限,抬举、后伸内旋位,痛点位于前臂,反应在肺经、心包经、大肠经者,取此穴效果显著。配侠白、尺泽、内关、鱼际、前肩髃,1寸毫针先刺鱼际泻法,1.5寸毫针再刺云门泻法,然后按顺序针刺前肩髃、云门、侠白,平补平泻,留针30分钟,效果理想。一般依病情轻重,针3~10次即愈。(引自《金氏针灸临床精粹》

2. 侠白

【穴名释义】 肺白色,取穴时令两手直伸夹之,侠与夹通,故名侠白。

《黄帝内经明堂》:白,肺色也,此穴在臂,候肺两厢,故名侠白。

【主治】

《铜人腧穴针灸图经》:治心痛,干呕烦满。

《针灸大成》:主心痛,短气,干呕逆,烦满。

【操作】 直刺0.5寸或斜刺1寸。治疗胸、肺症状可直刺;治疗上肢病症则可向上、向下斜刺。可灸。

【应用经验】

(1)金伯华经验:侠白穴临床虽不常用,在针刺方面,如手法得气准确,能起到意想不到之效。刺法:1.5寸毫针呈45°角,针尖向上提插捻转,使针感向上走窜,可治疗心绞痛、短气;针尖向下,配肩内陵,对上臂抬举困难,痛彻心扉者,留针30分钟,起针即可缓解。

(2)治疗白癜风:针灸大家贺普仁治疗白癜风,常灸侠白,配合采用阿是穴火针点刺、背部放血拔罐和局部围刺。灸侠白穴采用艾卷温和灸,微热刺激穴位,每次半小时,增强行气活血之效。肺气调,气血荣,则斑可消。故《寿世保元》云"侠白治赤白汗斑"。

3. 尺泽 手太阴之合穴。

【穴名释义】 泽从水,水之钟也,喻手太阴之脉气至此像水一样归聚一处,又因穴在肘横纹之上,偏桡动脉处,去掌后,正得同身之处,尺脉,如水之大泽,故名尺泽。水之钟,其解出自《国语》,钟在此处为钟聚之意。

《会元针灸学》:尺泽者,尺即寸,关,尺,泽为水平,由寸口至尺泽为一尺九分……泽又象水,故名尺泽。其异名:鬼受,鬼堂。

【主治】

《铜人腧穴针灸图经》:治风痹肘挛,手臂不能举,喉痹上气,舌干咳嗽唾浊,四肢暴肿,臂寒短气。

《针灸大成》:主肩臂痛,汗出中风,小便数,善嚏,悲哭,寒热风痹,臑肘挛,手臂不举,喉痹,上气呕吐,口干咳嗽唾浊,疟疾,四肢暴肿,心疼臂寒,短气,肺膨胀,心烦闷,少气,劳热,喘满,腰脊强痛,小儿慢惊风。

【操作】 直刺 0.5~1 寸。治疗肺脏病及上腹部疾患时,可直刺,得气即可。亦可透刺,如治疗鼻出血,伸直手臂由上向下斜刺 1 寸左右,行捻转泻法,患左针右,患右针左。亦可行放血法,临证适用于呕吐、泄泻、绞肠痧、喘息、肘痛等症。本穴被大多数针灸古籍列为禁灸穴,但《十四经针灸解难》却将其列入可灸穴。《黄帝明堂灸经》亦有"小儿二三岁,忽发两眼皆赤,灸柱如小麦大,灸尺泽三壮"之说。故本穴是否可灸,目前实有争议。

【应用经验】

(1)临证治疗网球肘,应用常规刺法,一般针刺曲池、肘髎、天井、尺泽、手三里、外关、合谷,在针刺尺泽穴时,我们一般采用的针法为,由尺泽透痛点,围绕着痛点向痛点及其周边透刺,然后再留针。如果患者打过多次封闭针,常规刺法或其他刺法效果不佳或无效时,我们一般采取傍针刺法,然后在尺泽与曲池之中点取一穴,针刺时针尖朝向痛点方向,之后再取天井和外关穴治之。

(2)治疗肩周炎之肩前痛或后伸障碍,常重泻尺泽穴或点刺出血。

(3)膝关节痛,痛点位于阴陵泉附近,常取对侧尺泽穴针刺,同时施动气针法,活动患处,一般多有即时之效。

(4)三棱针点刺放血,可治疗小儿惊风、吐泻、高热、丹毒、疔疮等。

(5)三棱针点刺放血,还可治成人感冒发热、上呼吸道感染、急性扁桃体炎等病引起的发热不退或顽固性咳喘。

(6)治中风之上肢不遂:天津中医药大学第一附属医院采用内关、尺泽等阴经经穴为主,阴阳经穴配合之法治疗中风后遗之上肢不遂,其结果表明:该院治疗 3207 例,发现总有效率 98% 以上,说明尺泽等阴经穴是治疗中风上肢不遂之首选穴位,从而打破了治疗此疾多取阳经穴的传统观念。

(7)治腰痛:高武《针灸聚英》尺泽条下认为此穴能治"腰脊强痛"。

杨继洲《针灸大成》中不但在尺泽条下有高武一样之记载,且其"治症总要"中更将尺泽与委中、人中相须为用,以治"挫闪腰胁肋痛"。

　　清代岳含珍《经穴解》亦认为尺泽能主"肺之肾病,小便数,腰脊强痛"。

　　陈重在《北京针灸骨伤学院学报》1999 年第 2 期报道了采用肘上四穴治疗腰痛 58 例的临床研究。取尺泽、曲池、小海、曲泽,以四穴之一压痛点最明显者为主穴,单侧腰痛取患侧,双侧腰痛及腰脊痛取双侧,采用常规针刺法,间歇捻转,配合腰部活动。每日 1 次,5 次 1 个疗程。扭闪腰痛 14 例,均在 1~3 天内治愈;其他证型腰痛,1 个疗程治愈 31 例,好转 13 例,全部有效。

　　(8) 治牙痛:《云南中医中药杂志》1996 年第 2 期报道了针刺尺泽穴治疗牙痛 50 例的临床研究。尺泽直刺 0.3~0.5 寸,得气后留针 30 分钟,每 10 分钟行针 1 次。结果有效率 95.9%,与针刺患侧合谷、颊车、下关穴的对应组 91.1% 的有效率无明显差异。

　　(9) 治食物中毒后遗症:据《中国民间疗法》2001 年第 7 期报道,采用尺泽穴刺血治疗 1 例食物中毒头晕患者,在尺泽穴附近静脉暴露明显处常规消毒,用大三棱针针尖斜向上方快速点刺,任血自流,当流血量约 50ml 时,用干棉球压迫止血。术后静脉点滴 10% 葡萄糖注射液 500ml 加 ATP40 mg 及辅酶 A 100IU、维生素 C 1g,3 日 1 次。结果:治疗 1 次后症状减轻,治疗 3 次后症状消失。半年后随访未再发作。

　　(10) 治关节痛:《江西中医药》1995 年增刊报道了尺泽等穴刺络放血治疗关节疼痛 48 例的临床研究。取尺泽、委中,常规消毒,用三棱针缓慢刺入穴位静脉充血明显处,出血约 2~5ml,然后以干棉球按压止血。结果:治疗 1 次后痊愈 25 例,显效 14 例,好转 8 例,无效 1 例,有效率 97.9%。

　　(11) 治急性胃肠炎:《针灸临床杂志》1997 年第 8 期报道了针刺尺泽穴治疗 1 例急性胃肠炎的临床研究:双侧尺泽穴进针后平补平泻,留针 20 分钟。针后腹痛渐缓,次日复针 1 次,诸症消失。

　　(12) 董氏针灸设曲陵穴,此穴即尺泽穴。董氏针灸以之主治抽筋、阳霍乱、气喘、肘关节炎;配董氏针灸之灵骨穴可治委中外筋紧;配董氏针灸之肾关穴治小便频数。

　　《灵枢·邪客》:"黄帝问于岐伯曰:人有八虚,各何以候？……肺心有邪,其气留于两肘……凡此八虚者,皆机关之室,真气之所过,血络之所游,邪气恶血,固不得住留,住留则伤筋络骨节机关,不得屈伸,故拘挛也"。此处文字,当为尺泽穴放血疗疾之最好注解也!

4. 孔最　手太阴经郄穴。

【穴名释义】　穴为手太阴之郄,郄为孔隙,有孔隙的含意;最,聚也,穴为肺经气血汇聚之处,故名孔最。

《会元针灸学》:孔最者,最主要之孔窍也。肺之道七窍最宜,走两寸口上七寸,得诸经之气,故名孔最。

【主治】

《铜人腧穴针灸图经》:治热病汗不出,此穴可灸三壮,即汗出,咳逆臂厥痛,针入五分灸五壮。

《针灸大成》:主热病汗不出,咳逆,肘臂厥痛屈难伸,手不及头,指不握,吐血,失音,咽肿头痛。

【操作】　直刺 0.5~0.8 寸。如果是治疗肘关节疾患,针刺时针尖斜向肘关节;如果是治疗腕关节疾患,则针尖斜向腕关节。一般以获得针感为针刺深度标准。治疗哮喘发作,宜在发作期针刺孔最。如哮喘辨证为实,则针刺本穴时,针尖宜斜向肘关节;如哮喘辨证为虚,则针刺本穴时,针尖应斜向腕关节,且无论虚实,针刺时务求气至病所。本穴可灸。

【应用经验】　本穴偏于治疗与肺有关之急证、血证,如咳嗽、气喘、咯血、鼻衄等。因本穴属手太阴肺经郄穴,而郄穴擅长治疗本经循行部位及所属脏腑之急性病症、发作性病症、痛症,且阴经郄穴多治血证,故孔最偏于治疗与肺有关之急证、血证。

(1)治疗支气管扩张出血:取双侧孔最穴,针尖斜向肘关节,行捻转提插之泻法,留针 30 分钟。

(2)治鼻衄:针刺本穴可有效治疗鼻衄。

(3)治疗晚期肺癌胸痛:《河北中医》1991 年第 3 期报道了针刺孔最等穴治疗晚期肺癌胸痛 2 例的临床研究。取穴:孔最、阿是穴(胸部压痛点),强刺激并留针 30~60 分钟。一般经治疗 5 次后疼痛消失。

(4)治消化性溃疡穿孔:《上海针灸杂志》1996 年第 3 期报道了针刺孔最穴治疗消化性溃疡急性穿孔 30 例的临床研究。方法:用提插手法强刺激,一般留针和间断运针 4~6 小时,48 小时后可给中药大承气汤,病人肠鸣恢复,肛门排气后可进流食。结果:治愈 25 例,无效 5 例,经 3 个月至 2 年随访,行胃大部分切除 13 例,发生粘连性肠不完全梗阻 2 例。

(5)治痔疮术后疼痛:选孔最、合谷穴,针刺时二穴均用针刺泻法,行针时令患者呼气,同时令术者拇指向后行大角度用力捻转提针,继而再行针,反复3次,20分钟后再行针1次,40分钟后摇大针孔出针。疼痛未消失者次日再针1次。

(6)治疗咯血:咯血病人往往在孔最穴附近有压痛点,针刺孔最穴或附近反应点,止血效果快,疗效可靠,方法简便,无副作用,在止血条件有限或药物不及时情况下,不失为一种救急良法。

5. 列缺 手太阴经之络穴;八脉交会穴之一:通任脉;马丹阳天星十二穴之一

本穴是临证常用的"四总穴"之一,有"一络通两经"之说,故此络穴不仅能治疗本经病变,亦能同时治疗相表里经的病症。《四总穴歌》云:"头项寻列缺",是指本穴能治疗手阳明大肠经循行于头项部位的病痛。又因本穴通任脉,所以还能治疗男、女泌尿系统及外生殖器官的感染性疾病(如小便热、溺血、阴茎肿等)。

【穴名释义】 列:分解也。缺,器破也。列缺,古谓之天上之裂缝,天门也(手太阴属肺,肺为脏之盖,居诸脏之上,至高无上曰天,肺叶四垂,犹如天象)。本穴为手太阴之络,腕上一寸五分,手太阴至此分支别走阳明,脉气由此别裂而去,似天上之裂缝,又列缺指闪电,而闪电之形有似天庭破裂,故名。

《会元针灸学》:列缺者,高骨下缺,位列经穴而生奇络,引肺细络,肺阴生阳,至缺处而交手阳明,脉斜至阳溪,故名反关脉,高骨下缺,脉之络列穴,故名列缺。

【主治】

《铜人腧穴针灸图经》:疗偏风口㖞,手腕无力,半身不遂,咳嗽,掌中热,口噤不开,寒疟呕沫,善笑,纵唇口,健忘。

《针灸大成》:主偏风口面㖞斜,手腕无力,半身不遂,掌中热,口噤不开,寒热疟呕沫,咳嗽,善笑,纵唇口,健忘,溺血精出,阴茎痛,小便热,痫惊妄见,面目四肢痈肿,肩痹,胸背寒栗,少气不足以息,尸厥寒热,交两手而瞀。

【操作】 向肘部或腕部斜刺0.2~0.3寸。向腕部斜刺,多数用于桡神经麻痹、腕关节及周围病变;向肘部呈30°角斜刺0.5寸左右,则用于肘部及上焦病变,二者得气均以局部或远端有明显的酸麻胀痛感为度;一般的脏腑病变则采取直刺0.1寸之法;治疗小便不利、癃闭,针尖向上斜刺0.3寸,平补平泻,留针 15 分钟;戒烟,取双侧列缺向阳溪方向平刺 1 寸,捻转 1 分钟,留针 30 分钟;痛经,取双列缺,针尖向曲池方向平刺 0.5 寸,平补平泻,留针 30 分钟。本穴可灸。

【应用经验】

（1）金伯华经验:列缺配率谷、头维、太阳、风池、攒竹,治偏头痛奇效。刺法:1.5 寸毫针针尖向头方向刺入,泻法;治疗指腕关节无力肿痛,针刺向手的方向,针感放射到手指;治疗口眼㖞斜,刺患侧列缺,健侧合谷;治疗感冒咳嗽,针刺向心的方向,针感沿上臂走窜,1.5 寸毫针平补平泻,效显。

（2）治疗眩晕:取双侧列缺穴,逆经平刺 0.5 寸,得气后,行平补平泻手法 5 分钟,留针 40 分钟,每 5 分钟行针 1 次。每日 1 次,10 次 1 个疗程。

（3）治疗腮腺炎:有临床研究报道,以灯火灸患侧列缺穴治疗腮腺炎86 例,1 次而愈 84 例。

（4）治疗鼻炎:《中国针灸》1997 年第 3 期报道了艾灸列缺、迎香穴治疗急慢性鼻炎 102 例的临床研究。方法:取双侧列缺、迎香穴,每穴灸治7~8 分钟,两穴交替使用,每日 1 次。结果:痊愈 48 例,好转 53 例,无效 1 例。

（5）治疗鼻出血:据《上海针灸杂志》1987 年第 4 期报道,一例病程达2 年之久的慢性鼻出血患者,诸法无效,于突然急性发作时速刺同侧列缺穴,2 分钟后出血渐止。后随访 1 年未发。

（6）治疗咽喉异感症:《国外医学·中医中药分册》1996 年第 3 期报道了针刺治疗咽异感症 12 例的临床研究。主穴取列缺、合谷、太冲,肝阳上亢型加三阴交、阳陵泉;脾虚加太白、丰隆;疗效欠佳者,可配合针刺颈上神经节。针刺得气后,通电刺激 1 小时以上,留针 20 分钟。结果:以精神因素为主的病例治疗效果较显著,其中 2 例经 4~8 次治疗后,异感症完全消失。由于脑梗死及恶性肿瘤行颈部淋巴结清除术后,以全身及局部为主要症状表现的 3 例,经配合颈上神经节后,异常感明显减轻。

（7）治疗遗尿:《湖北中医杂志》1980 年第 1 期报道了列缺埋针治疗遗尿 200 例的临床研究。按埋针常规操作,每周 2 次,左右手交替进行,6 次为 1 个疗程。结果:治愈 80 例,显效 27 例,好转 63 例,中断治疗、情况不明 18 例,无效 12 例,有效率 85%。

（8）治疗遗精:《中国针灸》1992 年第 6 期报道了列缺穴埋针治疗遗精65 例的临床研究。方法:取一侧列缺穴,按埋针法常规操作,每次埋 12~18小时(一般傍晚埋针,次日上午取出)。隔日 1 次,两侧交替使用,1 周 3 次。

结果:痊愈 59 例(90.8%),好转 6 例,全部有效。

（9）治疗不射精症:针刺列缺穴可治疗不射精症。

（10）治疗痛经:针刺列缺穴可治疗痛经。

（11）治疗呃逆:选双侧的列缺穴,配合谷、梁丘。常规针刺,得气即可,留针 10~15 分钟,每 3~5 分钟行针 1 次。1 次未愈者 12 小时后再行第 2 次治疗。

（12）治疗落枕:取患侧列缺穴,向上斜刺 0.3~0.5 寸,强刺激,并嘱其活动颈部,留针 5~10 分钟。

（13）治疗肩周炎:用"腕三针"疗法,手太阴经型取列缺,手少阳经型取阳池,手太阳经型取阳谷,综合型三穴并用。针刺得气后用震颤手法,使针感持续 1 分钟。每日 1 次,10 次为 1 个疗程。

如果肩周炎辨证为肩前痛者,急性期常选鱼际或鱼肩穴治之;慢性常选列缺穴治之,取病久入络之意。

（14）治疗急性乳腺炎:取双侧列缺穴,向肘关节方向斜刺 0.5 寸,泻法,留针 15 分钟,每 5 分钟行针 1 次,每日 1 次。

（15）戒烟:针刺列缺穴可戒烟。取双侧列缺穴,采用沿皮平刺法,向心性针刺,留针 20 分钟,每日 1 次,5 次 1 个疗程。

（16）治排尿困难:平刺百会、列缺可治疗多种原因导致的排尿困难。

（17）治疗外感表证:常列缺与合谷相配伍,属原络相配,运用泻法,治外感表证;列缺亦常与照海相配,《八脉交会八穴歌》曰:"列缺任脉行肺系,阴跷照海膈喉咙",列缺通任脉,照海通跷脉,两穴配伍,主治咳嗽、咽痛属肺肾阴虚者。

（18）治疗任脉循行线上痛:本穴通任脉,故任脉循行线上诸点痛,皆可治之。

6. 太渊　输穴;原穴;八会穴之脉会。

【穴名释义】　太,大也,渊,深也。脉气所大会,博大而深,故名太渊。

《谈谈穴位的命名》:老子《道德经》将欲歙之章曰:鱼不可脱于渊,故"鱼际"之后有"太渊",如鱼不可离水也。"

《穴名选择》:"太",谓大之甚也。"渊",深也。"太渊"意指回水甚深之处。《云笈七签》称:"脐者,人之命也,一名太渊,指性命所系,生之渊源,本穴位在气口(腕后桡动脉处)为手太阴之俞,脉气深入留住之处,肺朝百脉,脉会太渊,王冰曰:气口者脉之大要会也,百脉尽朝,故以决死生。穴当此位,故以为名。本穴可灸,但不宜直接灸。

【主治】

《铜人腧穴针灸图经》:治胸痹逆气,寒厥善哕呕,欲水咳嗽,烦闷不得卧,肺胀满膨膨,臂内廉痛,目生白翳,眼眦赤筋,缺盆中引痛,掌中热,数欠喘不得息,噫气上逆,心痛唾血,振寒咽干,狂言口僻。

《针灸大成》:主胸痹逆气,善哕呕,饮水咳嗽,烦闷不得眠,肺胀膨,臂内廉痛,目生白翳,眼赤痛,乍寒乍热,缺盆中引痛,掌中热,数欠肩背痛寒,喘不得息,噫气上逆,心痛,脉涩,咳血,呕血,振寒,咽干,狂言口僻,溺色变,卒遗失无度。

【操作】　因为穴位处有桡动脉,临证一般采取指切法进针,即将桡动脉拨向尺侧,然后直刺 0.2~0.3 寸;若为心、肺病变,则取刺脉法,缓缓进针刺到动脉壁上即可,针刺深度以不刺破动脉,针柄随动脉搏动而跳动为标准。

《灵枢·决气》:"壅遏营气,令无所避,是谓脉。"脉与心密切相连,为心气所推动,《素问·痿论》:"心主身之血脉"。故本穴具有鼓舞心气、推动气血的运行和起动脉搏之效。能治疗心气不足之"无脉症"。又及《难经·四十五难》:"热病在内者,云其会之气穴也"。故本穴还有治疗某些热病之效。

《席弘赋》:"气刺两乳求太渊,未应之时刺列缺;列缺头痛及偏正,重泻太渊无不应。"此处古人所言"气病",指的是"气滞"如胸胁胀满,胸闷胁痛,胸痹心痛和"气逆"如肺气上逆之喘促、咳嗽,胃气上逆之呃逆、恶心、呕吐等两种气病而言。从上可知,太渊穴刺之可调气。

临证之时,针刺用补法即有显著之补益肺气作用,可用于肺气不足之虚喘、久咳、呼吸困难等;反之,针刺用泻法则有调理胸腹中气机之效,可用治疗胸闷胁胀、咳嗽喘息、胁腹胀痛、攻窜不定、时轻时重、常随精神情绪而增减之症。若用太渊加配列缺,均采用重泻法,则其治疗范围可扩大到治疗阳明经、少阳经头痛。

综上所述,太渊具有补气(补益心肺之气)、调气(理气、行气、降气)之双相良性调节之效。临证针用补法,可补气;用泻法,可调气。

一般来说,本穴偏于治疗肺的虚证。此外,本穴还有通络止痛,祛痰止咳平喘之效。

【应用经验】

（1）因"脉会太渊"，故网络上有人称刺之可治下肢静脉曲张。此经验仅供参考，具体效果如何，尚需临床验证。

（2）太渊配内关、膻中治疗心悸、心烦、心绞痛效佳。配神门、内关，对心动过速或心动过缓，有双重调节治疗作用。1寸毫针，多用直刺补法。

（3）天灸患侧太渊穴治疗肩周炎有效。

7. 鱼际　荥穴

【穴名释义】　本穴在掌骨之前，大指本节之后，其处肥肉隆起，如鱼腹，凡两合皆曰际，穴当赤白肉相合之处，脉行其际，故名鱼际。

《子午流注说难》：鱼际乃阴荥火穴，在手大指后鱼腹中，手大指接近次指时，则鱼腹丰满，离开次指时，则本节后内侧微陷中，有如鱼腹正中交际之形，故名鱼际。

【主治】

《铜人腧穴针灸图经》：治洒淅恶风寒，虚热舌上黄，身热头痛，咳嗽汗不出，痹走胸背，痛不得息，目眩烦心少气，腹痛不下食，肘挛肢满，喉中干燥，寒栗鼓颔咳引尻痛，溺出，呕血，心痹悲恐。

《针灸大成》：主酒病，恶风寒，虚热，舌上黄，身热头痛，咳嗽哕，伤寒汗不出，痹走胸背痛不得息，目眩，心烦少气，腹痛不得食，肘挛肢满，寒栗鼓颔，咳引尻痛，溺出呕血，心痹悲恐，乳痛。

【操作】　此穴针感较强烈，直刺以局部出现胀感为最佳深度；亦可刺络泻血，血变而止。本穴可灸。

【应用经验】

（1）治疗咳嗽：患者取坐位或仰卧位，双侧手掌心向上，常规消毒穴位皮肤，快速刺入穴位1寸左右，得气后行颤针手法30秒，留针30分钟，每10分钟行针1次，出针后医者用力挤压针孔周围，令其出血少许，消毒干净。每日1次，7次1个疗程。

（2）治疗咳引尻痛：患者坐位，先常规消毒一侧穴位皮肤，针尖向掌心斜刺0.5~0.8寸，得气后留针30分钟，每5分钟行针1次，并施动气针法，即得气后每次运针患者主动活动患侧肢体和主动咳嗽，每日1次。

（3）治疗自汗：患者取坐位或仰卧位，先令其擦去头身之汗，然后常规消毒，快速直刺入穴位0.8寸，此时患者咳嗽时进针最佳，男先针左，女先针右，无需提插捻转，不需强烈针感，留针20分钟，一般自汗可自行停止，每日 1 次。

（4）治疗腰扭伤之咳则痛剧：患者取坐位，常规消毒，针刺得气后，给予强刺激手法，最好针感向上或向下双向传导为最佳，留针 30~45 分钟，每 5 分钟行针 1 次。

（5）治疗骶尾部咳则疼痛：患者取坐位或仰卧位，常规消毒双侧穴位皮肤，直刺进针 1 寸强刺激，行泻法，留针 30 分钟，每 5 分钟行针 1 次，一般治疗 1 次后症状即可好转或消除。

（6）治疗支气管哮喘：患者取坐位或仰卧位，常规消毒，针尖向掌心快速斜刺入穴位，针入得气后，留针 30 分钟，每 5 分钟行针 1 次，每次仅针一侧穴位，左右交替针之，每日 1 次或每次发作时针刺 1 次，10 次为 1 个疗程。

（7）治疗胸胁挫伤：患者取坐位或仰卧位，常规消毒，轻者取患侧，重者双侧皆取，进针 0.8 寸，得气后行泻法，同时令患者深呼吸，用力咳嗽，左右摆动两臂，留针 30 分钟，每 5 分钟行针 1 次，每日 1 次，5 次 1 个疗程。

（8）治足跟痛：《中国针灸》1999 年第 1 期报道了针刺鱼际、阿是穴治疗足跟痛 48 例的临床研究。方法：常规消毒，用 1.5 寸针快速进针，得气后行泻法，同时令患者不断以足跟行走，让患侧足跟负重，留针 30 分钟，行针 2 次。每日 1 次。结果：经 2~7 次治疗，治愈 44 例，好转 3 例，无效 1 例，有效率 97.9%。

（9）治乳腺增生：主穴：鱼际，肝气郁结，痰凝气滞加太冲；肝肾亏虚，冲任失调加三阴交。方法：在鱼际穴附近寻找压痛点或结节，进针 3~5 分，强刺激手法行针，得气后针上加灸，留针 30~40 分钟，每日 1 次，10 次 1 个疗程。

（10）治慢性咽炎：常规针刺，得气后施透天凉手法 1~7 次，每日 1 次，7 次 1 个疗程。

临证鱼际穴治疗慢性咽炎，常与太溪或照海相须为用，效佳。

（11）治胃痛：《中国针灸》2004 年第 2 期报道了刺鱼际络脉出血治疗胃脘痛 30 例的临床研究。以三棱针对准青筋暴露处实施刺血，血变而止，然后再刺鱼际及沿赤白肉际上下各 1 寸。经 20~30 次治疗，痊愈 14 例，好转 15 例，无效 1 例，有效率 96.7%。

董氏针灸掌诊：生命线靠鱼际侧缘上段青黑主内伤久年胃病、胃溃疡，下段青黑主十二指肠溃疡。

董氏针灸在鱼际穴附近有诸多应用发挥，巧妙地设重子、重仙、土水诸穴,从另一角度将鱼际穴的功能主治发挥到了极致,弥补了传统腧穴的不足,颇值得我们在临证中不断总结与感悟。

8. 少商 井穴;十三鬼穴之一

【穴名释义】 穴为手太阴之井穴,肺音为商,位在手大指端内侧,去爪如韭叶。韭叶者,言少许也,以别于阳,故名少商。

《会元针灸学》:少商者,阴中生阳,从少,五音六律分宫商角徵羽,从商,属肺,肺经之根,故名少商。

【主治】

《铜人腧穴针灸图经》:治烦心善哕,心下满,汗出而寒,咳逆痎疟,振寒腹满,唾沫唇干,引饮不下膨膨,手挛指痛,寒栗鼓颌,喉中鸣,以三棱针刺之,微出血,泄诸脏热。

《针灸大成》:主颔肿喉闭,烦心善哕,心下满,汗出而寒,咳逆、痎疟振寒,腹满,唾沫,唇干引饮,食不下膨膨,手挛指痛,掌热,寒栗鼓颌,喉中鸣,小儿乳蛾。

少商为十三鬼穴之一,可治疗癫狂等精神疾患。

【操作】 常用三棱针点刺放血,直刺或向腕平刺0.1~0.2寸。背部拘急疼痛,可小艾炷灸两侧少商,灸至两侧感觉一致为止;而精神分裂症患者,则需灸至大痛方可。

少商点刺放血,具有清热凉血、泻血开闭之效,为治疗热迫血行之实证和神志突变、意识昏迷等阳实郁闭之证之急救穴。

本穴为手太阴肺经五输穴之井穴,属木,井穴主"病在脏"和"心下满"之症。

该穴为肺经穴,向内属肺,咽喉连气道,与肺相通,为肺气之通道,肺气之所属。外感为患,常首犯咽喉,或肺脏内伤,伤至咽喉,故而,凡外感或内伤引起之感冒咳嗽、咽喉疾患,皆可取少商治之。

本穴位于大拇指端,"腧穴所在,主治所在",故此穴善治手指麻木、屈伸不利。本穴可灸。

【应用经验】

(1)三棱针点刺放血,可治疗急性扁桃体炎、退热、百日咳、流行性腮腺炎、中风之上肢麻木等。

少商点刺放血法治疗上述诸症,放血量依病症而定,除中风之上肢麻木放血量在0.5ml之外,余症均放血3~5滴即可。

（2）治鼻衄：患者坐位，常规消毒患侧穴位皮肤，嘱患者平视前方，以同一频率反复行"吸气—屏气—咳嗽"的活动，在患者将要咳嗽的瞬间，医者持针与指甲边缘平行或与甲面成 30° 角，突然刺入穴位 0.1~0.2 寸，不留针。本法取效的关键在于进针手法，垂直点刺或吸气进针均无效。

（3）治呃逆：患者取坐位或仰卧位，常规消毒，针刺得气后，予以中强度刺激 1~2 分钟，有规则地改变刺激频率，反复 3 次，即可出针。每日 1 次，一般 2~3 次即愈。

（4）艾灸治疗支气管哮喘：患者取坐位或仰卧位，先用万花油点准穴位（双侧），然后施行艾炷直接灸，不留瘢痕，每穴灸 3~5 壮。每日 1 次，10 次为 1 个疗程，临证以 1 个疗程为限，大多有效。

（5）治疗小儿重症肺炎：局部常规消毒，以三棱针或 28 号毫针，针尖略向上，刺入穴位约 0.1 寸深，若以高热、惊厥、呼吸急促为主者，宜疾进疾出针，然后令其出血少许；若见病程长，呼吸困难、缺氧、心衰、休克者，需予强刺激，大幅度捻转，久留针（一般 20~60 分钟或 2 小时以上），留针期间，初以 5~10 分钟行针 1 次为度，待复苏后以 15~20 分钟行针 1 次为度。

手太阴肺经为十二经脉气血流注之第一环流，每日寅时（3 点 ~5 点）流注肺经，至此十二经脉气血才能如环无端流注全身，故而手太阴肺经，实为十二经脉起始之经脉也！

二、手阳明大肠经

经脉循行：《灵枢·经脉》：大肠手阳明之脉，起于大指次指之端，循指上廉，出合谷两骨之间，上入两筋之中，循臂上廉，入肘外廉，上臑外前廉，上肩，出髃骨之前廉，上出于柱骨之会上，下入缺盆，络肺，下膈，属大肠；其支者，从缺盆上颈贯颊，入下齿中，还出挟口，交人中，左之右，右之左。上挟鼻孔。

经穴歌诀：手阳明穴起商阳，二间三间合谷藏，阳溪偏历复温溜，下廉上廉三里长，曲池肘髎五里近，臂臑肩髃巨骨当，天鼎扶突禾髎接，鼻旁五分号迎香。

手阳明大肠经经穴分布在食指桡侧，上肢背面的桡侧及颈、面部，起于商阳，止于迎香，左右各 20 个穴位。

本经临证常用腧穴：

1. 商阳 井穴

【穴名释义】 穴为手阳明大肠脉之始穴,受手太阴肺之交,行于阳分,大肠与肺相合,肺音商,又穴属金,金音商,故名商阳。

《子午流注说难》:商阳乃阳井金穴之始,木上有水曰井,水乃金之所生,阳常有余,商乃肺音,大肠合之,故曰商阳。

【主治】

《铜人腧穴针灸图经》:治胸中气满,喘咳支肿,热病汗不出,耳鸣耳聋,寒热瘰疬,口干颐颔肿,齿痛恶寒,肩背急相引缺盆痛,目青盲可灸三壮,右取左,左取右,如须食立已,针入一分,留一呼。

《针灸大成》:主胸中气满,咳喘支肿,热病汗不出,耳鸣聋,寒热瘰疬,口干颐颔肿,齿痛,恶寒,肩背急相引缺盆中痛,目青盲,灸三壮,左取右,右取左,如食顷立已。

本穴为手阳明大肠经腧穴,阳明为两阳合明,阳热炽盛,则经脉所过之组织器官易发生咽喉肿痛、牙痛等疾,泻之有清泻阳明实热之效。而对于内热极盛、蒙蔽清窍所致之昏迷、中暑、小儿惊风等,本穴亦有良好的治疗作用。

大肠与肺相表里,故本穴为治疗呼吸系统疾病之常用穴。

商阳穴为手阳明之井穴,《灵枢·顺气一日分为四时》:"病在藏者,取之井。"《难经·六十八难》:"井主心下满。"《难经·七十四难》:"春刺井者,邪在肝。"故凡是井穴,皆有交通阴阳、醒脑开窍、泻热回阳之效也。

按五输主五脏,井穴主肝病。

井穴在临证中,常用于治疗诸如急证、五脏病、热病、疟疾等症,商阳穴作为井穴,亦然。

【操作】

(1)本穴临证常用三棱针点刺放血为多,放血量依病证实而定,可用于治疗中风、中暑、手阳明大肠经循行部位之疼痛、麻木等。

(2)昏厥、昏迷的病患,临证应用商阳穴之时,针尖可向上斜刺0.2~0.3寸,行泻法。

(3)本穴用于治疗上腹部急性疼痛时,亦可以毫针浮刺,使针体倒挂,针尖悬浮,刺而不入,以取卫气。

【应用经验】

(1)治疗咽喉肿痛:患者取坐位或仰卧位,常规消毒穴位皮肤,医者先揉按穴周片刻,使之充血,再用细三棱针快速点刺穴位,然后取酒精棉球边挤压边将血擦净,至血止为止,每日1次,急性一般1~2次即愈,慢性3~5次痊愈或显效。

（2）治疗牙龈肿痛、目赤肿痛（急性结膜炎）、风热咳嗽:患者取坐位或仰卧位,常规消毒双侧穴位皮肤,医者揉按穴位片刻,使之充血,然后以细三棱针快速点刺穴位,每穴出血10~20滴,最后擦净穴周,每日1次。

（3）治疗呃逆:患者取坐位或仰卧位,常规消毒双侧穴位皮肤,对准穴位快速横刺,进针约0.3寸,然后轻微捻转毫针数次,留针15~30分钟,一般经1~2次治疗后即可结束。

（4）治疗泄泻（慢性结肠炎）:患者取坐位或仰卧位,医者轻揉穴周数次使之充血,然后用细三棱针快速点刺穴位,挤出少许血液,成人出血0.5~1ml,小儿出血5~10滴,然后以干棉球擦净穴位,隔日1次,5次1个疗程。

（5）治疗便秘:患者取坐位或仰卧位,穴位常规消毒,医者以细三棱针快速点刺穴位出血,实热秘者出血以10~20滴为度,虚秘者出血以5滴为度。

（6）治疗热病:《针灸临床杂志》1996年第1期报道了商阳等井穴点刺出血治疗小儿发热100例的临床研究。结果:痊愈66例,显效28例,好转6例,全部有效。

（7）治疗鼻炎:《上海针灸杂志》2002年第4期报道了商阳穴点刺放血治疗鼻炎5例的临床研究。结果:1次症状明显改善,4次症状消失,临床治愈,且随访远期疗效巩固。

（8）治疗慢性扁桃体炎:选商阳、少商二穴,常规消毒,以细三棱针点刺出血,血变而止,然后以干棉球按压止血,常规消毒后,创可贴外敷,每周1次,3次为1个疗程。

（9）治疗中风偏瘫之上肢肿胀:患者取坐位或仰卧位,穴位常规消毒,医者先以手推按穴周,使之充血,然后以细三棱针快速点刺,使之出血,出血量在2~5ml为度,针毕以干棉球擦净血迹,隔日治疗1次,直至症状全部消失。

（10）治疗手阳明大肠经循行部位之面疗:患者取坐位或仰卧位,对侧穴位（阳明经循行至面部后,在鼻翼两旁迎香穴附近,左之右,右之左,为交叉循行）,常规消毒后,医者以细三棱针快速点刺穴位,然后医者挤压穴周使之出血数滴,出血量视病情而定,针毕取干棉球擦净血迹即可,每日 1 次,一般 2~3 次即可治愈。

2. 二间 荥穴

【穴名释义】 间,隙也,意指空陷处。位当本经第二个穴位,故曰二间。

《子午流注说难》:二间乃阳荥水穴,金水相生,可针可灸,手次指亦指食指,共三节,此穴在二节与三节之中间,故曰二间。

【主治】

《铜人腧穴针灸图经》:治喉痹颔肿,肩背痛振寒,鼻鼽衄血,多惊口喎。

《针灸大成》:主喉痹,颔肿,肩背痛,振寒,鼻鼽衄血,多惊,齿痛,目黄,口干口喎,急食不通,伤寒水结。

《灵枢·顺气一日分为四时》:病变于色者,取之荥。

《难经·六十八难》:荥主身热。

《难经·七十四难》:夏刺荥者,邪在心。故按五输主五脏观之,荥主心病。

荥主身热,有泻热之功,故二间临证常用于清热,以治疗内热壅盛或脾胃湿热引起的嗜睡、目黄等症。

【操作】 一般均直刺 0.3 寸左右,需要针尖刺向三间穴方向时,可斜刺入 0.5 寸左右;治疗战栗等症,可直刺 0.2~0.3 寸,不强求针感,留针;治疗上肢疼痛等症,则宜采用三棱针点刺泻血之法;本穴可灸。

【应用经验】

(1)灸治睑腺炎、嗜睡:患者取坐位或仰卧位,以米粒大小之艾炷,双侧穴位各施行直接灸 3~5 壮,灸时须使艾火自然燃灭,医者不可将火摁灭;睑腺炎未成脓者,施治 1 次,一般即可肿消痛止;肿大成脓者,施灸 1 次脓液即可溃出,一般 2 次即可获愈。

嗜睡按上法治疗,一样有效,但治疗时间依病程长短而定。

(2)治疗牙龈肿痛:患者取坐位或仰卧位,常规消毒,医者以 1 寸毫针快速刺入二间穴,针尖向三间穴方向斜刺入 0.5 寸,得气后,持续捻转毫针约 1 分钟,至局部憋胀发热为度。牙龈肿痛控制后,留针 20~30 分钟,每5~10 分钟行针 1 次,每日 1 次,大多数患者针刺后多有立竿见影之效。

(3)治疗肩周炎:辨证为手阳明经型肩周炎局部疼痛,可用二间穴治之。

(4)治疗类风湿关节炎:金伯华经验:二间穴配合谷、三间、外关,治疗类风湿关节炎之指关节肿痛、强直。刺法:采用 5 分 ~1 寸毫针直刺或斜向指间关节外侧,泻法。本法可消肿止痛,缓解指关节活动效佳。

(5)治疗指腕关节腱鞘炎:金伯华经验:二间配列缺、鱼际、三间治疗指腕关节腱鞘炎,效果理想。针后加灸。

(6)治疗膝关节炎:《山东中医杂志》2002 年第 11 期报道了针刺二间穴治疗 1 例膝关节炎的临床研究。方法:取患侧二间穴,常规消毒,浅刺 4~6 分,持续捻转 3~5 分钟,使上肢有麻胀感,行针时令患者活动患侧膝关节,留针 30 分钟,每 10 分钟行针 1 次,每日 1 次。连针 5 次而愈。

3. 三间　输穴

【穴名释义】　间,隙也,穴在手大指次指本节后,内侧凹陷处,位在本经第三个穴位,与二间相类,故命名为三间。

《子午流注说难》:三间乃阳俞木穴,手阳明脉之所注,在食指本节第三骨之后,大次指岐骨之前,穴居其中,故名三间。

【主治】《铜人腧穴针灸图经》:治喉痹咽中如鲠,齿龋痛,嗜卧胸满,肠鸣洞泄,寒疟唇焦,口干气喘,目眦急痛。

《针灸大成》:喉痹,咽中如梗,下齿龋痛,嗜卧,胸腹满,肠鸣洞泄,寒热疟,唇焦口干,气喘,目眦急痛,吐舌,戾颈喜惊多唾,急食不通,伤寒气热,身寒结水。

本穴为手阳明大肠经之输穴。

《难经·六十八难》:输主体重节痛。

《难经·七十四难》:季夏刺输者,邪在脾。

功能:健脾和胃,运化水湿,益气泻热。

按五输主五脏来看,输穴主脾病。

从应用上来说,输穴主治肢体关节酸痛及五脏病变。临床上多用于治疗上肢痿痹、肩臂疼痛、手指及腕部肿痛等。

手阳明经在面部迎香穴处相交,其经脉及经筋几乎分布于整个面部,故本穴可治疗头面及五官之疾。

大肠经与肺经相表里,通过表里经相互作用,本穴可治咳喘、痰多、胸满等肺系疾病。

本穴即董氏针灸大白穴,临证常与灵骨穴相须为用,发挥温阳补气之效用。

本穴为临证治疗五官科疾病之要穴,举凡眼睛、口唇、咽喉、牙齿、面部、耳朵部位诸多疾病,皆可用之。

【操作】 一般直刺 0.3~1.2 寸。特殊疾病应用透刺法时,可深刺 2~3 寸左右。针刺深度视具体疾病灵活处理。疟疾常于发作前灸三间。据报道,针刺三间穴强刺激治疗哮喘发作有效。本穴可灸。

【应用经验】

(1)治疗失眠:患者取坐位,双侧穴位常规消毒,医者以单手进针法快速刺入,进针 0.4~0.6 寸,得气后留针 20 分钟,每 5~10 分钟行针 1 次,行针期间,务使患者掌心保持有酸胀的感觉,每日 1 次。共治疗多例,一般 3~4 次即能改善睡眠状态。本法对"胃不和则卧不安"之失眠,效佳。

(2)治疗血管神经性头痛:患者取坐位或仰卧位,穴位常规消毒,医者持针快速直刺入穴位 0.8~1.2 寸深,要求针感强烈,以患者能忍受为度,留针 15 分钟,每 5 分钟行针 1 次。每日或隔日 1 次,7 次为 1 个疗程,效佳。

(3)治疗三叉神经痛:患者取坐位或仰卧位,常规消毒,医者持针快速刺入穴位,缓慢提插捻转使之得气,并尽量让针感向掌心处传导,留针 20~30 分钟,每日 1 次,10 次为 1 个疗程,一般 1~2 个疗程可治愈,本法对三叉神经痛的即刻止痛效果极佳,尤其是有触发痛者。

(4)治疗中耳炎、牙痛、咽喉肿痛:患者取坐位,常规消毒,医者持针快速刺入穴位 0.8 寸左右,施行捻转、提插手法,得气后强刺激,泻法,留针 20 分钟,每日 1 次。

(5)治疗周围性面瘫:患者取坐位或仰卧位(左右交替用之),穴位常规消毒,医者持针快速刺入穴位 1 寸左右,得气后,依病情行补泻手法,留针 30 分钟,每日 1 次,7 次 1 个疗程,效佳。

(6)治疗肩周炎:本穴针刺可治疗辨证为阳明经型肩周炎之肩痛。

(7)治疗中风之手指痉挛性瘫痪:患者取坐位或仰卧位,患侧穴位常规消毒,医者持针快速刺入穴位后,针尖向后溪穴方向深刺 3 寸左右,患者此时多无特殊得气感应,仅在手掌心有胀感,一般在 30 秒至 1 分钟后,其手指痉挛症状可即刻缓解,留针 20 分钟,每日 1 次。

(8)治疗落枕:三间穴直刺 0.8~1 寸,得气后让患者活动颈部,再于痛处行一指禅推手法。

(9)治疗类风湿性关节炎:《中国民间疗法》1994 年第 1 期报道:针刺三间透劳宫治疗 1 例类风湿性关节炎,常规透刺,捻转泻法,使针感向手指放射,留针 20 分钟。结果:两次针后疼痛消失。

（10）治疗哮喘：取双侧三间穴，针刺 0.5~0.8 寸，寻找最强针感，泻法，留针 30~40 分钟，每 5 分钟行针 1 次，每日 1 次。

（11）治疗咳嗽：取双侧三间穴，直刺 0.3 寸，稍捻转，不提插，留针 30~60 分钟，每 10 分钟稍捻转 1 次，每日 1 次，4~5 次 1 个疗程。

（12）治疗手汗过多：顾植山案例：杨某，女，27 岁。2010 年 6 月 10 日初诊。患者因经期偏头痛就诊，述近期手汗严重，西医诊断为自主神经功能紊乱。刻下症见：手汗欲滴，擦干后仅数十秒后双手湿透。医者取三间先用钝头竹签点按，使其有酸麻胀痛之感，持续大约 1 分钟后，将其手汗擦干，观其汗不再出，再在两侧三间上各刺 1 寸毫针并留针 15 分钟，患者起针后双手干爽，众人皆叹。

（13）治疗唇干：本穴治疗唇干，常规针刺即可。

（14）治疗坐骨神经痛：选穴：三间、灵骨、天宗。方法：患者取坐位，穴位常规消毒，三间，灵骨快速进针，以得气为度，行针时嘱患者运动患肢；天宗穴以三棱针点刺出血（最好加拔火罐，吸出瘀血），3 日 1 次。

三间穴与董氏针灸之大白穴暗合，大白穴拓展了三间穴之应用，关于这方面，读者可参考本书的第一章第十三篇文章：一间穴、二间穴、三间穴临证应用举凡一文，与此处可两相对照来参阅，则三间穴之应用至此完整矣！

4. 合谷　又名虎口，原穴；又为四总穴之一；马丹阳天星十二穴之一；回阳九针穴之一；临证最常用穴之一

【穴名释义】　合谷在大指次指岐骨间，言两骨相合如谷也，故名合谷。又穴在手大指虎口两骨间，故又名虎口。

《会元针灸学》：合谷者，手大指次指开阖之处，两手岐骨谷空，故名合谷，又名虎口者，手张之状，其形大如虎口之状也。

《子午流注说难》：合谷乃大肠手阳明之原穴，居大指次指岐骨间，稍偏次指微前缺陷中，直下可达劳宫，与后溪成一直线，大指次指相合处，类似深谷，故称合谷。

【主治】

《铜人腧穴针灸图经》：疗寒热疟，鼻衄衄，热病汗不出，目视不明，头痛齿龋，喉痹痿臂面肿，唇吻不收，喑不能言，噤不开，针入三分，留六呼，可灸三壮，今附右妇人妊娠不可刺之，损胎气。

《针灸大成》：主伤寒大渴，脉浮在表，发热恶寒，头痛脊强，无汗，寒热

疟,鼻衄不止,热病汗不出,目视不明,生白翳,下齿龋,耳聋,喉痹,面肿,唇吻不收,喑不能言,口噤不开,偏风,风疹,痂疥,偏正头痛,腰脊内引痛,小儿单乳蛾。

本穴为手阳明大肠经腧穴,手阳明经从手上行止于头部,《四总穴歌》:"面口合谷收"。本穴可谓是治疗头面五官疾病之第一大穴也。

本穴为手阳明大肠经原穴。《灵枢·九针十二原》:"五脏有疾,当取之十二原。"原穴临证既可单用之,亦可与其他穴位相须为用,而相须为用时,是以脏腑经络先病、后病为据,是所谓"主客原络配穴"法也。亦即,先病脏腑为主,取其所在经脉之原穴;后病脏腑为客,取其所在经脉之络穴。如肺经先病,取其经脉之原穴太渊为主穴;大肠经后病,取其经脉之络穴偏历为配穴。反之,若大肠经先病,取其经脉之原穴合谷为主穴;肺经后病,取其经脉之络穴列缺为配穴。

大肠经与肺经为表里经,通过表里经相互作用,故本穴又为治疗肺和呼吸系统疾病之要穴。

"经脉所过,主治所及",本穴尤善疏通经脉,故为治疗上肢痿、痹、瘫之要穴。

从功能上辨析之,本穴对于气机闭塞不通之尿闭、便秘、乳汁不行、经闭、滞产、无汗等有开闭之效;对于各种神志病,如中风、小儿惊风、角弓反张等有泻热镇惊之用;对于头痛、心痛、胃痛、痛经等,均有较佳之止痛效用。又及,针用补法,合谷对于回阳、救逆、复苏等有重要意义,故临证对由中风、中暑、霍乱、大失血等引起之脱证均可采用本穴为主穴。

【操作】 合谷穴为针灸临证最为常用的穴位之一。常规直刺为0.5~0.8寸,合谷得气不再行针为补法,若得气后继行针加大针感则为泻法。晕厥脉微,直刺0.5寸左右得气即可;耳鸣耳聋,直刺0.8寸左右,当行泻法;治疗急性消化道疾病时,则向腕关节方向斜刺1.2寸左右,出现酸胀感后行捻转手法,留针30分钟。而其他疾病针刺合谷穴时,针刺方向则各有不同,分述如下:

(1)用毫针,针尖从本穴向劳宫穴方向透刺,得气后行泻法,用于治疗头面、五官疾病、外感热病等。

(2)用毫针,针尖从本穴向后溪穴方向透刺,得气后行泻法,即可治疗颈椎病或颈椎部位软组织损伤或落枕。

合谷透后溪,大幅度捻转直至手掌心产生热胀感,可治疗鹅掌风及手掌脱皮症。

（3）用毫针，针尖从第二掌骨桡侧缘进针，向三间穴方向逆经透刺，得气后行泻法，此法适用于中风后手指无功能或手指肌紧张屈曲难伸等局部疾病。

合谷向三间穴方向透刺，寻找针感可诱导出向食指方向的放电感，常作为开"四关"之针刺手法。

（4）用毫针，针尖从本穴向拇指屈肌腱鞘附近刺，得气后行泻法，待拇指出现放射感并出现不自主跳动时，可治疗拇长屈肌腱狭窄性腱鞘炎（1~2级）。

（5）用毫针，针尖从本穴进针，针身与皮肤呈60°角，针尖向腕关节方向针刺，进针为13~25mm，得气后行补法，此法为迎随补泻与捻转补泻相结合的补法，与泻三阴交共同用于难产、闭经等妇产科疾患。

孕妇合谷穴可泻不可补，补即坠胎，故难产病人常以补合谷，泻三阴交、太冲之法治疗。

本穴可灸。

董氏针灸设灵骨穴（穴在手背拇指与食指叉骨间，第一掌骨与第二掌骨接合处，与重仙穴相通。），其功效主治实则为合谷穴之应用发挥，《董氏针灸注疏》谈到灵骨主治时，称其主治"肺机能不够之坐骨神经痛、腰痛、脚痛、半面神经麻痹、半身不遂、骨骼胀大病、妇女经脉不调、难产、经闭、背痛、耳鸣、耳聋、偏头痛。【增】妇女经脉不调、倒经、脊椎骨疼、小便疼或次数过多，配大白用。【全民按】袁国本师兄笔记，本穴主治为肠痛、经痛、耳聋、小肠气不通之腹痛、肠炎、跌打损伤、闪腰岔气、肺无抵抗力毛孔闭之感冒、白皮肤（肺主皮肤），补肺气，治肺喘，治小孩感冒发热（加大白放血），即治肺-肠-肾-脑"，董氏针灸将此穴列为董氏针灸72绝针之一，为温阳补气第一大穴，且董氏针灸临证常将灵骨与大白（三间穴）一起针，称之为倒马应用，其主治范围更加广泛，为针灸临证应用最为频密的穴位之一。

【应用经验】

（1）治疗感冒：患者取坐位或仰卧位，穴位常规消毒，医者以毫针快速直刺入穴位，进针0.3~0.5寸，采用吐纳补泻法。得气后让患者用嘴吸气，运气至胃部稍停留，慢慢将吸入的空气用鼻子呼出，医者在病人用嘴吸气时，即按顺时针方向运针，用鼻子呼气时，即按逆时针运针，每次运针6次。虚证者，得气后嘱病人自然呼吸，医者按顺时针运针9次，每次运针3次时，让病人深吸一口气,随又深呼出。隔10分钟运针1次,30分钟后起针。每天1次,3次为1个疗程。

(2)治疗扁桃体炎:患者取坐位或仰卧位,常规消毒双侧穴位皮肤,医者以毫针快速直刺入穴位,进针约1寸,得气后行透天凉手法,留针15分钟,每日1次。

(3)治疗牙痛:患者取坐位或仰卧位,健侧穴位常规消毒,医者以毫针快速直刺入穴位,进针0.5寸,得气后行中强度刺激量,以患者能忍受为度,针感以向上传导为最佳,牙痛明显缓解时即可出针,每日1次。大多数患者会有即时之效。合谷治牙痛,以治下牙痛效果较好。

合谷穴临证还可治疗牙齿敏感症,特别是对俗称"倒牙"之症,效果尤佳。针刺时取双侧穴位,得气后予强刺激手法,务求针感以患者能忍受为度,留针20~30分钟,一般大多1次即获愈,临证为巩固疗效,亦可重复针灸1次。

(4)治疗小儿流涎:医者双手拇食指按压双侧合谷穴,指力由小到大,力量以小儿能耐受为度。一按一松,每穴按压5分钟,大约按压300次左右,两穴交替按之。然后在双侧穴位行雀啄灸法,每穴每次灸5~10分钟。每天2次,10次为1个疗程。

盖小儿流涎多热,大人流涎多寒。临证以合谷按压治之,以小儿能耐受为度,实质上能泻热,故治小儿流涎有效。

临证治疗小儿流涎还可选董氏针灸止涎穴(止涎穴在大拇指第一节之内侧取之),大人流涎则以董氏针灸水金或水通治之。

(5)治疗急性鼻炎:患者取坐位或仰卧位,单侧穴位(临证任选左或右穴均可,不必两穴均选,两穴均选与针刺单穴,效果差异不大。)常规消毒,医者持毫针快速直刺入穴位,得气后,视患者病情轻重及体质因素,酌情行中强度刺激,留针10分钟(针灸临证,一般需要仅3分钟即可见效)。

(6)治疗流行性腮腺炎:患者取坐位或仰卧位,双侧穴位常规消毒,医者手持毫针快速刺入穴位,进针0.5寸左右,平补平泻,患者觉有明显之酸麻感后,即可出针。应用本法治疗流行性腮腺炎,一般经1次针治,便可控制住病情的发展和蔓延。

(7)治疗颞颌关节紊乱症:患者取坐位或仰卧位,双侧穴位常规消毒,医者持毫针速刺入穴,得气后,当针感较强时,即令患者准备作大声咳嗽的动作,患者在咳嗽的瞬间,医者迅捷地将针捻转,行突然强烈的刺激手法,此刻患者因此强刺激,会本能而条件反射地发出"啊"的一声,患者下颌因此会向下猛力扩张、牵拉,下颌关节即能随口而合,自动复位。

（8）治疗哕症:取指压法:患者坐位或仰卧位,用单侧穴位,医者以拇指指腹按压穴位30~40分钟,指力渐次加重,强度以患者局部出现明显之酸麻胀痛为度,每日1次,一般不会超过3次即愈。

（9）治疗呃逆:患者取坐位或仰卧位,双侧穴位常规消毒,医者持毫针,快速进针,得气后,虚证用补法,实证用泻法,留针30分钟,每10分钟行针1次,每天1次,6次1个疗程。

（10）治疗神经性尿频症:患者取坐位或仰卧位,双侧穴位常规消毒,医者持合适之毫针,以快速进针法进针0.8~1.2寸,得气后行泻法,强刺激1~2分钟,再平补平泻1分钟,留针30~60分钟,每隔10分钟行针1次,每天1次,10次1个疗程。

（11）治疗妇女人工流产综合征:患者取仰卧位(嘱患者术前排空膀胱),双侧穴位常规消毒,医者以合适之毫针,快速直刺入穴位,深度0.5~0.7寸,行补法。一般在针刺15分钟后,开始行人流术。手术结束即可起针。

（12）治疗头面汗证:患者取坐位或仰卧位,双侧穴位常规消毒,医者以合适之毫针,快速直刺入穴位,得气后行泻法,留针5~10分钟。每日1次,本法适用于辨证为实证之头面汗证。

（13）治疗癔病:患者取坐位,双侧穴位常规消毒,医者以2寸长毫针,向劳宫穴方向快速横刺入,进针约1.5寸深,待局部出现明显之酸麻胀等针感后,行平补平泻手法3~5分钟,留针20分钟,每日1次。

（14）治疗足跟痛:患者取坐位,以巨刺法,健侧穴位常规消毒,医者持2寸长毫针,快速直刺入穴位,向跟痛点透刺(跟痛点:在劳宫与大陵连线之下1/4与上3/4交点),得气后,行动气针法,令患者跺患脚,以足跟用力跺地,留针30分钟,每日1次,一般10次为1个疗程。临证大多1个疗程可治愈。

（15）治疗鹅掌风:患者取坐位或仰卧位,患手穴位常规消毒,医者持毫针,从合谷经劳宫向后溪穴方向透刺,高频度捻转毫针,幅度为360度左右,频率为每分钟150次,直至掌心产生热胀感为度,留针30分钟,出针前再依上法行针1次,然后出针,每天1次,14次为1个疗程。治疗期间,嘱患者禁用冷水或强碱性肥皂洗手,多用热水浸泡。

（16）治疗髋关节扭伤:患者取仰卧位,以巨刺法,健侧穴位常规消毒,医者持合适之毫针,快速直刺入穴位,得气后行泻法,并嘱患者活动患肢,带动患侧髋关节气血运行,促进经脉畅通。一般都有即时之效。

(17)治疗指甲癣:患者取坐位或仰卧位,患侧穴位常规消毒,医者持毫针快速直刺入合谷穴,针尖透向劳宫穴,得气后留针30分钟。每年针刺3~5次,隔月针刺1次。若因手癣经常痒甚,可随时予以针刺。甲癣治愈后,最好再巩固针刺1~3年,每年针刺1次,疗效甚佳。

(18)治疗手指不伸或握拳不开:患者取坐位,穴位常规消毒,医者以毫针快速直刺入穴位,进针1寸,给予强刺激量,得气后留针30分钟,一般30分钟左右,患者手指即可伸屈自如,每日1次,疗效显著。

(19)治疗落枕:患者取坐位或仰卧位,一般按巨刺法,左取右,右取左,左右皆病则左右俱取之。穴位常规消毒,医者以三寸针快速直刺入穴位,得气后针尖透向后溪穴,在后溪穴部位可摸到针尖,但不要透过肌肤,强刺激,若疗效不明显,可酌加大椎穴,一般按上法,均可即刻获效。

(20)治疗急性腰扭伤:患者取坐位或站立位,双侧穴位常规消毒,医者持毫针快速直刺入穴位0.5~0.8寸,得气后,将针提至浅层,然后将针依次向两侧斜刺,形如鸡爪之分叉状,行泻法,针感最好向上达到手臂部,向下到达食指端,此时效果方为最佳,留针30分钟,每10分钟行针1次,行针之时,患者活动腰部,带动气血运行,促进经脉畅通。上法每日1次,5次为1个疗程。

(21)金伯华经验:合谷配阳池、中渚、曲池、曲泽、肘髎,治疗中风后遗症及类风湿关节炎,手臂拘挛,活动受限。方法:直刺,针尖略向手指关节,使针感上下走窜效佳,一般平补平泻。

(22)治疗头痛:针向腕部斜刺1.5~1.8寸深,得气后留针30分钟,期间行针1次,平补平泻,阴阳偏盛者,随证施用补泻手法,每日1次,5次1个疗程。

(23)治疗后天肌源性上眼睑下垂:选穴:合谷、阳陵泉、足三里(均双侧),局部配穴:阳白透鱼腰、攒竹透丝竹空(均患侧)。主穴直刺1~2寸,押手按压进针点下方,使经气向上传导;局部穴常规针刺,留针40~50分钟,每日1次,10次1个疗程。

(24)治疗咽喉肿痛:合谷快速直刺并向后溪穴方向透刺4~6cm,上下提插3次,患者出现酸麻胀痛或触电样感觉向食、中指放射,即可出针,每日1次,3次1个疗程。

（25）治疗排便异常：《国外医学·中医中药分册》2003 年第 3 期报道了针刺合谷穴治疗排便异常 7 例的临床研究。其中，便秘 2 例，腹泻 2 例，便秘与腹泻交替 3 例。针刺后留针 20 分钟，每日 1 次，治疗 6 次。结果：大便状态改变 3 例，残便感减少 5 例，腹痛减轻 3 例。

（26）治疗痔疮术后疼痛：《中国农村医学》1996 年第 4 期报道了针刺合谷、孔最治疗痔疮术后疼痛 30 例的临床研究。方法：合谷、孔最均用泻法，行针时令患者呼气，同时术者大拇指向后大角度捻转提针，继而再进针，反复 3 次；20 分钟后再行针 1 次；40 分钟后摇大针孔出针；疼痛未消失者次日再针 1 次。结果：针刺 1 次疼痛消失者 20 例；针刺 2 次疼痛者消失者 10 例。后经随访，均无复发。

（27）按压治疗大肠癌症化疗胃肠反应：选合谷穴，先按左，后按右，每侧各 5 分钟，用力大小以患者能忍受为度。

（28）治疗腰椎间盘突出症：采用后溪透合谷。按此法进针提插捻转得气后，继续行针以气至病所为度，使针感向肩背部放散，并配合局部取穴。

（29）治疗月经推迟：针刺本穴可治疗月经推迟。

（30）治疗崩漏：《四川中医》2002 年第 7 期报道了合谷配三阴交治疗一妇女崩漏的临床研究。方法：毫针刺用补法，隔日 1 次。治疗 2 次后漏下量减少，气短神疲症状减轻；4 次后出血停止，精神好，饮食增加，面部和肢体水肿明显减轻；5 次痊愈，随访 1 年未发。

（31）治疗产后乳少：用合谷、三阴交治疗乳汁减少，针用补法，配少泽（双）点刺出血，每日 1 次。一般治疗 2 次后婴儿即能吸出少量乳汁，4 次后乳汁基本充盈。

（32）治疗尿潴留：《中国针灸》1999 年第 1 期报道了针刺合谷、三阴交治疗妊娠尿潴留 46 例的临床研究。方法：二穴均针 1.2 寸深，得气即止，加电针仪刺激。结果：1 次治愈 41 例，2 次治愈 5 例。

（33）治疗下肢麻木：方法：选合谷，三阴交，针用补法，隔日 1 次。

合谷穴多用于治疗全身之疾，且主要作用体现在镇痛方面，临证合谷与内关配之，可用于手术镇痛；合谷配足三里，既可调和肠胃，导浊降逆，以治腹胀、恶心、胃痛，又能治浊气上逆之头痛，兼能治疗脾气衰弱之纳呆困倦、萎靡不振。

《标幽赋》："寒热痛痹，开四关而已之。"所谓"开四关"，即合谷配太冲，分别为手阳明与足厥阴之原穴,一主阳主气,能升能散,善清上焦热邪气闭;一主阴主血,能降能疏,善疏肝解郁,宣窍启闭,临证对于寒热痛痹、癫、狂、痫证,疗效卓著。

5. 阳溪 经穴

【穴名释义】 阳溪,手阳明脉之所行也,为经,在腕中上侧两筋间陷者中,穴为阳位,其处类似山溪,故名阳溪。

《会元针灸学》:阳者阳经之阳,溪者水也,小水沟而伏阳气,故名阳溪。

【主治】

《铜人腧穴针灸图经》:治狂言喜笑见鬼,热病烦心,目风赤烂有翳,厥逆头痛,胸满不得息,寒热疟疾,喉痹耳鸣,齿惊掣,肘臂不举,痂疥。

《针灸大成》:主狂言喜笑见鬼,热病烦心,目风赤烂有翳,厥逆头痛,胸满不得息,寒热疟疾,寒嗽呕沫,喉痹,耳鸣,耳聋,惊掣肘臂不举,痂疥。

本穴位于手腕部,故临证以治疗手腕痛、手腕无力等症为主。又及,"经脉所过,主治所及",本穴还可治经脉循行所过上肢之痿、痹、瘫等证。

【操作】 直刺 0.3~0.5 寸。直刺 0.3 寸,得气即可,常用于治疗脏腑之疾;向腕关节中泉穴方向斜刺 0.8 寸左右,针感达到腕部周围,则适用于治疗腕部诸疾。

本穴可灸。

【应用经验】

(1)治疗手腕疼痛:主穴:阳溪;配穴:阳池、阳谷、外关、腕骨。常规针刺,泻法,留针 30 分钟。每日或隔日 1 次,10 次 1 个疗程。

(2)轻粉蒜泥灸治疗牙痛:《中国针灸》1995 年第 1 期报道了轻粉蒜泥灸阳溪穴治疗牙痛的临床研究。方法:采用轻粉少许,独头蒜一小片,共同捣成蒜泥,挑取高粱米大小置于患牙对侧之阳溪穴上,用废链霉素瓶扣上,以胶布固定 24 小时。对阳明郁热之风火牙痛较好(事实上对寒热牙痛均好,对龋齿无效),一次治愈,不再复发。上法一般贴敷药物 2 小时后,多数患者牙痛即可获得缓解。

(3)治疗小儿拇指内屈症(因病毒性脑病、脊髓灰质炎引起的后遗症):常规消毒患儿穴位皮肤,医者持毫针快速刺入穴位 0.3 寸,得气后,随即用左手拇指轻抵患儿患指向上轻轻活动,留针 15 分钟,每 5 分钟行针并配合活动 1 次,每日 1 次,10 次 1 个疗程,约 3 个疗程可愈。

(4)治疗阳明头痛:患者取坐位或仰卧位,穴位常规消毒,医者持毫针快速斜刺入穴位,进针约 0.5~0.8 寸,得气后,依病情施以合适之补泻手法,留针 30 分钟,每 10 分钟行针 1 次。

(5)治疗落枕:用指压法:患者坐位,医者以左手抬起患者手腕下部,用右手拇指尖掐压穴位,左右穴位交替掐压,指力逐渐加大,以有明显之酸胀感为度,并嘱患者活动颈项部。每日 1 次,3 次为 1 个疗程,疗效肯定。

(6)金伯华经验:阳溪穴配阳池、外关、八邪,治疗腕指关节肿痛;配曲池、四渎、中渚、耳门,治疗耳聋、耳鸣效佳;配内关、神门、涌泉,治疗幻视、幻听、狂言嘻笑立效。

6. 偏历 络穴

【穴名释义】 手阳明脉在本穴偏行而出,此络经历手臂走向手太阴之脉,故名偏历。

《子午流注说难》:乃大肠手阳明经脉,行至阳溪上,偏向臂内,别阳经脉,而历络于手太阴之经,故曰偏历。

《会元针灸学》:偏走阳明之经络,在肩臂之处历行阳明之阴经,从气分导气化阴,导阴化气,性能清阳明之冲血,以舒筋与手足阳明之筋,故名偏历。

【主治】

《铜人腧穴针灸图经》:治寒热疟,风汗不出,目视䀮䀮,癫疾多言,耳鸣口喝,齿龋,喉痹,嗌干,鼻鼽衄血。

《针灸大成》:主肩膊手腕酸痛,眛目䀮䀮,齿痛,鼻衄,寒热疟,癫疾多言,咽喉干,喉痹,耳鸣,风汗不出,利小便。实则龋聋,泻之;虚则齿寒痹膈,补之。

【操作】 直刺 0.3 寸,适用于小便不利、水肿及风寒湿痹等症;向肘关节方向平刺 0.8 寸,用于治疗头面五官和上肢疼痛等疾病;向腕关节方向斜刺 0.5 寸,能治疗腕部酸痛不适,以腕部出现传导的针感为最佳。

本穴可灸。

【应用经验】

(1)治疗桡骨茎突部狭窄性腱鞘炎:以手法治疗,取偏历、阳溪、合谷、手三里,先在患处按揉 1 分钟,用拇指重揉桡骨茎突及其上下方约 1 分钟(以患者能忍受为度),再在患处自上而下搔法约 3~5 遍,并依次点压诸穴各 30 秒。医者一手握住患侧腕关节,另一手握患侧手指作对抗牵引,同时使患腕做掌屈、背伸、尺偏及旋转活动,自上而下推理患处肌腱 1 分钟,并配合关节活动。最后在患处用搓法,以透热为度。

（2）火针治疗扁平疣:穴位常规消毒,医者以止血钳夹住大头针,在酒精灯上烧红约5分长,对准偏历穴疾刺疾出,连针3下,左右交替使用,每日1次,7次1个疗程。

（3）治疗水肿、尿频、尿急、尿痛等:据《中国针灸》1998年第10期报道,研究者采用偏历、列缺为主,酌情配用中极、三阴交、足三里,治疗水肿、尿频、尿急、尿痛、术后尿潴留、急慢性肠炎等症,疗效满意。

（4）治疗龋齿牙痛:龋齿牙痛患者,在偏历穴处常有压痛点或条索状物,临证在压痛点或条索状物按揉片刻,即以毫针刺之,往往见效。

7. 温溜　郄穴

【穴名释义】　温溜为手阳明之郄,郄是人体之间隙,乃气血汇聚之处,溜与留同,含停留之意,阳明为多气多血,阳气汇聚之经,阳气温热,穴为阳气所注,故名温溜。

《腧穴命名汇解》:温溜,考温溜乃言其功能,说明它具有温经散寒之效,故名温溜。

《经穴纂要》:此穴在握手时见之有分肉,如蛇头之形,故又名蛇头。

【主治】

《铜人腧穴针灸图经》:治口㖞,肠鸣腹痛,伤寒身热,头痛哕逆,肩不得举,癫疾吐涎,狂言见鬼,喉痹而虚肿。

《针灸大成》:主肠鸣腹痛,伤寒哕逆,膈中气闭,寒热头痛,喜笑狂言见鬼,吐涎沫,风逆四肢肿,吐舌口舌痛,喉痹。

本穴为手阳经之郄穴,郄穴主治急症、痛症,故温溜能治疗手阳明经循行线上之急症、痛症。

【操作】　直刺0.5~1寸,避免用粗针深刺,以免伤及深部神经、血管。本穴直刺常用于治疗疔疮、肿痛、癫狂、哕逆等症;本穴向肘关节方向斜刺1寸,用手法使针感向上传导,可治疗头面五官疾患及肩臂疼痛不遂等症。

本穴可灸。文献记载,癫狂等其他疾病,重灸本穴常有特效。

【应用经验】

（1）治疗外伤肿痛:据《福建中医药》1987年第5期报道,一中年男性患者,2天前因被木刺刺伤右食指,导致手指红肿疼痛,右手食指第一节局部红肿明显,且有触痛,皮温增高,刺伤处有少许脓性分泌物,舌质红苔黄,脉数。遂针刺温溜穴,泻法,配商阳穴点刺放血,并清洗伤口,涂以碘酊。每日1次,连续3次,肿痛消失而愈。

(2)治疗肱骨外上髁炎:取温溜、阿是穴,针刺得气后施龙虎交战手法,留针30分钟,每10分钟运针1次,每日1次,6次1个疗程。

(3)治疗腮腺炎:以皮肤针叩刺手阳明经温溜至五里穴一线,以局部发红为度。每日1次,5次1个疗程。

8. 上廉

【穴名释义】 侧边曰廉,穴为手阳明经腧穴,手阳明之脉循前臂上方至肘外侧,穴当臂之侧边,下廉穴之上,故名上廉。

《会元针灸学》:上廉者,廉是洁也,内廉外廉之间,阳明清阳之气所会也,上廉郄于肺,居上而通大肠,下廉郄于心包经络,居上廉之下而通小肠,利小便,居下廉之上,故名上廉。

【主治】

《铜人腧穴针灸图经》:治脑风头痛,小便难黄赤,肠鸣气走痃痛。

《针灸大成》:主小便难黄赤,肠鸣,胸痛,偏风半身不遂,骨髓冷,手足不仁,喘息,大肠气,脑风头痛。

【操作】 直刺1寸。直刺常用于治疗经脉气血痹阻之症,如偏瘫、腰痛、足踝痛等;临证可斜刺透曲池,治疗前臂或肘部病变,如旋后肌综合征、肱骨外上髁炎等。

【应用经验】

(1)金伯华经验:治疗中风后遗症之手足拘挛、麻木不仁,取上廉穴配外关、尺泽、肘髎、肩髃、天宗、八邪。刺法:上廉、外关应用烧山火法,余穴用平补平泻。

(2)治疗脱发:《针灸甲乙经》:上廉独抵阳明之会。贺普仁以上廉穴配中脘、足三里、阿是穴,以之治疗脱发,效佳。

(3)治疗踝关节扭伤:据《中国针灸》2003年第9期报道,针刺健侧上廉穴治疗踝关节扭伤65例,全部获效。

9. 手三里

【穴名释义】 里,可作居解,穴为大肠手阳明之腧穴,因距手臂肘端3寸而居,故名手三里。

《腧穴命名汇解》:手三里,里指邑,居之意,因穴距肘髎3寸,正居大脉之处,因名三里。

【主治】

《铜人腧穴针灸图经》:治手臂不仁,肘挛不伸,齿痛颊颌肿,瘰疬。

《针灸大成》:主霍乱遗矢,失音气,齿痛,颊颌肿,瘰疬,手臂不仁,肘挛不伸,中风口僻,手足不遂。

本穴为手阳明大肠经腧穴,大肠为传导之官,故本穴以治疗肠腑病症见长,对腹胀、吐泻之效尤为见长。

阳明行气于三阳,四肢为阳,故本穴治疗上肢不遂、肩臂肘痛疗效甚佳。又因其经筋挟背,故可治腰脊疼痛。

"经脉所过,主治所及",手阳明经循行于头面部,故本穴又是治疗头面五官疾病之常用穴。

【操作】　一般常规直刺 0.5~1 寸。直刺可治疗偏瘫、齿痛、失音、颊肿、瘰疬、目疾;直刺但运用手法使针感向手部放散,用于治疗前臂及肘部病变,如肱骨外上髁炎、旋后肌综合征等;透刺法向心端呈 45°~60° 角进针 1~1.5 寸,得气后行泻法,同时配合动气针法(活动患部),常用于治疗急性腰扭伤、落枕、膝关节疼痛等。

【应用经验】

(1)治疗三叉神经痛:三叉神经痛患者,有近六成有大便秘结,此病病位在阳明,《黄帝内经》指出:邪中于面,则下阳明。故三叉神经痛辨病有大便秘结者,取手三里治之,大便清下,而面痛立解。

(2)治疗急性腰扭伤:急性腰扭伤辨病痛点在脊柱旁开 0.5 寸左右者,取手三里治之。

(3)治疗各种扭伤:临证有"扭伤穴",位置与手三里穴相当,可治疗各种新旧之扭伤。

(4)治疗关节鼠:膝关节腔内有"游离体",随着膝关节运动而四处游走,有时因而会出现膝关节交锁现象,患者会感觉运动时膝部剧痛,此时可选手三里为主穴治之。

(5)治疗肩周炎、落枕:按压手三里,以患者局部出现明显之酸麻胀痛为度,一般按压 5~10 分钟左右,同时令患者活动患处,大多有即时之效。

(6)放血法治疗小儿百日咳、流行性腮腺炎、中风之上肢麻木:治疗百日咳(酌配少商、商阳点刺放血)及流行性腮腺炎,常规放血法即可;治疗中风之上肢麻木,放血量宜在 0.5ml 左右。

(7)治疗小儿重症肺炎:患者取仰卧位,穴位常规消毒,患儿若以高热、惊厥、呼吸急促症状为主者,取三棱针速刺出血少许;若病程长,呼吸困难、缺氧、心衰、休克者,以细毫针刺入,强刺激,久留针(1~2小时),留针期间10分钟行针1次,复苏后每20分钟行针1次。

(8)治疗呃逆:患者取坐位或仰卧位,穴位常规消毒,医者持针速刺入穴位,得气后行强刺激手法1~2分钟,有规则地改变刺激频率,反复3次,即可出针。每日1次,一般2~3次获愈。

(9)治疗支气管哮喘:艾炷直接灸法,每穴(双)5壮。每日1次,10次1个疗程,以1个疗程为限。

(10)治疗鼻衄:患者取坐位,单侧鼻孔流血者取患侧,双侧流血取双侧,取一根火柴点燃后,对准穴位迅速点灸,手法宜轻,瞬间离穴,耳闻"啪"的一声响即可,灸后瘢痕不必特殊处理,如止血后复流,在原处灸之仍有效。每日1次。

(11)治疗发热:常规三棱针点刺出血即可。酌配针刺合谷、曲池穴。

(12)治疗中风偏瘫:据《中国针灸》1997年第8期报道,合谷刺手三里、伏兔穴治疗中风偏瘫108例,有效率为91.7%。

10. 曲池 手阳明之合穴;十三鬼穴之一;马丹阳天星十二穴之一;临证最常用穴之一

【穴名释义】 穴在肘外辅骨曲肘横纹头凹陷处,为手阳明之合穴,手阳明脉流注于此穴时,似水流入池中。又取穴时,屈曲其肘而得其穴处有凹陷,形似浅池,故名曲池。

《会元针灸学》:曲池者,曲者曲肘之处也,池者阳经有阴气所聚,阴阳通化,沿气分亦能养阴,故名曲池。

【主治】

《铜人腧穴针灸图经》:治肘中痛,偏风半身不遂,刺风隐疹,喉痹不能言,胸中烦满,筋缓捉物不得,挽弓不开,屈伸难,风臂肘细而无力,伤寒余热不尽,皮肤干燥。

《针灸大成》:主绕踝风,手臂红肿,肘中痛,偏风半身不遂,恶风邪气,泣出喜忘,风隐疹,喉痹不能言,胸中烦满,臂膊疼痛,筋缓捉物不得,挽弓不开,屈伸难,风痹,肘细无力,伤寒余热不尽,皮肤干燥,瘰疬癫疾,举体痛痒,如虫啮,皮脱作疮,皮肤痂疥,妇人经脉不通。

本穴属手阳明大肠经腧穴,阳气行于三阳,四肢为阳,故本穴有宣通经气,舒筋活络之用,既可治疗肘部拘挛疼痛,又可治疗上肢痿痹和全身关节、肌肤的肿痛。

阳明经多气多血,大肠经与肺经相表里,故本穴具有疏风解表,调和营卫之用,是治疗感冒、发热、咳喘及皮肤科病症之主穴之一。

本穴为手阳明经之合穴,五行属土,为大肠经之母穴。"合主逆气而泄",治病在胃因饮食而得的病症。故具有理肠之用,为治疗肠疾的主穴之一。

手足阳明经在面部迎香穴处相交接,而两经之经脉和经筋,几乎分布于整个面部,故本穴可治疗头面五官之疾。

唐代著名医学家孙思邈,将曲池穴列入治疗神志病有特效的"十三鬼穴"之一。

【操作】 本穴常规刺法为肘关节屈曲呈 90° 角,直刺 0.8~1.5 寸或点刺出血。还有三种特殊针刺法,如下:

(1)用毫针从本穴进针,针尖向少海穴透刺,得气后行泻法,务求使针感在局部放散或向上肢放射,即可治疗荨麻疹等皮肤病、急性感染性眼疾、牙痛、感冒发热等。

(2)用毫针从本穴进针,针尖向手三里方向逆经斜刺,进针约为 20~40mm,得气后行泻法,针感最好向腕关节方向放射,此刺法用于治疗肘关节及前臂不遂。

(3)治疗肱骨外上髁炎,一般先用"合谷刺"或"齐刺法",然后针尖刺向压痛点之深层(一般刺 1.2 寸深),即在肱骨外上髁之滑囊附近,得气后行泻法。

本穴可灸。

【应用经验】

(1)治疗急性腰扭伤:双侧穴位常规消毒,医者持毫针快速针刺入穴,得气后行泻法,刺激量以患者能耐受为度,留针 15~30 分钟,中间配合活动腰部。每日 1 次,一般 1~2 次即获效。

(2)治疗胁痛:患者取坐位,患侧穴位(胸正中痛者可取双侧穴位),医者持毫针速刺入穴,得气后行透天凉手法,此过程中,嘱患者用口先吸气一下,再用鼻出气 5 次。留针 30 分钟,每 5 分钟行针 1 次。每日 1 次。

(3)治疗高血压:患者取坐位或仰卧位,双侧穴位常规消毒,医者持毫针,速刺入穴位 1.5 寸深,刺激量以患者能耐受为度,针感向上或向下放射为最佳,此时患者症状多有明显减轻或消失,留针 20 分钟。

（4）治疗急性乳腺炎：患侧穴位常规消毒，医者持毫针速刺入穴，进针深度为 1.5~2 寸，得气后手法强刺激 1 分钟，务求针感传导肩部为最佳。出针后，医者用左手托起患侧肘部，右手拇指有规律地按摩穴位局部，以提高针效。每日 1 次，效佳。

（5）治疗急性荨麻疹：患者取坐位，双侧穴位常规消毒，医者持毫针速刺入穴 1 寸左右，得气后行泻法，强刺激 1 分钟，留针 30 分钟，期间行针 3 次，每日 1 次。

（6）治疗呃逆：患者取坐位或仰卧位，双侧穴位常规消毒，医者持毫针速刺入穴，得气后施行捻转补泻手法，留针 20 分钟，每 5 分钟行针 1 次。每日 1 次，一般 1~2 次即可治愈。

（7）针刺预防痢疾：常规消毒双侧穴位，毫针快速刺入（成人进针深约 1 寸，儿童深约 0.5 寸），得气后采用轻度泻法，吸气时进针，呼气时停针，予轻度捻转。一般仅针刺 1 次即可。

（8）治疗热证：合谷、大椎、曲池为临证退热效方。

（9）治疗颈痛：《浙江中医杂志》1979 年第 7 期报道了针刺合谷、曲池治疗颈痛 10 例的临床研究。方法：常规针刺，捻转泻法。每日或隔日 1 次。经过 1~4 次治疗，全部治愈。

（10）治疗肩周炎：阳明经型肩周炎，曲池深刺 2~3 寸，快速提插捻转，强刺激，同时令患者活动患肩，留针 30 分钟。一般大部分在 1~2 次治疗后疼痛消失并活动自如。

（11）治疗睑腺炎：《中医杂志》1984 年第 2 期报道了曲池穴三棱针点刺出血治疗睑腺炎 33 例的临床研究。方法：用三棱针点刺曲池穴，每日 1 次。经 1~2 次治疗，痊愈 32 例，中断治疗 1 例。

（12）治疗风湿性膝关节炎：主穴：曲池（单侧膝关节炎取单侧，双侧膝关节炎取双侧）；配穴：膝眼、阿是穴、或血海、梁丘、阳陵泉、阴陵泉、足三里等穴。曲池穴按呼吸补泻法之补法进针 1.5 寸，得气后退至皮下 0.5 寸处行捻转补法，随后再刺入 0.5 寸反复操作 3 次，吸气时出针；膝部穴位平补平泻，留针 30 分钟。每日 1 次，7 次 1 个疗程。

（13）平衡针灸膝痛穴：平衡针灸在曲池穴下 1 寸（向前臂方向设穴），设"膝痛穴"，治疗膝痛（膝痛一个月之内者）效佳。

（14）开"小四关"：合谷配太冲，针灸谓之开四关（大四关）。而对于全身各关节有大范围寒热痛痹者，临证除开四关外，还常取曲池配阳陵泉治之,我们谓之开"小四关"。

11. 肘髎

【穴名释义】 髎,空穴也,穴为手阳明大肠经脉之空穴,位在肘大骨外廉凹陷,故名肘髎。

《会元针灸学》:肘髎者,是两臂弯曲之处。髎者,骨之边髎,故名肘髎。

【主治】

《铜人腧穴针灸图经》:治肘节风痹,臂痛不可举,屈伸挛急。

《针灸大成》:主风劳嗜卧,肘节风痹,臂痛不举,屈伸挛急,麻木不仁。

《经穴探源》中言"此穴为肺经、大肠经气血传输肾经之重要穴位,即是我们所说的金生水之穴,肺肾关系的失衡皆可通过此穴作出快速的调整……"。在此书中,程玮认为人体凡是"髎"字头的穴位,如肘髎、肩髎、八髎、口禾髎等等,皆有通导体表寒湿之效。故举凡手臂酸痛沉重,因寒湿引起者,若肘髎穴处有压痛,皆可按揉或针刺以治之。

【操作】 直刺1寸或向肘部斜刺。本穴较长于治疗肘痛及肘关节屈伸不利,一般取向肘部斜刺之法,深度以患者觉肘部酸沉为度。

本穴可灸。

【应用经验】

(1)治疗网球肘:临证肘髎常与曲池、天井、尺泽、外关、合谷相配治疗网球肘,此为常规治法也。

(2)治疗面瘫:据《针刺研究》1998年第4期报道,原天津中医学院中医系已故李玉磷老中医,单取肘髎穴,治疗周围性面瘫初期效果甚佳。

12. 臂臑

【穴名释义】 膊下对腋为臑,即肩膊下内侧对腋高起之白肉,臂肘之上下皆名臂,穴在肘上7寸,肩膊下胭肉端,即上臂之三角肌,下端与肱三头肌之间,本穴是据所在部位命名。

【主治】

《铜人腧穴针灸图经》:治寒热颈项拘急,瘰疬,肩臂痛不得举。

《针灸大成》:主寒热,臂痛,不得举,瘰疬,颈项拘急。

本穴位于三角肌之止点处,"经脉所过,主治所及",故本穴主要用于治疗肩臂疾病、上肢不遂等。

本穴有明目之效,在本穴分别向前上方及后下方直刺并作适当捻转,可治疗视物模糊、视力下降等目疾。

【操作】 本穴一般直刺 0.5 寸或向上斜刺 2 寸左右。

【应用经验】

（1）治疗视神经萎缩：患者取坐位，穴位常规消毒，医者持毫针，速刺入穴，得气后施较强之捻转手法，留针 30 分钟，期间行针 1~2 次，针尖向上且务求针感向上传导。每日 1 次，疗效明显。

关于针灸治疗视神经萎缩之症，董氏针灸创立者董师景昌，以左腿之上巨虚、条口、下巨虚治疗骨头凹陷、视神经萎缩之症，后人言"此三穴所以培后天之气，以救先天之肾水也，乃景师之匠心独运也"。

以上两法，一上一下，一取上肢，一取下肢，可以互参也。

（2）治疗流行性出血性结膜炎：患者取坐位，双侧穴位常规消毒，医者持毫针，针尖向肩髃穴方向，与皮肤呈 30° 角，快速刺入 0.3~0.5 寸，施行提插捻转手法，得气后留针 15 分钟，出针。每日 1 次，一般 1 次即可见效。

（3）治疗角膜炎：患者取仰卧位，嘱患者闭眼，患侧穴位常规消毒，医者持毫针，以 45° 角针尖斜向上方，缓慢刺入穴位，得气后紧提向上 1/3 深度后再捻转得气，继续又紧提 1/3 深度后捻转得气，如此反复 3 次，留针 30 分钟；出针后方令患者睁眼视物，症状多可立即缓解，视力有所进步，为巩固疗效可每日针刺 1 次。

（4）治疗睑腺炎：患者取坐位，患侧穴位常规消毒，医者持毫针速刺入穴位，得气后行泻法，留针 15 分钟，每隔 5 分钟行针 1 次。每日 1 次，以 3 次为限，效佳。

（5）治疗梅核气：本穴极善治疗梅核气，临证针尖透向肩髃穴，用泻法，留针 30 分钟。每日 1 次，10 次 1 个疗程。

肩髃与臂臑皆为手阳明经穴，此二穴善治痰气互结之症，臂臑透肩髃，能利咽部阴阳之开阖，疏调咽部之气机，故能消咽部之梗阻。

13. 肩髃

【穴名释义】 髃，指髃骨，为肩端之骨，即肩胛骨臼端穴在肩端两骨间，故名肩髃。

《医经理解》：肩髃，肩骨端也。

【主治】

《铜人腧穴针灸图经》：疗偏风半身不遂，热风隐疹，手臂挛急，捉物不得，挽弓不开，臂细无力，筋骨酸疼。

《针灸大成》：主中风手足不遂，偏风，风痰，风痿，风病，半身不遂，热风肩中热,头不可回顾,肩臂疼痛臂无力,手不能向头,挛急,风热隐疹,颜色枯焦,劳气泄精,伤寒热不已,四肢热,诸瘿气。

本穴为手阳明、阳跷脉之会。

【操作】　一般向肩关节方向直刺 1.5 寸左右;治疗肩周炎,亦可用肩髃透极泉之法;治疗偏瘫上肢不遂,亦可选芒针由肩髃向曲池透刺;肩髃"合谷刺法"亦为治疗肩周炎常用刺法。

本穴可灸。

【应用经验】

(1)肩髃与髀关相对,肩髃痛可针髀关,髀关痛可针肩髃,两穴疼痛可互治。

(2)治疗顽固性荨麻疹:有研究者报道了肩髃穴刺络拔罐法治疗顽固性荨麻疹 30 例的临床研究。取穴:肩髃(双侧),风邪犯肺加肺俞,胃热型加胃俞。肩髃刺络拔罐法,拔 10 分钟,肺俞与胃俞单纯拔罐,拔 5 分钟。隔日 1 次,7 次 1 个疗程,疗程间休息 5 天,共治疗 3 个疗程,效佳。

(3)治疗落枕:《针灸临床杂志》2005 年第 12 期报道了肩髃拔罐配合针刺外关穴治疗落枕 80 例的临床研究。结果:临床治愈 76 例,显效 4 例,全部有效。

(4)治疗足跟痛:巨刺法,左取右,右取左。肩髃穴深刺,针尖透向极泉穴,针刺入穴后嘱患者用力以足跟跺脚,一般皆有即时之效。

(5)董氏针灸之背面穴:董氏针灸设背面穴,即肩髃穴。背面穴主治:声音细小无力、小腿无力、全身疲劳等。背面穴之主治,实为肩髃穴之应用发挥。

(6)治疗外踝关节扭伤:针刺本穴对外踝关节扭伤有较好疗效。

(7)治疗风寒型三叉神经痛:有研究者观察了针灸肩髃穴治疗风寒型三叉神经痛 60 例的临床效果。结论:针灸肩髃穴治疗能有效解除或缓解疼痛,明显消除不寐、情绪抑郁或烦躁不安等兼症,其止痛效果优于传统针刺组,在消除兼症方面优于传统针刺组。而且在治疗期间未出现任何不良反应。且临床治疗三叉神经痛疗效确切,取穴少,无毒副作用,但其镇痛机制尚不明确,有待于进一步研究。

14.迎香　手足阳明之会

【穴名释义】　本穴在鼻孔旁 5 分,言鼻从此迎香而入,又穴属手阳明大肠经,与肺为表里,肺开窍于鼻,本穴治鼻塞不闻香臭,因名迎香。

《会元针灸学》:迎香者,迎者应遇,香者,芳香之味,香之近鼻无知觉,刺之即知,又因足阳明宗气所和,开窍于口,脾味香,故名迎香。

【主治】

《铜人腧穴针灸图经》:治鼻有息肉,不闻香臭衄血,偏风口㖞,面痒浮肿,风动叶叶,状如虫行或痒肿痛。

《针灸大成》:主鼻塞不闻香臭,偏风口㖞,面痒浮肿,风劲叶落,状如虫行,唇肿痛,喘息不利,鼻㖞多涕,鼽衄骨疮,鼻有息肉。

【操作】 面痒面肿,直刺0.1~0.2寸;鼻腔疾病,沿鼻唇沟向上斜刺;面瘫口㖞,则可向口禾髎方向平刺。

本穴禁灸。

【应用经验】

(1)治疗鼻炎:本穴为治疗各种鼻炎之常用配穴。

(2)治疗打鼾:治疗打鼾,迎香常和内关、合谷、中脘相配,效佳。

(3)单穴应用可治疗阳明头痛;面痒、面部蚁行感;鼻衄;呃逆;便秘;胆道蛔虫病等。

(4)治疗心律失常:《中国针灸》1996年第5期报道了针刺治疗快速心律失常(窦性心动过速、阵发性室上性心动过速、阵发性房颤)68例的临床研究。方法:取双侧迎香穴,向外下沿鼻唇沟斜刺,提插捻转数次,留针20分钟。结果:显效39例,好转15例,无效14例,有效率79%。

三、足阳明胃经

经脉循行:《灵枢·经脉》:胃足阳明之脉,起于鼻之交頞中,旁纳太阳之脉,下循鼻外,入上齿中,还出挟口,环唇,下交承浆,却循颐后下廉,出大迎,循颊车,上耳前,过客主人,循发际,至额颅;其支者,从大迎前下人迎,循喉咙,入缺盆,下膈,属胃,络脾;其直者,从缺盆下乳内廉,下挟脐,入气街中;其支者,起于胃口,下循腹里,下至气街中而合,以下髀关,抵伏兔,下膝膑中,下循胫外廉,下足跗,入中指内间;其支者,下廉三寸而别,下入中指外间;其支者,别跗上,入大趾间,出其端。

经穴歌诀:四十五穴足阳明,头维下关颊车停,承泣四白巨髎行,地仓大迎和人迎,水突气舍连缺盆,气户库房屋翳屯,膺窗孔中延乳根,不容承满及梁门,关门太乙滑肉门,天枢外陵大巨存,水道归来气冲穴,髀关伏兔走阴市,梁丘犊鼻足三里,上巨虚连条口位,下巨虚穴上丰隆,解溪冲阳陷谷中,内庭厉兑经穴终。

本经经穴分布于头面部、颈部、胸腹部、下肢之前外侧面。首穴承泣,末穴厉兑,左右各45穴。其中有15穴分布于下肢前外侧面,30穴分布在头面、胸腹部。

本经经穴分布规律:胸部各穴均分布在肋间隙中,距前正中线(任脉)旁开4寸处(胸部第二侧线上);腹部各穴上下相距1寸,距前正中线(任脉)旁开2寸处(腹部第二侧线上)。

本经临证常用腧穴

1. 地仓　足阳明、跷脉之会

【穴名释义】　仓,以食者,口象形,穴在口吻旁4分,隐含在口旁之意,脾主口,脾气通于口,脾属土,土,地之体也,又脾胃者仓廪之官,故名地仓。

《会元针灸学》:地仓者,地是地格,因面分三庭,鼻以上为上庭,鼻为中庭,鼻以下为下庭。含天人地,三格局也。仓者,仓廪也,五谷之粒粒,上华面兮,冲庭面至此而上,故名地仓。

【主治】

《铜人腧穴针灸图经》:主偏风口喎,目不得闭,失暗不语,饮食不收,水浆漏落,眼睭动不止,病左治右,病右治左。

《针灸大成》:主偏风口喎,目不得闭,脚肿,失暗不语,饮食不收,水浆漏落,眼睭动不止,瞳子痒远视䀮䀮,昏夜无见,病左治右,病右治左,宜频针灸,以取寒风气,口眼喎斜者,以正为度。

地仓别名会维穴,胃维穴。名意指穴内的气血物质对人体的正常运行有维系的作用。人的头部及身体中下部的气血要靠本穴输配,本穴气血的输配正常与否直接维系着人体的各种生理功能是否正常,故而名为会维、胃维。胃经地部经水在此聚散,能分留胃经地部经水,为阳跷脉提供阳热之气。故本穴具有疏风止痛,通经活络之效。

《针灸甲乙经》记载本穴主治"手足痿躄不能行",现代常用地仓穴治疗面神经炎、三叉神经痛、动眼神经麻痹等疾病。

【操作】

(1)以毫针直刺0.2寸之内,得气即可,不施补泻手法,仅静止留针,此法适用于治疗面神经炎、面肌痉挛、三叉神经痛。

(2)透颊车法:从地仓穴进针,沿皮下向颊车穴方向缓慢刺入0.5~0.8

寸,或针尖达颊车穴皮下,得气后行泻法。此法常用于治疗面神经炎发病1周以后,或中风所致口角㖞斜者(中经络者,发病即透刺;中脏腑者,神志清醒后针刺。)

(3)透巨髎穴法:从地仓穴进针,针尖对准巨髎穴,针身与皮肤表面呈30°角进针,深达1~1.5寸,得气后行泻法。此法常用于治疗面肌痉挛,且地仓取健侧。

(4)一穴三透法:取1.5寸毫针3支,一支从地仓穴进针,沿皮透向迎香;另两支分别沿皮透向颧髎和颊车。三针进针均为1~1.2寸,得气后行补法。本法刺激性较强,适用于面神经炎发病2周之后,常规针刺法面部症状仍无明显改善者。

本穴可灸。

【应用经验】

(1)治疗小儿流涎:方法:地仓向颊车方向平刺,深度为两穴连线的1/2~2/3,得气后做45°小幅度捻转,共30转出针,急闭针孔,每日1次,5次为1个疗程。

(2)治疗面瘫:主穴:地仓,根据病情再随症配穴。地仓用2寸毫针与表皮呈15°角沿皮下缓慢捻转进针向下关穴透刺,使针感放散至整个患侧颞面部及眼、口、鼻、耳后乳突下方,留针15~30分钟,每日1次。

(3)治疗口腔溃疡:方法:穴位局部常规消毒,医者以1.5寸~3寸毫针,以15°角由地仓向水沟穴透刺,得气后留针5分钟,然后将针退至皮下;再由地仓透刺承浆穴,得气后留针5分钟,再将针退至皮下;再由地仓透刺颊车,得气后留针10分钟。此外,在口腔溃疡面相对应的口腔外(如颊或唇部痛处之阿是穴),以28号针灸针直刺,将针透过面部肌肉层,并可在口腔内的溃疡面触及针尖,然后行大幅度捻转提插10余次。注意不可过深以免刺伤牙龈及舌。必要时可反复行针。不留针,出针后在阿是穴挤出血液数滴,以6滴以上为最佳。溃疡灶较多者,可选2~3个阿是穴治疗,以此法治疗口腔溃疡,效佳。

(4)治疗痛证:足阳明胃经、阴跷脉、阳跷脉均经过地仓穴,故按照"经脉所过,主治所及"之原则,举凡膝关节(内外膝眼痛、髌骨下缘痛)、小腿内侧线之足少阴走行方向痛、咽喉肿痛、照海穴处痛等等,地仓均可治之。

(5)治疗下肢痿软无力:《针灸甲乙经》:"地仓主手足痿躄不能行",又阴阳跷脉均经过地仓穴,故地仓对下肢痿软无力,刺之效佳。

2. 颊车 十三鬼穴之一

【穴名释义】 穴在耳下曲颊端牙车骨处,故名颊车。又穴于颊之机轴转动处,故又名机关。

《采艾编》:主齿颊转关开合,此上下牙之运纽也。

【主治】

《铜人腧穴针灸图经》:治牙关不开,口噤不语失喑,牙车疼痛,颔颊肿,颈强不得回顾,其穴侧卧开口取之。

《针灸大成》:中风牙关不开,口噤不语,失音,牙车疼痛,颔颊肿,牙不开嚼物,颈强不得回顾,口眼㖞。

本穴属足阳明经在面部之穴,阳明经筋急则口目为僻,故该穴与地仓穴互相透针用于治疗口眼㖞斜,有着很好的疗效。

足阳明经“入上齿中,循颊车”,故本穴用治齿龈肿痛,痄腮等。

【操作】 本穴一般直刺0.5寸或斜刺1寸左右。面瘫口眼㖞斜时,可向地仓穴方向斜刺1.5寸左右。上牙痛,向下关方向透刺;下牙痛,向夹承浆方向透刺。

本穴可灸。

【应用经验】

（1）治疗面瘫:药敷法:取巴豆1枚,剥仁后重力压碎,贴敷于患侧穴位上,外用消毒敷料覆盖,胶布固定,同时亦可配合热敷。本法对病程在10日内的患者疗效较好,而病程3个月以上者,则疗效欠佳。

（2）按摩治疗颞下颌关节脱位:患者取正坐位,其枕部靠墙或倚椅背,术者站立病者患侧,右手拇指指腹重力按摩患侧穴位,同时推动其下颌角向下向后,并配合左手拇指略作上抬病者颌部的动作。经几分钟后,患者多感觉有明显之酸胀、麻木感,常可在不知不觉中使颞下颌关节复位。大多数患者1次即能获得效果,共治疗4例,全部复位成功。

3. 下关 足阳明、少阳之会

【穴名释义】 耳前曰关,穴在耳前动脉下空下廉,故名下关。

《会元针灸学》:下关者,因牙关上下两处,上关即客主人,下关下部片也,牙关为开阖之机关,属下,故名下关。

【主治】《铜人腧穴针灸图经》:疗聤耳有脓汁出,偏风口目㖞,牙车脱臼,其穴侧卧闭口取之,针入四分,得气即泻,禁不可灸,牙龈肿处,张口以三棱针出脓血,多含盐汤,即不畏风。

《针灸大成》:主聤耳有脓汁出,偏风口目𫍙,牙车脱臼,牙龈肿处,张口以三棱针出脓血,多含盐汤,即不畏风。

本穴位于面部,靠近耳部,"腧穴所在,主治所在",故善治面瘫、面痛、耳疾等。

本穴与上牙、下颌关节邻近,故亦常用于治疗上牙齿痛、下颌关节炎、牙关紧闭、牙龈肿痛等症。

【操作】

(1)直刺 0.5~1 寸,用于治疗三叉神经(第二、三支)痛、面神经麻痹、神经性耳聋、耳鸣、化脓性中耳炎等。

(2)向后方斜刺 0.5~1 寸,用于治疗颞下颌关节紊乱及本穴主治之部分病症。

(3)直刺或向上斜刺 1~1.2 寸,用于治疗上齿痛等;针尖向下齿槽方向斜刺,进针 1.2~1.5 寸,用于治疗下齿痛。

本穴可灸。

【应用经验】

(1)治疗颞下颌关节紊乱:取患侧下关穴,用三棱针点刺 3~6 下,后以闪火法拔罐,出血 5~10ml,10 分钟后起罐,隔日 1 次。

(2)治疗鼻炎:下关穴深刺治疗鼻炎,特别是过敏性鼻炎效佳。方法:患者取仰卧位,穴位常规消毒,医者持毫针自颧弓下缘与咬肌前缘交界处,向内后上方进针,深度约为 46cm,务求针尖达到蝶腭神经节,否则效果不佳。达到蝶腭神经节,患者会感到瞬间放电感及齿痛感,进针拔针都要快,有上述针感后即可出针。下关治疗鼻炎,可酌配百会、印堂、迎香(双)、合谷(双)、足三里(双)。

(3)治疗三叉神经痛:靳三针疗法治疗三叉神经痛,选太阳、下关、阿是穴治之(此处阿是穴的选择,第一支痛可选鱼腰和阳白;第二支痛可选四白;第三支痛可选大迎)。

(4)治疗哮喘:下关穴进针后强刺激,留针 15~30 分钟,每 5 分钟行针 1 次,每日 1 次,3~5 次为 1 个疗程。

(5)治疗坐骨神经痛:以 1 寸毫针直刺下关穴(双)0.5~0.7 寸,提插捻转中强刺激,留针 40~60 分钟,每隔 15 分钟捻转 1 次,每日 1 次,10 次 1 个疗程。

(6)治疗足跟痛:毫针直刺对侧下关穴,进针约 1.5 寸,使局部产生麻胀感,然后行针 5 分钟,患者足跟有热感产生,留针 30 分钟,每日 1 次,3 次 1 个疗程。

4. 头维 足少阳、阳维之会

【穴名释义】 足阳明脉气行于人身胸腹部,维络于前,故又有二阳为维之称。维,又有隅之意,四角为维,穴为足阳明之腧穴,位在头部额角发际,故名头维。

《经穴选释》:头维。《淮南子》之四维,在乾、艮、巽、坤、四维,故维有隅角之意,此穴位于头角,故名。

【主治】

《铜人腧穴针灸图经》:治偏头痛,目视物不明,今附治微风眼睑𥆧动不止,风泪止。

《针灸大成》:主头痛如破,目痛如脱,目𥆧,目风泪出,偏风,视物不明。

【操作】 眼疾迎风流泪、眼睑𥆧动等,可先直刺入皮,然后再向丝竹空方向平刺;头痛可向后方平刺,偏头痛可向下或后下平刺,以酸胀为度。

本穴不可灸。

【应用经验】

(1)治疗月经前头痛:头维穴为足阳明经之最高的一个穴位,又为其结穴,阳明经为多气多血之经,《灵枢·寿夭刚柔》曰:"有刺营者,有刺卫者……刺营者出血,刺卫者出气。"月经前头痛,病在血,故在头维穴以三棱针点刺放血治之以调血,治月经前头痛效佳。

(2)治疗鼻炎:取头维、上星、印堂、太阳等穴,头皮部位穴斜刺深至帽状腱膜下层,必须获得明显痛胀感并向外周扩散,用小幅度提插捻转中等刺激,平补平泻,留针 30 分钟。

(3)治疗高血压脑病:有研究者报道,针刺头维穴对高血压脑病患者有降压、缓解危急症状之效。

(4)治疗偏头痛:头部穴位:头维、百会、风池;面部穴位:太阳、睛明。常规针刺头部穴位,接电针治疗仪,连续波刺激 30 分钟左右;再按摩面部穴位。

5. 滑肉门

【穴名释义】 滑,利也。脾生肉,阳明者,胃肠也。阳明主肉,脾与肉相表里,穴为足阳明脉气所发,善治脾胃之疾,为利脾胃之门,位在太乙穴下 1 寸,腹之滑肉处,故名。

《腧穴命名汇解》:滑肉门,灵活为滑,以其舌为滑利之肉,考该穴主治吐舌,舌强之疾。《铜人腧穴针灸图经》有:"治癫疾,呃逆吐舌。"因名其穴为滑肉门。

【主治】

《铜人腧穴针灸图经》:治癫疾、呃逆、吐舌。

【操作】　直刺0.8~1寸。

本穴可灸。

【应用经验】　本穴为腹针疗法著名的"腹四关"之一。腹四关为滑肉门(双)、外陵(双),共四个穴位。在腹针疗法中,滑肉门治疗躯干上段及上肢之疾;外陵治疗下腹及下肢之疾。此四穴为通调气血、疏理经气、引脏腑之气向全身布散之妙穴,故称"腹四关"。

6. 天枢　大肠之募穴;腹气街穴位之一

【穴名释义】　天枢之上,天气主之,天枢之下,地气主之,以天枢喻作天地之气相交之中点,所谓气交之分,人生活其中,穴正居人身之中点,如象天枢正当天地交合之际,为分清理浊之司,又坤为腹,坤正居此,天枢又为北斗七星之第一星,穴居腹部,应天枢之星象,故名天枢。

《难经·三十难》:"中焦在胃中脘,主腐熟水谷,其治在脐旁",滑寿注:"在脐旁天枢穴。"本穴位在天地二气之间,为人气所从,通于中焦,有斡旋上下,职司升降之功,天枢者意指为天地二气升降出入之枢纽。

【主治】

《铜人腧穴针灸图经》:疗夹脐切痛,时上冲心,烦满呕吐,霍乱寒症,泄利食不化,女子月事不时,血结成块,肠鸣腹痛不嗜食。

《针灸大成》:主奔豚,泄泻,胀疝,赤白痢,水痢不止,食不下,水肿腹胀肠鸣,上气冲胸,不能久立,久积冷气,绕脐切痛,时上冲心,烦满呕吐,霍乱,冬月感寒泄利,疟寒热狂言,伤寒饮水过多,腹胀气喘,妇人女子癥瘕,血结成块,漏下赤白,月事不时。

本穴为大肠之募穴,故是治疗泄泻、痢疾、便秘、肠痈、绕脐痛、腹胀等疾之主穴。

本穴属胃经,又临近胃部,故可治疗胃痛、呕吐等胃腑痛,且能通过调理胃肠、补虚化湿之用,治疗黄疸、眩晕、虚损等。

本穴近小腹,小腹为生殖泌尿系统所在,《难经·二十七难》:"冲脉者,起于气冲,并足阳明之经,挟脐上行,至胸中而散也。"实际上冲脉又起于胞中,冲脉与生殖系统关系密切,加上冲脉又并足少阴而行,肾主水,故天枢穴又可治疗生殖泌尿系统之疾。

根据腧穴之对应治疗作用(神阙对应命门),如果腰痛的部位正与天枢穴相对应时,亦可选本穴治疗,此谓以阴治阳法。

本穴为腹气街穴位之一。气街者,经脉之气之共同通路也,故本穴临证应用十分广泛。

【操作】 直刺1~1.5寸。妇科月经病,双侧选穴,向下斜刺诱导针感向下腹传导;癃闭取双天枢,向下斜刺使针感传到前阴部;便秘取左天枢针刺;阑尾炎取右天枢针刺,均直刺2寸左右,行泻法使穴周沉胀。

本穴不宜深刺,深刺时当心腹后壁的大血管。

本穴针刺时,切忌猛力快速提插,以防刺伤肠管而致肠穿孔,尤其是肠麻痹患者,因肠不能蠕动,更需谨慎。

本穴可灸。

【应用经验】

(1)治疗中风半身不遂:马英,柴敬等在世界针灸学会联合会论文集收录的论文《半身不遂针灸取穴拾遗论天枢穴治半身不遂》中谈到了采用天枢穴治疗半身不遂的体会。他们指出:其一,从局部症状看,半身不遂虽手足不用,但并非仅仅手足不用。查体时患者除上下肢肌力下降外,亦可见患侧腹壁反射消失,说明患侧躯体肌肉也有偏瘫不遂。说明阳明经循行所过之腹肌局部亦当取穴。其二,就整体病机看,中风属本虚标实,半身不遂为气虚血滞,气不行,血不荣,脉络瘀阻所致。《灵枢·刺节真邪》云:"虚邪偏容于身半,其入深,内居荣卫",补气行血,于中焦取穴更能加强激发中焦气机以补气行血,荣筋盈脉。其三,偏瘫不遂患者,大多有偏侧胸腹胀满不适感觉,此为中焦阳明气机不利,气虚不行所致。而天枢穴正切于上述机理。从以上得知,天枢穴临证配合上下肢取穴,治疗半身不遂当有增效之用。

(2)治疗三叉神经痛:临证董氏针灸侧三里、侧下三里,酌配天枢穴治疗三叉神经痛,效佳。三叉神经痛之部位为阳明经之分野,所以治之当以阳明经穴为主,天枢穴属足阳明经,又为大肠之募穴,故其调节阳明气血之力甚宏,刺之可祛阳明之邪,疏阳明之经气,故而三叉神经痛可愈。

(3)治疗泄泻:隔姜灸法。取1cm厚薄的生姜片2块,重叠一起放于穴位上,然后将艾炷置于其上,点燃艾炷顶端让其自燃,烧完后去掉灰烬和残艾,易炷再灸,每次7壮,每日1次,10次1个疗程。

（4）治疗中风小便失禁和小儿遗尿：患者取仰卧位，双侧穴位常规消毒，医者持毫针快速斜刺入穴位，针尖向阴部，给予提插捻转手法，以局部有酸麻胀感为度，留针 30 分钟，每日 1 次，效果显著。

（5）治疗急腹痛：《现代中西医结合杂志》2003 年第 6 期报道了以针刺天枢、足三里为主治疗各种急腹痛 100 例的临床研究。结果：无论何种原因引起的腹痛均能收到立竿见影之效，尤其是胃肠痉挛、急性肠胃炎、胃肠神经症等效果更佳。

（6）治疗腹痛腹泻：据《浙江中医杂志》1994 年第 4 期报道，一患者因饮用大量冷水后，剧烈腹痛、腹泻，重力按压天枢穴 5 分钟（按压过程中患者出汗），后顿感腹中舒适，继而腹痛、腹泻也除。

（7）治疗菌痢：《陕西中医》1996 年第 1 期报道：采用针刺天枢、下脘、关元、足三里，艾灸神阙治疗细菌性痢疾 62 例，有效率 95.2%。

（8）治疗术后肠麻痹：以天枢、足三里为主治疗术后肠麻痹，针刺得气后接电疗仪刺激。

（9）治疗便秘：以合适力度持续点按天枢穴有效。

（10）治疗痛经：取天枢、归来、气海穴，在月经来潮前两天开始行艾条灸，每天 1 次，每次 10 分钟，后用代灸膏贴穴，4 次 1 个疗程。

（11）治疗带下：《针灸临床杂志》2000 年第 9 期报道：一带下病患者，妇科检查为宫颈糜烂Ⅲ度，取天枢、带脉、气海、三阴交等穴，均用艾灸，每次 10 分钟。结果：1 个疗程后诸症均有好转；续治 1 个疗程，带下已基本痊愈。妇科复检：宫颈糜烂Ⅰ度。

（12）治疗中风后及产后尿失禁：《上海针灸杂志》1998 年第 6 期报道：一患者中风后尿失禁。取天枢为主穴，配以水沟穴针刺。治疗 1 次后小便失禁次数减少，5 次后已能正常排尿。另一产妇分娩后出现尿潴留，肌内注射新斯的明及诱导排尿无效。取天枢为主穴，配以足三里针刺。治疗 1 次后，病人自感有尿意，能排出尿液少许；继针 2 次后排尿恢复正常。

（13）治疗前头痛：取双侧天枢穴，得气后行泻法，留针 1 小时。

（14）治疗失眠：《陕西中医》2004 年第 3 期报道：一患者情绪不稳，烦躁易怒，失眠，针刺天枢、神庭、神门、三阴交等穴。每日 1 次，10 次 1 个疗程。治疗 5 次后情绪平和，心烦消失；1 个疗程后寐安，睡眠时间在 7 小时左右；继针 2 个疗程，睡眠安稳，心情舒畅。

（15）治疗腰椎间盘突出症：此病急性期，患者常有神经根水肿，临证常选天枢、水分、肓俞、气海针刺,以消除神经根水肿。实践证明,此法确实有效。

(16)治疗肾绞痛:以3寸长针,针刺深度4~6.5cm,缓慢进针得气后以强刺激捻转泻法为主,捻针频率为120~150转/min,然后接电针仪,用疏波,频率15Hz,强度以患者能耐受为度,每次30分钟。

7. 外陵

【穴名释义】 外,作表解,陵,冢也,穴在天枢穴下1寸,为地气所主,穴居腹表,其处腹肌隆起,喻腹直肌隆起且长者如陵,穴当其处,故名外陵。

《腧穴命名汇解》:外陵,旁者为外,突起之处为陵,穴居腹部正中线之旁,当腹部隆起之外侧,故名。

【主治】

《铜人腧穴针灸图经》:治腹中痛,心如悬,引脐腹痛。

《针灸大成》:主腹痛,心下如悬,下引脐痛。

【操作】 直刺1~1.5寸。

本穴可灸。

【应用经验】 外陵(双)与滑肉门(双),共同组成腹针之"腹四关穴",外陵在"腹四关穴"之中,主要治疗下腹及下肢之疾。本穴与滑肉门一起,通调气血,疏理经气,引脏腑之气布散全身。

8. 大巨

【穴名释义】 大,通也,巨,大也,穴在长溪下2寸,即腹之方大处,有通调肠道之功能,故名。

《会元针灸学》:大巨者,是肠系之旁,在肠曲上,大空阔之处,直行通经,空长如巨,故名。

【主治】

《铜人腧穴针灸图经》:治少腹胀满烦渴,瘑疝偏枯,四肢不举。

《针灸大成》:治少腹胀满,烦渴,小便难,瘑疝偏枯,四肢不收,惊悸失眠。

【操作】 一般直刺0.8~1.2寸。男子生殖系统疾病可向下斜刺,使针感向下放散。

本穴可灸。

【应用经验】

(1)治疗腹胀、腹泻:大巨深刺1.5~3寸,配天枢、气海、足三里、三阴交。

（2）治疗增生性膝关节炎：患者仰卧位，穴位局部常规消毒，取28号3寸毫针，取患侧穴，快速直刺入1.5~2寸，待患者有酸麻胀重等感觉后，行补泻手法。病情甚者，体质强壮者用提插捻转，平补平泻；年老体弱者用补法行针10分钟，同时嘱患者患侧下肢做屈伸活动，活动幅度由小到大，留针40~60分钟，每10分钟运针1次，每日治疗1次，10次1个疗程。按此法大多数患者1~3个疗程可治愈。

9. 水道

【穴名释义】 道，道也，肾主水，膀胱属水，三焦者水道出焉，穴主肾、膀胱、三焦之疾，通调水道，又位当膀胱出水之道，故名水道。

《穴名选择》：水道，"道"指道路，本穴位在脐下三寸，关元旁二寸，关元为小肠之募，小肠主分清别浊，通调水道。《铜人腧穴针灸图经》称"水道主膀胱有寒，三焦结热，小便不利"。本穴有通调水道，使水液渗注于膀胱之功能，故以为名。

【主治】

《铜人腧穴针灸图经》：治少腹满引阴中痛，腰背强急，膀胱有寒，三焦结热，小便不利。

《针灸大成》：主腰骨强急，膀胱有寒，三焦结热，妇人小腹胀满，痛引阴中，胞中瘕，子门寒，大小便不通。

【操作】 直刺1.5寸左右，适于妇科之疾；双侧取穴针尖向下斜刺，使针感向阴部放散行泻法，可治疗三焦不约膀胱气化失常之小便不利；左侧水道向外下方斜刺，得气后行泻法，可治疗便秘；双侧穴位直刺，得气后行泻法，使少腹有抽动酸胀感，可治疗痛经、月经不调辨证属寒者，针后加温和灸，灸至局部潮红为度。

本穴可灸。

【应用经验】

（1）金伯华经验：治妇女经血不畅、少腹痛、月经量少，取关元、水道、中极、合谷、太溪。刺法：水道直刺，不宜过深，1~1.5寸即可，平补平泻法。

（2）治疗产后尿潴留：患者取仰卧位，双侧穴位常规消毒，医者持毫针先直刺，捻转进针，得气后针尖向曲骨方向斜刺1~1.8寸，行手法务使针感向会阴部传导，患者有便意，使用平补平泻手法，行针5分钟，一般不留针。双侧穴位皆按此法进针行针。结合多位名医临证经验，发现运用此法可迅速治疗此疾,缓解患者痛苦,且有效预防并发症。

10. 归来

【穴名释义】　归,还也;来,还也,凡因肾脏阴寒之气上逆或肝经气火冲逆而见咳逆、骨痿、少气,以及卵上入腹、痛引茎等症,针灸此穴,即可还复而愈,故名归来。

《穴名选释》:归来,本穴位在脐下4寸,中极旁开2寸。

《针灸甲乙经》:主女子阴中寒。

《铜人腧穴针灸图经》:治妇人血藏积冷。是本穴有调经种子的功能,妇人月经通调,则待夫君归来而可有子也。

【主治】

《铜人腧穴针灸图经》:治少腹奔豚,卵缩,茎中痛,妇人血脏积冷。

《针灸大成》:主小腹奔豚,卵上入腹,引茎中痛,七疝,妇人血脏积冷。

本穴之性能主要是调理下焦之气机,具有行气止痛,暖宫散寒,调经止带,通利大便之功。

本穴有三用:一是治疗月经闭止;二是治疗疝气;三是治疗子宫脱垂。

本穴传统以治妇人病症为主,但男科病亦可为之,如"卵上入腹,引茎中痛"者,此处之应用与董氏针灸妇科穴相类似。董氏针灸妇科穴有人尝试治疗男科诸症,据云效果亦佳,宜回味之。

【操作】

(1)毫针直刺1~1.5寸,得气后行捻转补泻法,用于治疗消化道疾病及部分妇科之疾。

(2)用毫针沿经脉循行线,向下呈45°角斜刺1.2~2寸,得气后行捻转补泻法,用于治疗疝气。

本穴可灸。

【应用经验】

(1)治疗经迟:患者取仰卧位,穴位常规消毒,医者持2寸毫针,快速直刺入穴,或向曲骨穴透刺,施行提插捻转手法,得气后使针感尽量放散到前阴部,留针30分钟,隔10分钟行针1次,每日1次,疗效显著。

(2)治疗痛经、抗早孕:患者取仰卧位,穴位常规消毒,医者持2寸毫针,刺入穴位适当深度,给予捻转手法,以求局部之酸、麻、胀感。治疗痛经,宜以爪切式刺入穴位,进针1.5寸左右,持续刺激3分钟后,加拔火罐5分钟。抗早孕,宜以挟持式进针3寸,得气后加 G6805 电针机,给予连续波,刺激量以病人能忍受为限,每日 1 次,连续施治 5~6 次。

11. 髀关

【穴名释义】 腹股外侧曰髀;关,作界上之门,因喻足阳明之脉从此入脾,犹如髀界之关门,故名。

《会元针灸学》:髀关者髀股骨之关节也,故名髀关也。

【主治】

《铜人腧穴针灸图经》:治膝寒不仁痿厥,股内筋络急。

《针灸大成》:主腰痛,足麻木,膝寒不仁痿厥,股内筋络急,不屈伸,小腹引喉痛。

本穴为治疗下肢不遂之主穴之一。

【操作】 一般直刺或斜刺 1.2 寸左右;治足麻股痛可向膝关节方向斜刺,进针深度可超过 1.5 寸,使针感向股部、膝关节方向放散;治股骨头病变,针尖则可向环跳穴方向斜刺。

本穴可灸。

【应用经验】

(1)治疗足背正中疼痛:患者取仰卧位,取患侧穴,常规消毒后,医者持 75~125mm 长毫针,速刺入穴,得气后针尖斜向膝踝部方向,手法强刺激,不留针,针感达足背部,效佳。

(2)治疗下肢寒凉、半身不遂、下肢迈步困难:金伯华经验:髀关配伏兔、迈步(奇穴,位在髀关穴下 2.5 寸)、血海、太溪。刺法:补太溪,余穴平补平泻即可。

12. 伏兔

【穴名释义】 因喻左右各三指按捺,上有肉起如兔状,髀前膝上的起肉又形似一兔伏卧,穴当其处,故名伏兔。

《会元针灸学》:伏兔者,伏是潜伏,大腿肉肥如兔,跪时肉起如兔之潜而不伏也,故名伏兔。

【主治】

《铜人腧穴针灸图经》:治风劳气逆,膝冷不得温。

《针灸大成》:主膝冷不得温,风劳痹逆,狂邪,手挛缩,身隐疹,腹胀少气,头重脚气,妇人八部诸疾。

《备急千金要方》:狂邪鬼语,灸伏兔。

本穴为足阳明经穴,《针灸大成》:伏兔为脉络所会也。按照针灸学之

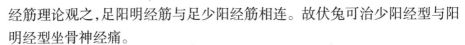

经筋理论观之,足阳明经筋与足少阳经筋相连。故伏兔可治少阳经型与阳明经型坐骨神经痛。

【操作】 直刺 0.6~1.2 寸,但手法不宜过重。治疗风疹、膝痛向膝关节方向斜刺;腰部、股外侧皮神经痛及上肢疾病则向上斜刺。

贺普仁应用伏兔时,令患者采取跪姿进行针刺,言"只有跪姿,才能充分体现伏兔穴之穴名、穴性特征"。

本穴可灸。

【应用经验】

(1)治疗中风偏瘫:合谷刺手三里、伏兔穴为主可治疗中风偏瘫。

(2)治疗腰胯痛:国医大师贺普仁指出:腰胯痛,针伏兔。

(3)治疗急性胃脘痛:《现代中医药》1989 年第 5 期报道了点按伏兔穴治疗急性胃脘痛的临床研究。结论:在医疗实线中,发现点按伏兔穴治疗急性胃脘痛疗效甚佳。治疗时,取右侧伏兔穴较左侧穴位敏感,疗效快且确实。如病势急促,亦可取双侧穴位。

(4)治疗肩周炎:任玉娟、汤柯在《陕西中医》1997 年第 8 期报道了针刺伏兔穴治疗肩凝症 72 例的临床研究。结果:针刺足阳明胃经伏兔穴治疗肩凝症 72 例,总有效率 90%;对照组用传统穴位治疗 25 例,有效率88%。提示本法具有通络止痛功效。

(5)治疗急性腰扭伤:据《现代中西医结合杂志》2010 年第 1 期报道,针刺伏兔穴治疗急性腰扭伤 46 例,疗效满意。

(6)治疗荨麻疹:伏兔常配章门、足三里治疗荨麻疹。

(7)治疗膝冷:董氏针灸在伏兔下 1 寸处设通关穴,通关穴上 2 寸设通山穴,通山穴上 2 寸设通天穴,主治有三,一治因心力衰弱而致下肢水肿;二治消化不良;三治神经性呕吐及妊娠呕吐,此主治实可视作伏兔穴之临证发挥。

董氏针灸临证常倒马应用,受此启发及先贤总结之伏兔穴应用,在伏兔及其上 2 寸处取穴,形成倒马针(针尖斜向膝关节方向),临证针刺治疗膝关节寒凉之症,效佳。

13. 阴市

【穴名释义】 阴市为足阳明经穴,胃为五谷所归,五味皆入如市杂,故有"胃为之市"之说。市者,言其所聚也,内属阴,穴为阴气所聚之处,故名阴市。

《腧穴命名汇解》:阴市,集结之处为市,穴当大腿内侧,考"内为阴",其穴主治寒疝、膝冷如冰之疾,针灸此穴可散寒温经,故名阴市。

【主治】

《铜人腧穴针灸图经》:治寒疝少腹痛,胀满腰以下伏兔上,寒如注水。

《针灸大成》:主腰脚如冷水,膝寒,痿痹不仁,不屈伸,卒寒疝,力痿少气,小腹痛,胀满脚气,脚以下伏兔上寒,消渴。

【操作】 一般直刺0.5~1寸。治疗上肢痉挛、手颤,针尖向上斜刺,得气后行补法。

本穴可灸。温灸阴市穴,有较强之散寒祛湿之功,可用于治疗腰以下,伏兔以上之寒湿症。

【应用经验】 金伯华经验:阴市,治疗风寒湿痹,配风市,具有散风活络、温经散寒之功效,一般采用平补平泻法。

14. 梁丘 郄穴

【穴名释义】

穴在腹直肌与腹外侧肌之间,因喻穴肉注起犹如梁丘,故名。

《医经理解》:梁丘,在膝上2寸两筋间,足阳明郄,故谓是关梁之处,丘聚之注也。

【主治】

《铜人腧穴针灸图经》:治大惊,乳痛,寒痹膝不能屈伸。

《针灸大成》:主膝脚腰痛,冷痹不仁,跪难屈伸,足寒,大惊,乳肿痛。

本穴为足阳明之郄穴。郄穴均可治疗本脏腑所在部位之痛症、急症。故本穴善治胃脘痛。

"经脉所过,主治所及",故本穴可治疗下肢不遂,乳痈等;足阳明经筋循胁属脊,故本穴可治疗腰痛。

本穴位于膝关节周围,"腧穴所在,主治所在",故本穴亦可治疗膝部肿痛。

【操作】 一般直刺0.5~0.8寸。治疗膝关节疾病时,亦可针尖向血海穴透刺,针刺深度因人而异(大腿粗细不一也);治疗胃脘痛,针尖宜向上斜刺。

本穴可灸。

【应用经验】

(1)治疗肩周炎:肩周炎为本虚标实之证,阳明脉虚及肝肾亏虚为其发病之主因,从理论上说,足阳经穴皆可治肩周炎,梁丘为足阳明之郄穴,当然可治疗肩周炎。有人曾以之治疗早期肩周炎。

(2)董氏针灸在梁丘穴附近设解穴:《董氏奇穴实用手册》言"本穴的机制也与梁丘穴相似"。邱氏总结此解穴的功用,主要以之治疗因气血错乱所致之疾或初得之打伤,如腕、踝、腰等扭伤,尤其是扭伤后皮下淤血而肿胀者,用之更宜(此处与扭伤穴相类似);还可用于治疗静脉注射漏针或将注射液打入肌肉而肿大者;亦可治疗练功岔气,导致半身或麻或热或凉,或思想狂乱等走火入魔者(此处功用与液门穴相类似,临证可相互参合用之)。

(3)治疗膝关节疾病:膝关节诸疾,如膝关节骨质增生、膝关节劳损、扭伤等,靳三针之"膝三针"取梁丘、血海、内外膝眼,酌配阴陵泉、阳陵泉、足三里治之。(临证时常血海透梁丘,梁丘透血海;内膝眼透外膝眼,外膝眼透内膝眼;阴陵泉透阳陵泉,阳陵泉透阴陵泉,几组穴位互相透刺,针感强烈,酸麻胀重感覆盖整个膝关节部位,效果才佳。)

(4)治疗胃脘痛:患者取坐位或仰卧位,穴位常规消毒,医者持毫针,针尖向上速刺入穴位,进针1.5寸左右,得气后,行强刺激之泻法,连续行针直至胃痛症状改善为止,一般需要留针1~2小时以上。此法止痛效果显著,但孕妇禁用。

(5)治疗胆绞痛:患者仰卧位,双侧穴位常规消毒,医者持毫针,快速刺入穴位,进针深度约为1.5寸左右,得气后,务求使针感向大腿之上传导,留针30分钟,每隔10分钟行针1次。每日1次,一般1次即可获效。

(6)治疗呕吐:患者取坐位或仰卧位,双侧穴位常规消毒,医者持毫针,针尖向上沿着经脉循行方向,快速斜刺入穴位,进针约1.2寸左右,得气后施手法,使针感尽量传导到腹部(气至病所),留针20分钟,每隔5分钟行针1次,本法大多有即时之效。也可以手按此穴,亦效。

(7)治疗噎膈:恶心、呕吐间断反复发作,发作有时,可针刺梁丘,得气强刺激后,即可出针,大多1次即可获效。

(8)治疗乳痈:患者取坐位,穴位常规消毒,医者持毫针快速直刺入穴,得气后行泻法,然后扳倒针身,针尖向上施行泻法,辅以循法,使气上行,留针30分钟,每5分钟行针1次,每日1次,效果明显。

(9)用于减肥:临证梁丘与公孙相配,针刺得气后行泻法,留针20分钟,然后再埋皮内针,以治单纯性肥胖;亦可以芒针,取肩髃透曲池,梁丘透髀关,梁门透归来,治疗单纯性肥胖。

（10）治疗泄泻：患者取坐位,充分暴露穴位（取左侧穴）,以麦粒灸施行直接灸法,每穴灸 12 壮,每日 1 次,急性者 1~2 次即可获愈,慢性者 5~7 次方可显效。

15. 犊鼻

【穴名释义】 犊,小牛也,《易经》曰:"坤为牛",坤道属土,本穴属足阳明胃经,故以犊名之。又因其穴在膝髌骨旁,形如牛鼻,为足阳明脉气所发,故不名猪鼻、羊鼻,而名犊鼻。

【主治】

《铜人腧穴针灸图经》:治膝中疼痛不仁,难跪起,膝髌痈肿,溃者不可治,不溃者可治疗,若犊鼻坚硬勿便攻。

《针灸大成》:主膝中痛不仁,难跪起,脚气,膝髌肿溃者不可治,不溃者可治,若犊鼻坚硬,勿便攻,先洗熨,微刺之愈。

【操作】 针刺本穴一般以刺入关节腔内为效果最佳。针刺时,嘱患者微屈其膝,进针方向稍向髌韧带内方,斜刺 1.2 寸左右。

本穴可灸。古人认为,此穴一般先灸后针,效果最佳。

应用经验,见本书第一章第二十八篇文章《犊鼻穴（外膝眼）的临床应用》一文。

16. 足三里 合穴;胃下合穴;四总穴之一;马丹阳天星十二穴之一;回阳九针穴之一;针灸临证最常用穴之一

【穴名释义】 里,居也,穴为足阳明脉气汇聚之处,位在膝下 3 寸胻骨外侧而居,故名。

《会元针灸学》:三里者,逐邪于四末,出三里之外,因其经从头至胸一气,至脐又一变,至里而转下,与太阴少阳邻里相同,所以针阳陵泉,而运胆汁入胃,补三里而健脾,泻三里而平肝,降逆通肠,穴在膝盖边际下 3 寸,故名三里。

【主治】

《铜人腧穴针灸图经》:治胃中寒,心腹胀满,胃气不足闻食臭,肠鸣腹痛食不化,秦承祖云:诸病皆治,食气水气,蛊毒痃癖,四肢肿泄,膝胻酸痛,目不明。

《针灸大成》:主胃中寒,心腹胀满,肠鸣,脏气虚惫,真气不足,腹痛食不化,大便不通,心闷不已,卒心痛,腹有逆气上攻,腰痛不可俯仰,小肠气,水之蛊毒,鬼击,痃癖,四肢满,膝胻酸痛,目不明,产妇血晕。

《会元针灸学》：此穴治病万端，有白术之强，有桂附之热，有参茸之功，有硝黄之力。

《灵枢·五邪》："邪在脾胃，则病肌肉痛，阳气有余，阴气不足，则热中善饥；阳气不足，阴气有余，则寒中肠鸣腹痛，阴阳俱有余，若俱不足，则有寒有热，皆调于三里。"

《通玄指要赋》：三里却五劳之羸瘦……冷痹肾败，取足阳明之土。

足三里的主要功用为调胃肠、降气逆、泻热、清神、补虚、益气。

本穴为足阳明五输穴之合穴，为胃的下合穴，"合治内腑"，故为治疗脾胃病之常用主穴之一。《四总穴歌》云："肚腹三里留"，即指出凡腹部消化系统之疾，均可在足三里穴进行治疗。又及，脾胃为后天之本，呼吸系统疾病、心血管系统疾病、泌尿系统疾病、妇科病、虚劳羸瘦、诸虚不足等，举凡后天之本不足者，皆以本穴为调治主穴之一。

本穴又为治疗下肢疾病主穴之一。《素问·痿论》云："阳明者，五脏六腑之海，主润宗筋，宗筋主束骨而利机关也。冲脉者，经脉之海，主渗灌溪谷，与阳明合于宗筋，阳明总宗筋之会，会于气街，而阳明为之长，皆属于带脉而络于督脉，故阳明虚，则宗筋纵，带脉不引，故足痿不用也。""治痿独取阳明"。故本穴为治疗下肢痿躄、瘫痪之主穴。

脾主运化，若脾胃虚弱，运化失权，痰湿内停，后天之本不足，则心神失养，易导致诸多神志病症；或先天失于后天濡养，则肾精亏虚，易导致生殖、泌尿系统病症，故举凡此类病理所致者，皆可以足三里治其本也。

本穴亦为人体全身强壮保健要穴之一。

【操作】　首先取穴要准。取足三里穴时要注意体位及下肢的屈伸状况，屈膝时在犊鼻下用"一夫法"定3寸，胫骨前脊外开1横指即可；伸直腿取足三里穴之法为外踝尖至髌骨下缘作16寸，量一半为8寸，再量一半为4寸，再上1寸，即膝下3寸，方为穴也。

（1）毫针直刺或稍向上斜刺1~1.5寸，得气后施以适当之补泻法，使针感向上或向下传导。大多数病症适合以本法治疗。

（2）毫针稍向外下方斜刺，进针1~1.5寸，得气后行泻法，使针感向足踝部传导，常用于治疗胫前肌麻痹或痉挛，下肢不遂，膝关节及小腿之病痛等。

【应用经验】　本穴堪称人体应用最广泛的穴位之一。

（1）治疗虚证：金伯华经验：内关，足三里，三阴交，三穴相配伍，均为双侧,针入行补法,留针半小时,留针期间不再施行手法。此法主治一般体虚、神经衰弱、失眠、脾胃虚弱、消化不良、产后气血虚衰、乏力、倦怠、精神萎靡等。

（2）治疗肩周炎:足三里、阳陵泉、阴陵泉,三穴相配伍（健侧）,临证治疗肩周炎,一般可为基础针方,临证既可减而化之,亦可与其他穴相配。

本方特别适合于患者诊断为肩周炎,但说不清楚到底为何经为病者。

如果患者肩周炎症状明确,可辨证在三穴中取一穴为主穴,患侧手三针再取一针作为牵引针。如阳明经型肩周炎,可取健侧足三里为主穴,患侧三间穴为牵引针。当然关于这一点,临证还有诸多可探讨之处,此处不赘言。

（3）治疗高脂血症:靳三针设"脂三针"治疗高血脂,穴为内关、足三里、三阴交。

（4）减肥:靳三针设"肥三针"治疗肥胖症,穴为中脘、带脉、足三里。

（5）治疗痿症:靳三针设"痿三针",其中有"下肢痿三针",穴为足三里、三阴交、太溪。

（6）治疗下肢运动、感觉障碍:靳三针设"足三针",穴为足三里,三阴交,太冲,治疗下肢运动及感觉障碍,如下肢麻木、疼痛、无力、中风后遗症引起之肌张力增高或降低、肌肉萎缩、小儿脑瘫引起之下肢运动功能障碍等。

（7）艾灸后引火下行:现如今艾灸流行,重视灸法是一件好事,说明公众之保健意识在增强。但部分患者施灸后,偶或出现发热、口渴、上火、皮肤瘙痒,有的会起红疹、水疱、疲倦、便秘、尿黄、出汗、牙痛、耳鸣、阴道不规则流血、全身不适等现象,一般不要惊慌,继续艾灸这些症状就会消失。这个时候可以艾灸足三里引火下行,还可以多喝水,必要时停灸或隔天艾灸,很快这样的症状就会消失。

凡灸阳热实证,穴位在胸背以上者,均应引灸火下行,采用《针灸大成》泻足三里法,可避免灸后弊病。

（8）董氏针灸设"四花"诸穴:四花上穴、四花中穴、四花副穴、四花下穴。实可视作足三里穴之临证应用发挥。

四花上穴主治:哮喘、牙痛、心悸、口内生疮、头晕、转筋霍乱。

四花中穴主治:哮喘、眼球病、心脏血管硬化、急性胃痛、消骨头之肿胀。

四花副穴主治:同四花中穴。

四花下穴主治:腹痛、腹泻、腹胀、胸闷、胃痛、水肿、睡中咬牙。

(9)治疗胃炎:每天早晨7~9点针刺双侧足三里,采用先泻后补,留针30~60分钟,每日1次,15次1个疗程。

(10)治疗胃痉挛:选足三里,梁丘,患者仰卧位,穴位常规消毒后,快速进针,提插捻转,以得气为度,足三里穴要求针感向下行至足部,梁丘穴要求针感向上传至髋和腹部,待剧痛缓解,再根据病情留针15~30分钟。

(11)治疗小儿厌食:点燃艾条,对准足三里,可缓慢在足三里穴上下移动,距离以患儿感到温热、舒适且不灼伤皮肤为准,灸至皮肤稍见红晕(约15~20分钟),每日1次,连续1周,以后每周2~3次,直至恢复正常食欲。

(12)治疗肠易激综合征:每天在固定时间内针刺足三里1次,半补平泻,捻转100次/min,运针5分钟,休息10分钟,再运针5分钟后留针30分钟,每日1次,20天1个疗程。

(13)预防和治疗腹部或泌尿外科术后反应:腹部手术的病人,尤其是术后24小时内,肠麻痹、术口痛、尿潴留基本上是并存的,对足三里穴进行按揉、针灸或穴位注射,能起到"一石三鸟"之效,可作为腹部术后病人之常规术后防护措施。

在泌尿外科术后,为预防术后肠胀气,术后6小时可取双侧足三里穴,术者以拇指端按揉之,用力由轻而重,做向下按揉,不可移动,每次每穴按揉5~10分钟,每分钟按压15~20次,使足三里穴下有针刺样之酸胀及发热感。1天2次。穴位按压后在他人协助下作床上适当活动,24小时后给予半卧位,再在协助下作床上翻身活动等。

(14)治疗感冒:取足三里(双),以提插捻转手法,使针感向上向下传导,得气后留针15分钟,每日1次。

(15)治疗哮喘:治疗脾虚型支气管哮喘,足三里穴直刺进针1~2寸,留针20分钟左右,期间行针2~4次,行平补平泻手法。

(16)治疗高血压:采用温针灸足三里,每次3~5壮,每日1次。

(17)预防脑血管病并发消化道出血:《天津中医药》2005年第4期报道了针刺足三里穴预防脑血管病并发消化道出血48例的临床研究。方法:在常规给予降颅压、稳定血压、补充水电平衡、脑细胞保护、抗感染及对症处理之基础上,针刺组针刺足三里(双),刺入2~4cm,平补平泻,行针1分钟,留针15分钟,每日1次,治疗1周;对照组只做基础治疗,不行针刺。

结果:针刺组消化道出血 4 例,对照组消化道出血 10 例。针刺组预防脑血管病并发消化道出血之效果,明显优于对照组。

（18）治疗化疗后白细胞减少症:取足三里、三阴交等穴,每次温针灸 30 分钟。

（19）治疗泌尿结石绞痛:《光明中医》2001 年第 6 期报道:针刺足三里、内关、三阴交治疗泌尿系结石 15 例。显效 13 例,2 例配合局部热敷也取得满意疗效。

（20）治疗落枕:《陕西中医学院学报》1991 年第 1 期报道了针刺足三里治疗落枕 80 例的临床研究。方法:针刺足三里,施以常规针刺及手法。结果:经 1~2 次治疗均获痊愈。

（21）治疗面瘫:取足三里、上巨虚、下巨虚三穴（健侧）,以 45° 角快速斜刺入穴,一般深刺 2~3 寸,得气后施以适当之手法（初期一般用泻法,发病 10 天以后可用补法）。临床辨证可与董氏针灸足三重或侧三里、侧下三里或三泉穴交替用之。

（22）治疗踝关节扭伤:取患侧足三里,针尖朝下刺,强刺激泻法,使针感传到外踝关节部,留针 20 分钟,每隔 5 分钟捻针 1 次。

（23）治疗痛风性关节炎:患者取坐位,患侧穴位常规消毒,医者持毫针快速刺入穴位,进针 2 寸左右,得气后略将针向上提出少许,留针 30 分钟,每 10 分钟捻针 1 次后又将针向上提出少许,每日 1 次。

（24）治疗脱发:贺普仁经验:足三里、中脘、上廉相配伍,治疗脱发效佳。

17. 上巨虚　大肠之下合穴

【穴名释义】　巨虚,谓胕外方大空虚处,因喻穴处空虚,居巨虚下廉之上,故名上巨虚,或巨虚上廉。

《会元针灸学》:膝胕骨屈曲如巨,骨与筋肉之内外分间,基虚空如巨长之状,故名上巨虚。

【主治】

《铜人腧穴针灸图经》:治飧泄腹胁支满,狂走挟脐腹痛,食不化,喘息不能行,甄权云:治藏气不足,偏风胀腿,手足不仁,可灸以年为壮。

《针灸大成》:主脏气不足,偏风脚气,腰腿手足不仁,脚胫酸痛屈伸难,不久立,风水膝肿,骨水冷疼,大肠冷,食不化,飧泄,劳瘵挟脐腹两胁痛,肠中切痛雷鸣,气上冲胸,喘息不能行,不能久立,伤寒胃中热。

本穴属足阳明经腧穴,胃为水谷之海,故本穴位主治可用于各种消化系统病症,又因其穴属大肠之下合穴,《内经》云:"合治内腑",故本穴为治疗肠病之常用效穴。

本穴位于下肢,"腧穴所在,主治所在",故可治疗下肢不遂、痿躄、水肿等。

【操作】 直刺1~2寸。

本穴可灸。

【应用经验】

(1)治疗阑尾炎:本穴治疗急性阑尾炎有独特疗效,如本穴出现压痛点则疗效尤佳,针1次即有显著效果,1周内可痊愈。

治疗慢性阑尾炎腹痛,取右侧上巨虚,用小排针法,先刺1.5寸得气,再于穴位上、下1寸左右各刺1针,交替提插使针感上传至右腹部,留针30分钟。

(2)治疗急性泄泻:患者取坐位,垂足,穴位常规消毒,医者持毫针缓慢直刺入穴1.5寸深,平补平泻,得气后,医者拇指向前、食指向后捻转毫针,使患者腹部有一种向上提或向上走窜之感,留针30分钟,每10分钟行针1次,每日1次,10次1个疗程。

(3)治疗痢疾:患者取仰卧位,屈膝,穴位常规消毒,医者持毫针,快速直刺入双侧穴位,进针1.5寸左右,得气后,行透天凉手法,反复施术10分钟后出针,每日2次,6次1个疗程。

(4)治疗便秘:患者取仰卧位,屈膝,穴位常规消毒,医者持毫针,快速直刺入穴1.5~1.8寸,得气后,施行提插捻转手法,配合呼吸补泻法,实则泻虚则补,或平补平泻,留针20分钟,每隔5分钟行针1次,每日1次。

(5)治疗肠梗阻:患者取仰卧位,穴位常规消毒,医者持毫针,快速直刺入穴,进针约1~1.5寸,得气后,行泻法,留针1~2小时,间歇行针数次,一般1次即可见效。

(6)治疗肩周炎:患者取坐位,屈膝,医者持毫针快速直刺入穴,进针约2寸左右,得气后,采用合适之手法,急症、寒证用泻,虚证用补,一般情况用平补平泻,留针30分钟,每隔5分钟行针1次,或加电针,并嘱患者活动患肩,每日1次。

18. 条口

【穴名释义】 穴处按之,虚大有口,又直长条而下,故名条口。

《会元针灸学》:条口者,腑肉与筋骨之间,两筋间有筋,自如板一条,上通于胃口,下达足跗,故名条口。

【主治】

《铜人腧穴针灸图经》:治膝胻寒酸痛,足缓履不收,湿痹足下热。

《针灸大成》:主足麻木,风气,足下热,不能久立,足寒膝痛,胫寒湿痹,脚痛胻肿,转筋,足缓不收。

《针灸甲乙经》:胫痛,足缓失履,湿痹,足下热,不能久立,条口主之。

本穴为足阳明之腧穴,具有较强之祛风散寒、行气活血、舒筋活络之效。

【操作】

(1)毫针直刺或针尖稍向上斜刺0.5~1寸,得气后施捻转补泻手法,此法适用于小腿及足之多种疾病和脘腹疼痛等症。

(2)条口透承山法:以芒针从条口向承山穴方向透刺,进针2~3寸,得气后行泻法,待小腿局部出现强烈之酸麻胀痛感时,令病人活动患肢,留针30分钟,每隔10分钟行针1次,同时令患者活动患肢,此法用于治疗对侧之肩、肘关节之急性疼痛。

条口透承山,实践证明此法并无补益气血之用,其用在泻,故在操作时,对于体质虚弱者,最好取仰卧位较为安全,可避免晕针的发生,且操作时手法不宜大幅度提插捻转,留针时间亦不宜过长,应隔日或隔2日针刺1次方可。反之,如患者素体强壮或年富力强,且无高血压、冠心病、脑血管疾病病史,则针刺时可不限体位,采取坐位针刺亦可。

本穴可灸。

【应用经验】

(1)治疗肩周炎:本穴治疗肩周炎,常以条口透承山之法(方法见操作部分)治之。此法临证疗效甚佳,然此法之源起一直未明。从《针灸甲乙经》记载本穴以来,一直到明清以降,均未见条口能治疗肩周炎之文献资料。胡学曾在1966年发表了《针刺条口透承山治疗45例肩凝症》一文,这是笔者查到的较早的文献记载。此后关于"条山穴"治疗肩周炎的报道才逐渐增多。

然而,"条山穴"之应用远不止此,针灸实践证明,举凡风寒引起之颈、肩、臂、肘、腰、膝之疾,"条山穴"皆可治之(此处与董氏针灸足三重穴或侧三里、侧下三里穴之功用颇为类似,值得回味之)。

其取效之理,条口为足阳明之腧穴,阳明经多气多血,利于通调经络。又及,足阳明之经别合于手阳明大肠经,而足阳明之经筋又从鼻旁合于足太阳经筋,足太阳经筋结于肩。故"条山穴",一穴通两经,即多气多血的胃经和足太阳经筋,共奏通经止痛之效。

(2)治疗中风后遗症之足内翻:金伯华经验:条口直刺1~2寸,对治疗中风后遗症之足内翻,效果显著。临证以深刺2寸,针感向足踝走窜为佳,可立见效。

(3)治疗肩臂痛:《锦州医学院学报》1996年第17期报道:条口透承山针治肩臂痛50例,总有效率为98%。

此处应用宜与董氏针灸足三重穴相合参,值得深入回味之。

19. 下巨虚　小肠下合穴

【穴名释义】《灵枢·本输》名巨虚下廉。巨虚,巨大空虚之意。下与上相对而言。穴在上巨虚下方,胫、腓骨之间大空隙处,故名。

【主治】

《铜人腧穴针灸图经》:治少腹痛飧泄,次指间痛,唇干涎出不觉,不得汗出,毛发焦,脱肉少气,胃热不嗜饮食,泄脓血,胸胁少腹痛,暴惊狂言非常,女子乳痈,喉痹,胫肿,足跗不收。

《针灸大成》:主小肠气不足,面无颜色,偏风腿痿,足不履地,热风冷痹不遂,风湿痹,喉痹,脚气不足,沉重,唇干,涎出不觉,不得汗出,毛发焦,肉脱,伤寒胃中热,不嗜食,泄脓血,胸胁小腹控睾而痛,时窘之后,当耳前热若寒甚,若独肩上热甚及小指次指间热痛,暴惊狂,言语非常,女子乳痈,足跗不收,跟痛。

【操作】　直刺1~1.5寸。

本穴可灸。

【应用经验】

(1)治疗术后肠麻痹:用排刺法:取双侧足三里、上巨虚、下巨虚,三穴均直刺1.5寸,得气后,留针30分钟,每隔10分钟行针1次。

(2)治疗下肢无力:以下巨虚透刺足三里治疗下肢肌力减弱,得气后拇指向前连续捻转3次以加大针感,使针下沉紧,然后拇指向后连续捻转3次加大针感使针下沉紧。

(3)治疗落枕:取患侧下巨虚,针尖向上快速进针1~1.5寸,在患者吸气时大幅度提插捻转,得气后令患者深呼吸并活动颈部,使针感向上传导,留针 10 分钟,每 5 分钟施行手法 1 次,呼吸时慢出针,每日 1 次,5 次 1 个疗程。

20. 丰隆 胃经之络穴

【穴名释义】 本穴为足阳明之络穴,在外踝上 8 寸,于条口外侧凹陷中,别走足太阴脾经,因足阳明胃经谷气隆盛,至此处丰溢,其肉丰满而隆起,故名丰隆。

《会元针灸学》:丰隆者,阳血聚之而隆起,化阴络,交太阴,有丰满之象,故名。

《十四经腧穴命名的涵义及其临床价值》:丰隆是雷声。

《淮南子·天文》:季春三月,丰隆乃出。即丰隆指雷而言也,穴处肌肉丰满隆起,可能是"轰隆"雷声之假借字也。

【主治】

《铜人腧穴针灸图经》:治厥逆胸痛如刺,腹中切痛,大小便难涩,厥头痛,面浮肿,风逆四肢肿身湿,喉痹不能言。

《针灸大成》:主厥逆,大小便难,怠惰,腿膝酸,屈伸难,胸痛如刺,腹若刀切痛,风痰头痛,风逆四肢肿,足青身寒湿,喉痹不能言,登高而歌,弃衣而走,见鬼好笑,气逆则喉痹卒暗,实则癫狂泻之,虚则足不收胫枯,补之。

本穴属足阳明经腧穴,属胃络脾,脾主运化,脾虚则水湿不化,易聚而成痰。积于肺则咳喘而有痰;痰湿阻郁心阳,则见胸闷、心悸,或癫狂痫、失眠、健忘等;痰湿流窜于经络之中,在上则易导致头痛、眩晕,在下则见痿躄不仁。总之,丰隆主治一切痰证(包括有形之痰和无形之痰),举凡由痰湿而成以上诸症者,皆可以本穴治之。"百病皆由痰作祟",临证许多疑难杂症与"痰"有关,临证丰隆皆为首选之穴也。

本穴为足阳明经之络穴,故本穴有联络脾胃两经之用,能治疗消化系统诸病症,尤以通便效果为最佳。

足阳明络脉上络头顶,合诸经之气,下络喉嗌,足阳明经别上通于心,此为本穴治疗头面五官之疾和心血管病症提供了经络学依据。

【操作】

(1)毫针直刺或稍向上斜刺,进针 1~1.5 寸,得气后行泻法,使针感向上、下放散,留针 30 分钟。此法用于治疗呼吸系统、心血管系统之多种病症,以及精神失常、癫痫、肌紧张性头痛等。

(2)用毫针斜刺,针尖向下,进针深度为 0.8~1.2 寸,得气后行泻法,用于治疗下肢麻痹、肿痛等。

（3）对于明显之痰邪为患之症，取本穴宜灸之，针刺宜浅之。因《肘后歌》云："哮喘发来寝不得，丰隆刺入3分深。"但痰盛之症，临证针刺之时，宜先泻丰隆，再刺其他配穴。

【应用经验】

（1）治疗呃逆：《中医药学刊》2001年第19期报道了针刺丰隆穴为主治疗上消化道出血引起之呃逆18例的临床研究。方法：取穴丰隆、中脘、三阴交，常规针刺，平补平泻，留针20分钟，10分钟行针1次。针刺中脘穴时，适当深刺效果较好，针刺深度至胃壁时，针下可感到柔软轻松之阻力，病人自感腹中烘热，上至胸咽并向两侧季胁部放散传导或疼痛，此时应立即停针不宜再刺，故针刺中一定要缓慢进针，细心体会针感。每日1次，共治3次。结果：治愈17例，好转1例，全部有效。

（2）治疗咳嗽：取丰隆、肺俞、列缺（均双侧），常规针刺，可治疗急性支气管炎咳嗽。

（3）治疗哮喘：当哮喘急性发作时，强刺激丰隆、膻中二穴10~15分钟，大多可取效。

（4）治疗中风后嗜笑症：选丰隆、内关，进针后，丰隆穴用大幅度捻转泻法；内关穴通以G6805电针治疗仪，以连续波刺激，均留针30分钟，每5分钟行针1次，每日1次，3次1个疗程。

（5）治疗梅核气：取双侧丰隆穴，直刺约1寸深，提插泻法，每5分钟行针1次，留针20分钟，每天1次，12次为1个疗程。

（6）治疗眶上神经痛：常规针刺，中强刺激，留针15~20分钟，隔日1次，7次1个疗程。

（7）治疗落枕：据《上海针灸杂志》1990年第3期报道，针灸丰隆穴治疗落枕，一般1次即可获效。

（8）治疗肩周炎：取健侧丰隆穴，用5寸毫针向飞扬穴透刺，烧山火补法行针，留针1小时，10分钟行针1次，同时嘱患者向受限方向活动肩关节，隔日1次，3次1个疗程。

（9）治疗流行性乙型脑炎并发症：《上海针灸杂志》1988年第4期报道了针刺丰隆穴治疗流行性乙型脑炎并发症20例的临床研究。方法：常规针刺，久留针（短者10小时以上，长则数天，患者须卧床）。结果：显效5例，好转8例，无效7例。

（10）治疗中风后假性球麻痹：取穴：丰隆、风池、完骨、廉泉，每天治疗2次，6天1个疗程，连续治疗4个疗程。

（11）治疗面瘫：急性发作期（自发病之日起10日内）以针刺双侧丰隆穴为主，配双侧合谷、太冲；稳定恢复期，除针刺上述3穴外，另配风池、阳白、四白、攒竹、下关、迎香、水沟、地仓、翳风等穴，平补平泻，留针30分钟，隔日1次，10次1个疗程。

（12）治疗高血压：患者取坐位或仰卧位，双侧穴位常规消毒，（以丰隆为主穴，配曲池穴），医者持毫针快速刺入穴位，进针深度约1.5寸左右，得气后行泻法，留针40分钟，每隔10分钟行针1次，隔日1次，10次1个疗程。

（13）治疗高脂血症：患者坐位垂足或仰卧位，双侧穴位常规消毒，医者持毫针将针尖与皮肤呈90°角速刺入穴，进针深度约1~1.5寸左右，得气后行徐而重之手法，使针感下传至第2、3足趾部，针感随时间之延长而呈持续性加强，直至针出为止，每日1次，10天1个疗程，休息2天再行另一个疗程，2个疗程后复查血脂情况。

（14）治疗中风之下肢瘫痪：患者取仰卧位，患侧穴位常规消毒，医者持毫针快速深刺入穴位，得气后行大幅度提插捻转手法，以针感向下或向上传导为佳，留针30分钟，每隔10分钟行针1次，10天1个疗程，休息3天后再行第2个疗程。

（15）治疗面肌痉挛：患者取坐位，双侧穴位常规消毒（丰隆配合谷），医者持毫针速刺入穴，进针约1.5寸左右，得气后行泻法，留针30~60分钟，每隔10分钟行针1次，每日1次。

（16）治疗胸部软组治损伤：穴位常规消毒，医者持毫针速刺入穴1.5~2寸，得气后持续捻转毫针1~2分钟，以患者能忍受的强度为限，并嘱患者深呼吸，以活动其胸部。每日1次。

（17）治疗下颌关节炎：患者取坐位，常规消毒患侧穴位皮肤，医者持毫针快速直刺入穴，进针1寸左右深，得气后行强刺激之手法，并嘱患者做张口动作，留针30分钟，每隔5分钟行针1次，每日1次。

21. 解溪　经穴

【穴名释义】穴在系鞋带处，故名解溪。又因解溪为阳明经火穴，上为胻骨，下为跗骨，分解于此穴陷中，故名。

《会元针灸学》：是足腕部弯曲之处陷上系鞋带之处解之而开，故名解溪。

【主治】

《铜人腧穴针灸图经》:治风面浮肿,颜黑厥气上冲,腹胀大便下重,瘈惊膝股胻肿,转筋,目眩,头痛,癫疾,烦心悲泣,霍乱,头风面目赤。

《针灸大成》:主风面浮肿,颜黑,厥气上冲,腹胀,大便下重,瘈惊,膝股胻肿,转筋,目眩头痛,癫疾,烦心悲泣,霍乱,头风面目赤,眉攒疼不可忍。

本穴为足阳明经之经穴,五行属火,故泻之可清阳明经热,又可泻阳明胃火。火乃木之子,泻之又可清肝,故解溪可治胃火肝火上扰之头痛、头晕、目赤等症,又可用于心火炽盛和肝风内动引起之癫疾,还可用于胃肠积热、腑气不通之腹胀、便秘等症。足阳明经筋起于足趾,结于踝、膝和髀枢,在额部合于太阳,太阳布于额眉部,故可治疗眉棱骨痛和下肢痿躄。

【操作】 直刺0.5寸。

本穴可灸。

【应用经验】

(1)治疗手腕痛:有医者称解溪为"腕痛穴",临证特别对于腕部扭挫伤,效佳。

(2)治疗肩周炎:肩周炎辨证为阳明经型,即可选对侧之解溪穴针刺,往往有即时之效。

(3)治疗眉棱骨痛:胃火上炎型眉棱骨痛,辨证可取解溪穴治之。

(4)治疗腓总神经麻痹:临证解溪配足三里、阳陵泉、太冲,针刺得气后,小幅度捻转补法加电针连续刺激,治疗腓总神经麻痹,效佳。

(5)治疗咳嗽:临证干咳无痰而咽痒,可酌选解溪配列缺治之。

(6)治疗胃肠痉挛绞痛:点压解溪、足三里,手法由轻到重,以患者能耐受为度,每穴点压2~6分钟。

(7)董氏针灸设上溪穴、下溪穴、外溪穴、内溪穴、前溪穴、水溪穴:上溪穴在解溪穴下1寸处;下溪穴在上溪穴下1寸处;外溪穴在上溪穴外1寸处;内溪穴在上溪穴内1寸处;前溪穴在下溪穴外1寸处;水溪穴在下溪穴内1寸处。诸穴主治:久年头痛、头晕、头胀、偏头痛、胸闷、胸痛、手脚麻木、项紧、半身不遂,以及胃及十二指肠溃疡、心血管疾病、神经衰弱、鼻炎、喉炎、喉癌、脑震荡。以上董氏针灸在解溪附近所设之穴,可视作解溪穴之临证发挥。

22. 陷谷 输穴

【穴名释义】 因喻有骨节而后有溪谷,穴在骨节后凹陷中,穴下陷入深谷,故名陷谷。

《会元针灸学》:陷谷者,陷下是也,谷是空洞也,足跗上次指本节后,陷下之骨空也,故名陷谷。

【主治】

《铜人腧穴针灸图经》:治面目浮肿,及水病善噫,肠鸣腹痛,热病汗不出,振寒疟疾。

《针灸大成》:主面目浮肿及水病善噫,肠鸣腹痛,热病无度,汗不出,振寒疟疾。

【操作】　直刺 0.3~0.5 寸。

本穴可灸。

【应用经验】

(1)治疗顽固性呃逆:取双侧陷谷穴,穴位常规消毒,医者持毫针针尖向足心方向进针 1.5 寸深,行大幅度提插捻转 5 分钟,同时嘱患者深吸一口气屏住呼吸,屏气时间越长越好,然后慢慢呼出,留针 40 分钟,每天 1 次,10 次 1 个疗程。

(2)治疗急性结膜炎:医者坐位或仰卧位,双侧穴位常规消毒,医者持毫针,快速刺入穴位,针尖透向涌泉穴方向,行透天凉手法,留针 30 分钟,每 10 分钟运针 1 次,半小时后头痛、眼痛消失,乃出针。此法对急性结膜炎效果显著,针后半小时即效。

(3)治疗腹股沟痛:腹股沟痛辨证为阳明经循行线上痛者,临证可取健侧灵骨、大白穴作主穴,酌配患侧陷谷穴为牵引针治之。

(4)治疗网球肘:取对侧之陷谷穴,针入后强刺激,同时嘱患者活动患肢,若此时无即时之效,则取双侧陷谷穴。

(5)董氏针灸设门金穴:主治腹部发胀、腹痛,以及肠炎、胃炎、盲肠炎。

董氏针灸疗法将此穴视作治疗急慢性肠胃炎之重要穴道,尤其是夏天暑邪所致之肠胃炎最具特效。

临证董氏针灸常将门金即陷谷穴与内庭穴相须为用,治疗轻微脱肛、偏头痛、耳鸣、鼻炎、手中指麻木、痢疾、太阳穴疼痛、巅顶痛、痛经、肠鸣等。

门金穴实可视作陷谷穴之应用发挥也。

23. 内庭　荥穴;马丹阳天星十二穴之一

【穴名释义】　内庭,深处曰内,居处为庭,该穴主治四肢厥,善静卧恶闻声,有似深居内庭,闭门独处不闻人声,故名。

【主治】

《铜人腧穴针灸图经》:治四肢厥逆,腹胀兼欠欠,恶闻人声,振寒咽中隐痛,口喝齿龋痛,疟不嗜食。

《针灸大成》:主四肢厥逆,腹胀满,数欠,恶闻人声,振寒,咽中隐痛,口喝,上齿龋,疟不嗜食,脑皮肤痛,鼻衄不止,伤寒手足逆冷,汗不出,赤白痢。

【操作】 直刺0.3寸或向上斜刺0.5寸;亦可内庭透涌泉,针刺深度一般为1.5~2寸,具体视患者足长短而定。

本穴可灸。对于消化系统之疾可灸。古人认为,本穴可灸,且宜重灸,以治疗成人、小儿之疾。但对于腹胀,特别是小儿腹胀则宜针刺。

本穴属足阳明经腧穴,属胃络脾,故本穴可治消化系统之疾。

手足阳明经循行头面,足阳明络脉上络头顶,合诸经之气,下络喉嗌,故本穴常与合谷穴相须为用,为治疗头面之疾常用效穴也。其中,因胃经入于上齿中,故内庭善治上牙痛。

本穴为足阳明经之荥穴,荥主身热及病变于色,故本穴善清胃火或胃火上炎之症。

【应用经验】

(1)治疗胃痛:《河北中医》2002年第11期报道:针刺内庭、内关治疗1例胃痛患者,饭后自觉胃痛难忍,伴呃逆、呕吐,速刺内庭、内关、阳陵泉,针用泻法。结果:1次而愈。

(2)治疗神经性呕吐:取内庭、内关,均为双侧,针后行提插手法10~20次,同时嘱患者做深呼吸,反复做3~4次,留针30分钟,每5分钟行针1次。本法大多有即时之效。

(3)治疗睑腺炎:内庭点刺出血,出血数滴,隔日1次,大多1次即效。

(4)治疗牙痛:本穴主要治疗胃火牙痛之上牙痛。针后强刺激,且针后以三棱针放血3~10滴,大多有即时之效。

(5)治疗磨牙症:《中国针灸》2004年第8期报道了针刺内庭穴治疗睡眠中磨牙症30例的临床研究。方法:常规针刺,得气后留针40分钟,期间行针3次。每日1次。结果:1次治愈9例,2~4次治愈17例,5次缓解4例,全部有效,随访1年均无复发。

(6)治疗股内收肌损伤:取患侧内庭穴,针刺后行小幅度提插捻转,得气后针尖向上斜刺0.5~0.8寸,留针20~40分钟,期间行针3~4次,每日1次。

（7）内庭透涌泉之应用:临证内庭透涌泉,酌配其他穴位,可治疗诸如血管神经性头痛、支气管炎急性发作之咳嗽、胃痉挛之胃痛、痫症、中风之内囊出血、急性腰扭伤、腰椎间盘突出症之腰痛等。

24. 厉兑　井穴

【穴名释义】 岸危处曰厉,兑,穴也,喻穴临危处,又穴与脾脉相通,兑为口,主口疾,故名。

《会元针灸学》:厉者,天地间之疠也,兑者,实现也,由胃之阳得吸脾土之阴,同化而分阴阳,实为疠气充现于络,以御天地时行疫疠也,故名厉兑。

【主治】

《铜人腧穴针灸图经》:治尸厥,口噤气绝,状如中恶,心腹胀满,热病汗不出,寒热疟不嗜食,面肿足胕寒,喉痹齿龋,恶风鼻不利,多惊好卧。

《针灸大成》:主尸厥,口噤气绝,状如中恶,心腹胀满,水肿,热病汗不出,寒疟不嗜食,面肿,足胕寒,喉痹,上齿龋,恶寒鼻不利,多惊好卧,狂欲登高而歌,弃衣而走,黄疸,衄衄,口喝唇裂,颈肿,膝膑肿痛,循胸、乳、气膺、伏兔、胻外廉、足跗上皆痛,消谷善饥,溺黄。

本穴为足阳明之井穴。《难经·六十八难》:"井主心下满",主要用于急症、五脏病、热病疟疾。

【操作】 向上斜刺0.1~0.2寸;常以三棱针放血或灸。

本穴可灸。

【应用经验】

（1）治疗头面、五官病症:厉兑点刺放血可治疗眼睛、口腔之实热病症,如胃火上炎之牙痛、睑腺炎、口腔溃疡、急性扁桃体炎等。

（2）治疗失眠:厉兑与隐白相配,常规针刺,行捻转手法,留针30分钟。每日1次。

（3）治疗面瘫:厉兑点刺放血,同时黄鳝血外敷,配合颧髎、太阳穴拔罐,可治疗小儿面瘫。

（4）治疗痤疮:厉兑与少商相配,均点刺放血,每穴出血4~6滴,每周1次,6次1个疗程,治疗期间分别将脓疱刺破排脓,并将黑头粉刺与白头粉刺清除。

（5）治小儿睡中惊掣:《针灸资生经》:"小儿睡中惊掣,灸足大趾次指端,去爪甲如韭叶,各一壮。"

四、足太阴脾经

经脉循行:《灵枢·经脉》:足太阴脾经之脉,起于大指之端,循指内侧白肉际,过核骨后,入内踝前廉,上踹内,循胫骨后,交出厥阴之前,上膝股内前廉,入腹属脾络胃,上膈挟咽,连舌本,散舌下;其支者,复从胃,别上膈,注心中。

经穴歌诀:二十一穴脾中州,隐白在足大趾头,大都太白公孙盛,商丘三阴交可求,漏谷地机阴陵穴,血海箕门冲门开,府舍腹结大横排,腹哀食窦连天溪,胸乡周荣大包随。

本经经穴分布于足大趾、内踝、下肢内侧、腹胸部第三侧线。首穴隐白,末穴大包,左右各21穴。

本经临证常用腧穴:

1. **隐白** 井穴;十三鬼穴之一

【**穴名释义**】 土者金之母,白者金之色,足太阴坤土,上接手太阴乾金。穴位在足大趾端内侧,为足太阴脉所起,手太阴经气所隐,故名隐白。

《穴名选释》:隐白,隐有隐藏孕育的含意,白为金色,指手太阴肺经而言,本穴为足太阴之井穴,脉气之所出。足太阴属土,土生金,其脉上走胸廓,与手太阴肺金之脉相接于中府。隐白者,金隐于上,有脾母孕育肺子之意,穴为脾脉之根,故名。

【**主治**】

《铜人腧穴针灸图经》:治腹胀喘满,不得安卧,呕吐食不下,暴泄衄血,卒尸厥不识人,足寒不得温。

《针灸大成》:主腹胀,喘满不得安卧,呕吐食不下,胸中热,暴泄,衄血,尸厥不识人,足寒不得温,妇人月事过时不止,小儿客忤,慢惊风。

本穴为足太阴脾经之井穴,井主"病在脏",脾有统摄血液的功能,若脾不统血,则血不归经,故本穴对多种出血病症均有止血功效。尤对崩漏,以直接灸法,即效。

本穴为井穴,又为孙真人十三鬼穴之鬼垒穴,具有开窍醒神之功,故可治诸神志病症。

本穴属足太阴脾经腧穴,脾主运化,故可治脾胃消化之疾。

本穴对妇女之痛经、经行腹泻、产后缺乳、恶露不绝等症,效果显著。

临证取本经腧穴,以之治疗各种湿热证及水肿者甚多,本经所治诸多病症,多与"湿"字有关。

【操作】　向上斜刺 0.1 寸或以三棱针点刺出血。

本穴可灸。

【应用经验】

(1)治疗月经过多:用细短毫针浅刺,虚寒证加灸。

艾灸隐白穴亦可治疗放置节育环后月经过多。用温和灸法,每侧穴灸 20 分钟,于月经前 3 天开始治疗,每日 1 次,至月经停止为 1 个疗程。

(2)治疗子宫出血:脾气虚弱取隐白,肝气郁滞取大敦,肝脾失调两穴同取,用麦粒灸 5~7 壮,每日 1 次。

(3)治疗白带:寒湿型以艾炷直接灸 3 壮,湿热型则用点刺放血法,均 3 日 1 次。

(4)治疗失眠:《山东中医杂志》2005 年第 2 期报道了针刺隐白、厉兑治疗病程长达 10 年的顽固性失眠 1 例,收效良好。

(5)治疗痰饮症:灸隐白穴,每次 40 分钟,每日 1 次,并隔日加灸足三里穴。

(6)治疗头晕:脾胃虚弱头晕,取双侧隐白穴,以 5 分针刺之,行捻转泻法。

(7)治疗足底痛:针刺隐白穴,用补法,可治足底痛。

(8)治疗婴幼儿腹泻:以三棱针点刺放血,每次用一侧穴位,左右交替用之,体质好的患儿亦可取双侧穴位,同时放血治疗,每日 1 次,如 1 次未愈,第 2 天可再行治疗。

(9)治疗尿血:双侧取穴,医者先切按穴位,然后针刺,得气后留针 10 分钟。本症亦可在穴位上施行化脓灸,每穴灸 3~11 壮,每日 1 次。

(10)治疗中风偏瘫:患者取仰卧位,患侧穴位常规消毒,常规针刺,医者大拇指向前捻针,直至患腿发生缩腿反射方止。每日或隔日 1 次。

本法对于中风后遗症下肢瘫肌力之恢复,具有特殊之效。

(11)治疗红斑性肢痛症:患侧穴位,三棱针点刺放血,出血 0.5~1ml。每日 1 次,5 次 1 个疗程。疗程间休息 5 天,可再行第 2 个疗程。

(12)治疗小儿夜啼:患儿双侧穴位施行悬灸法,灸至局部发红为度,轻者 1~2 次,重者 3~4 次即愈。

(13)治疗急性鼻出血:选隐白,上星,短针浅刺隐白穴,上星穴向上平刺 0.5~0.8 寸,强刺激,待血出后,再留针 5~15 分钟。

2. 太白 输穴;原穴

【穴名释义】 太,大也,穴在足大趾后内侧核骨下,赤白肉际陷中,故名太白,又释:察日行处位太白,太白者,西方金之精,穴为土穴,土生金,西方金,其色白,西方白色,其应四时,上为太白星,穴应太白之星名,故名太白。

《会元针灸学》:太白者,脾之和也,阴土遇阳而相合,以化土属肺应象天之太白星,此穴有全土生金之功,故名太白。

《铜人腧穴针灸图经》:治身热烦满,腹胀食不化,呕吐,泄脓血,腰痛,大便难,气逆,霍乱,腹中切痛。

《针灸大成》:主身热烦满,腹胀食不化,呕吐,泄泻脓血,腰痛大便难,气逆,霍乱,腹中切痛,肠鸣,膝股胻酸转筋,身重骨痛,胃心痛,腹胀胸满,心痛脉缓。

【操作】 直刺 0.5~0.8 寸。

本穴可灸。

【应用经验】

(1)治疗腰间盘突出致足部麻木:取穴:太白、大都、然谷、隐白,常规针刺,行搓针法,将针体顺时针捻转 3 周左右,以患者有酸、麻、胀、重、痛及局部跳动、震颤等感觉为度,能放射至整个足底部为最佳。之后,持针不松,并做震颤手法以守气,片刻放松,间隔 3~5 分钟同法行针 1 次,留针 15~20 分钟,每日 1 次,5 次 1 个疗程。

(2)治疗小儿单纯性消化不良:选太白,阴陵泉,常规针刺,平补平泻,每日 1 次,6 次 1 个疗程。

(3)治疗腹泻:选穴:太白,丰隆,以艾条温和灸 10 分钟,每日 2 次。

(4)治疗足臭症:贺普仁经验:毫针刺太白,治疗足臭症,疗效显著。

3. 公孙 络穴;八脉交会穴之一:通冲脉

【穴名释义】 肝木为公,心火为子,脾土为孙,穴在公孙之脉,因名公孙也。

《会元针灸学》:公孙者,公者象也,贵孙者细也,传代也,脾主运血而络于阳,传脾之络,主化气,出于脾之大络,运通五脏六腑。公孙运通十二经……公孙亦经络之一也,由经之络可达孙络,取穴公正,端坐贵如王孙,四通八达,周行脏腑络脉,化气通经,换五脏六腑之气,出于四肢,故名公孙。

【主治】

《铜人腧穴针灸图经》：主寒疟不嗜食，卒面肺烦心狂言，腹虚胀如鼓。

《针灸大成》中记载了作为八脉交会穴之一的公孙穴，其主治的二十七证，分述如下：九种心痛、痰膈涎闷、脐腹痛并胀、胁肋疼痛、产后血迷、胎衣不下、泄泻不止、痃气疼痛、里急后重、伤寒结胸、水膈酒痰、中满不快反胃呕吐、腹胁胀满痛、肠风下血、脱肛不收、气膈、食膈不下、食积疼痛、癖气并小儿食癖、儿枕痛、酒癖、腹鸣、血刺痛、小儿脾泻、泻腹痛、胸中刺痛、疟疾心痛。上述病症，公孙悉主之。先取公孙，后取内关。

本穴为足太阴脾经之络穴，通胃经，一穴能治两经病，故为治疗脾胃病症之常用要穴。

本穴属足太阴脾经，脾统血，主运化，故可治疗脾不统血之月经病、带下病等妇科病，以及脾失健运、水湿内停之水肿、黄疸、嗜卧等病症。

脾经"其支者，复从胃，别上膈，注心中"，功专健脾养血、祛湿化痰，故从养血安神、豁痰开窍角度可治疗由湿痰所致神志病症。

公孙为八脉交会穴之一，通冲脉，而冲脉为病，有余则"常想其身大，怫然不知其所病"，不足则"常想其身小，狭然不知其所病"，内关善治心胸郁闷不舒，故古今公孙常与内关相配，以治心胸之病症。

【操作】 以毫针直刺0.5~1寸（紧贴第一跖骨基底下缘进针），得气后行提插捻转补泻或捻转补泻法。

【应用经验】

（1）治疗呃逆：针刺公孙可治疗顽固性呃逆。

（2）治疗小儿流涎症：针刺公孙可治疗小儿流涎症。

（3）治疗胎动不安：公孙穴有安胎作用。

（4）治疗心神经症：据《针灸临床杂志》1995年第4期报道，针刺公孙穴治疗心脏神经官能症，效果显著。如病人出现心悸、胸闷、气短、心慌等症，各种生化检查、心电图、B超、X线胸部平片等等，均无阳性体征，此时即可考虑针刺公孙穴（双），得气后平补平泻，一般留针30分钟，每5分钟行针1次。大多1次即效。

（5）治疗腹股沟淋巴结炎：取健侧公孙、太白穴，进针后向同一方向捻针，得气后嘱患者活动患肢，留针30分钟，每10分钟行针1次，直至疼痛消失。

（6）董氏针灸设火菊穴：董氏针灸设火菊穴，其部位与公孙穴暗合。其应用见本书第一章相关章节。

4. 三阴交　回阳九针穴之一

【穴名释义】　穴在内踝上 3 寸，骨下凹陷处，足三阴脉之交会也。

【主治】

《铜人腧穴针灸图经》：治疝癖腹中寒，膝股内痛，气逆小便不利，脾病身重，四肢不举，腹胀肠鸣，溏泄食不化，女子漏下不止。

《针灸大成》：主脾胃虚弱，心腹胀满，不思饮食，脾病身重，四肢不举，腹胀肠鸣，溏泄食不化，疝癖，腹寒，膝内廉痛，小便不利，阴茎痛，足痿不能行，疝气，小便遗，胆虚，食后吐水，梦遗失精，霍乱，手足逆冷，呵欠，颊车蹉开，张口不和，男子阴茎痛，元脏发动，脐下痛不可忍，小儿客忤，妇人临经行房，羸瘦，癥瘕，漏血不止，月水不止，妊娠胎动，横生，产后恶露不行，去血过多，血崩晕，不省人事。如经脉闭塞不通，泻之立通。经脉虚耗不行者，补之，经脉益盛则通。

本穴属足太阴脾经，脾胃相表里，故本穴为治疗消化系统疾病之常用要穴之一。

本穴为脾、肾、肝三经之交会穴，"三阴交"之穴名由此而来。而脾主肌肉、四肢，肝主筋，肾主骨，故本穴善治下肢之疾，举凡下肢痿弱、瘫痪、痹痛皆可用之。

足三阴经在关元穴处与任脉相交会，任脉主胞宫，脾主运化而统血，肝主疏泄而藏血，肾主水而藏精，故本穴具有健脾和胃，益气养血，滋阴养肝，益肾调血，补养冲任，理精宫，退虚热，通经络，利水湿，实为补益肝肾之第一穴也；又谓之治疗妇产科疾病及男女前阴病之第一穴。

脾主运化水湿，肝主疏泄，肾主水，人体水液代谢与此三脏的功能协调密切相关，故临证举凡泌尿系统之疾，均可选本穴治之。

本穴为足三阴之交会穴，脾经"挟咽，连舌本，散舌下"，肾经"循喉咙，挟舌本"，肝经"循喉咙之后，上入颃颡"，故本穴尤善治疗咽部病症，如慢性咽炎、一般咽喉肿痛、中风不语等。

心主神志，心血虚常为心神症候之原因，血为水谷所化生，故心脾不足所致之心神病症，三阴交治之亦效。

三阴交为回阳九针穴之一。本穴有回阳救逆之功，临证常与百会、人中、中脘、足三里、合谷、太冲、涌泉等穴相配伍，以收镇惊安神、回阳固脱、醒脑开窍之效,为临证急救要穴之一。

【操作】

(1)用毫针靠近胫骨后缘垂直进针,刺入 0.5~1 寸,得气后根据具体病症施合适之补泻手法。本针刺法适用于治疗妇产科、男科、消化系统之多种病症,以及失眠、下尿路感染、高血压、皮肤病等。

(2)用毫针,针尖向肢体远端斜刺(针身与皮肤呈45°角),进针0.8~1.2寸,得气后行泻法,针感以向足底部放散或肢体出现不自主跳动为佳。本针刺法适用于治疗下肢局部疾患,如中风之下肢瘫痪、小腿部痹证、麻木等。

(3)本穴为足三阴经之会穴,一般直刺入 1.5 寸左右,刺入 0.5 寸为天部,治足太阴脾经本经病;刺入 1 寸为人部,治疗足厥阴肝经病;刺入 1.5 寸为地部,治疗足少阴肾经病。三阴交穴在此处针法,将穴位的空间性表现得淋漓尽致。

(4)探讨:针界有云,绝骨与三阴交临证可互相透刺,实不可互相透刺也。因三阴交针刺时是在腓骨之后缘取穴进针,而绝骨针刺时是在腓骨之前缘取穴进针。故临证绝骨与三阴交互相透刺之说,实不可为也。

【应用经验】

(1)治疗虚证:金伯华经验:金氏临证取内关、足三里、三阴交,均为双侧,补法,留针半小时,留针期间不行手法,以治疗各种原因所致之体虚,效佳。

(2)治疗妇科血瘀之症:三阴交常与血海相配,可治疗各种妇科血瘀之症。临证常见各种妇科血瘀之症,只要辨证为血瘀之症,无论病位在何处,用之必效。如妇女做过结扎术后遗之伤口痛、腰背痛、大腿痛、头昏痛等,以三阴交配血海针之,往往用之即效。

(3)董氏针灸设四肢穴:三阴交为足太阴脾经穴,脾主肌肉及四肢,董氏针灸以本穴为参照穴,创立四肢穴,其部位在内踝上四寸(三阴交上 1寸),主治:四肢痛、颈项痛、糖尿病。

临证三阴交与四肢穴常倒马应用,以增进其疗效。

(4)金伯华设"止汗穴":金氏以三阴交为参照穴,在其后 1 寸处设"止汗穴",临证此穴配合谷治疗自汗,效果显著。

(5)治疗桡骨茎突部狭窄性腱鞘炎:临证三阴交配四肢穴,酌加列缺、压痛点,可治疗桡骨茎突部狭窄性腱鞘炎。

（6）治疗指腕部扭挫伤：指腕部扭挫伤，临证取三阴交配四肢穴倒马治之。

（7）治疗跟下型跟痛症：针刺三阴交穴，用补法，治疗跟下型之跟痛症疗效较好。本法对其他型之跟痛症无效。

（8）治疗踝关节无力：本穴针刺（针尖斜向足踝部）可治疗踝关节无力，走路东倒西歪，呈醉人步态。

（9）治疗各种妇科杂病：三阴交在临床应用非常广泛，尤其是在妇科疾病中，三阴交可治疗经、带、胎、产、乳及诸多妇科疾病。

（10）治疗呃逆：取穴：三阴交、内关，用 1.5 寸毫针快速刺入，得气后大幅度捻转 6~8 次，当针下产生温热感后针下宜缓，并嘱患者"深吸气～屏气～深呼吸"，如此反复 4~6 次，留针 30 分钟。

（11）治疗产后尿潴留：据《四川中医》1986 年第 11 期报道，针刺三阴交治疗产后尿潴留 3 天，经导尿、西药注射、中药内服均无效的患者，针刺 1 分钟小便即通。

（12）治疗泌尿系结石绞痛：取三阴交、肾俞，常规针刺，得气后强刺激手法，留针 30 分钟，常留针中疼痛即止。

（13）治疗阳痿：《中国针灸》1984 年第 2 期报道了三阴交埋针治疗阳痿 31 例的临床研究。方法：按埋针操作，常规施术，3 日 1 次。结果：经 1~2 次治疗，痊愈 28 例。

（14）治疗闭经：主穴：三阴交，虚证配关元、气海、足三里；实证配丰隆、太冲、血海。常规针刺，虚证平补平泻，实证泻法，每日 1 次，10 次 1 个疗程。治疗期间停用中西药物。

（15）靳三针之足三针：靳三针设足三针，穴位为足三里、三阴交、太冲。三穴配伍主要用来治疗下肢运动及感觉障碍。

（16）靳三针之下肢痿三针：靳三针设下肢痿三针，穴位为足三里、三阴交、太溪。三穴配伍主要用来治疗下肢痿症。

（17）靳三针之尿三针：靳三针设尿三针，穴位为中极、关元、三阴交。三穴配伍主要用来治疗尿多、尿少、尿闭等膀胱疾病。

（18）靳三针之脂三针：靳三针设脂三针，穴位为内关、足三里、三阴交。三穴配伍主要用来治疗高脂血症。

（19）靳三针之阴三针：靳三针设阴三针，穴位为关元、归来、三阴交。三穴配伍主要用来治疗各种妇科疾病，如经多、经少、闭经、不孕、痛经、带下等。

（20）治疗产后型高泌乳素血症：取双侧三阴交，常规针刺，平补平泻，留针 30 分钟，并配合艾灸各 3 壮，每日 1 次，1 个月为 1 个疗程。

（21）治疗头痛：针刺三阴交可治疗各种头痛，如血管性头痛，神经功能性头痛，紧张性头痛，混合性头痛等。方法：取患侧三阴交，常规针刺，得气后平补平泻，留针 30 分钟，每日 1 次。

（22）治疗慢性咽炎：因三阴交为肝脾肾三经交汇之穴，三经皆循行经过咽部，故三阴交尤善治疗慢性咽炎。

（23）治疗急性腰扭伤：《四川中医》2001 年第 4 期报道了针刺三阴交、悬钟治疗急性腰扭伤 30 例的临床研究。方法：患者坐位，两脚与肩同宽支撑地面，取患侧三阴交、悬钟穴，常规针刺并留针，然后扶患者慢慢站立，活动腰部 2~5 分钟。每日 1 次。结果：28 例痊愈，2 例好转。

（24）治疗荨麻疹：取双侧三阴交，常规针刺，得气后强刺激，留针 30 分钟，每 10 分钟行针 1 次，每日 1 次。

（25）董氏针灸设人皇穴：董氏针灸设下三皇穴组，即天皇穴（阴陵泉），地皇穴，人皇穴（三阴交）。其中人皇穴之部位与三阴交穴暗合。

董氏针灸人皇穴主治：淋病、阳痿、早泄、遗精、滑精、腰脊椎骨痛、脖子痛、头晕、手麻、糖尿病、蛋白尿、小便出血、肾脏炎、肾亏之腰痛。

董氏针灸人皇穴之主治，实可视作三阴交之临证发挥也。

5. 地机　郄穴

【穴名释义】 机，要也，穴在膝下 5 寸，内侧骨下陷中，足太阴脾经之郄，脾属土，土为地之体，因喻足太阴气血所聚之要穴，故名地机。

《会元针灸学》：地机者，是所居地部之中也。一身分上中下三部，自足至脐为下部，属于地部。机者，本能也，地机居地中部，运膝之机关，故名地机。

【主治】

《铜人腧穴针灸图经》：治女子血瘕，按之如汤沃股内至膝，丈夫溏泄，腹胁气胀水肿，腹坚不嗜食，小便不利。

《针灸大成》：主腰痛不可俯仰，溏泄，腹胁胀，水肿腹坚，不嗜食，小便不利，精不足，女子癥瘕，按之如汤沃股内至膝。

本穴性主疏调，功善调和气血，活血理血，主要用于治疗妇科疾病，如痛经、女子癥瘕。亦用于治疗水肿、泄泻。

地机为足太阴经之郄穴,郄主急症及痛症。

【操作】 一般直刺 0.5 寸。治疗痛症可向上斜刺,以得气为度。本穴可灸。

【应用经验】

(1)治疗急性胰腺炎:中医脾脏与胰腺关系密切,胰腺炎在地机穴往往有明显压痛点,故针刺地机穴可明显缓解急性胰腺炎的症状。

(2)治疗急性腹泻:急慢性腹泻患者,地机穴附近常有压痛点,故有人将地机穴称为"腹泻点"。对急性发作、偏实,病程短者,可单选本穴针刺,用泻法;若发作缓慢、偏虚,病程长者,可配足三里用补法,留针 30 分钟,每10 分钟行针 1 次。

(3)治疗膝关节积液:金伯华经验:地机配阴陵泉、关元、血海,平补平泻,针刺可治疗膝关节积液。

(4)治疗股内侧疼痛:地机配阳陵泉可治疗股内侧疼痛。

(5)治疗阴部疼痛:常规针刺,得气后,5 分钟后取针。如阴痛时间在2 日以上,按上法得气后,再留针并温针灸 20 分钟后取针。

(6)治疗月经过多、崩漏:常规针刺地机穴,针感至内踝后,留针 10 分钟,再出针至皮下蜂窝组织埋针 1 天。

(7)按揉治疗痛经:术者拇指分取患者双侧地机穴,由轻至重逐渐加力揉按,以患者耐受为度。

6. 阴陵泉 合穴

【穴名释义】 泉,水原也,穴属水,在膝下内侧辅骨下陷中,足太阴脉气汇合之处,穴与阳陵泉相对,膝突如陵,陵取于上,泉出于下,穴当其处,故以为名。

《会元针灸学》:阴陵者,足阴筋陵结甘泉升润宗筋,上达胸膈,以养肺原,故名阴陵泉。

【主治】

《铜人腧穴针灸图经》:治腹中寒不嗜食,膈下满水胀腹坚,喘逆不得卧,腰痛不得俯仰,霍乱疝瘕,小便不利,气淋,寒热不节。

《针灸大成》:治腹中寒不嗜食,胁下满,水胀腹坚,喘逆不得卧,腰痛不得俯仰,霍乱,疝瘕,遗精,尿失禁不自知,小便不利,气淋,寒热不节,阴痛,胸中热,暴泻飧泄。

本穴为足太阴经之合穴。

《灵枢·邪气脏腑病形》:"合治内腑"。

《难经·六十八难》:"合主逆气而泄"。

本穴具有健脾利湿,固肠止泻,涩精止带,清热解毒和通利关节的较强作用。

本穴主治是针对脾失健运的运化水谷和运化水液两方面的异常,如出现腹胀、便溏、食欲不振、疲乏倦怠、消瘦和气血生化不足等表现,此为脾之运化水谷功能减退。如果产生痰、湿、饮等病理产物,甚则表现为泄泻、水肿等病症,则说明水液在体内之不正常代谢,即脾之运化水液功能失常。

本穴还可治"脾湿犯肺"之症。

本穴为针灸临证祛湿要穴。

【操作】

(1)以毫针从阴陵泉向阳陵泉方向透刺,刺入 1.2~1.5 寸,得气后行补法,使局部产生较强之酸、麻、胀针感。此法适用于治疗脾虚诸症。

(2)以毫针由阴陵泉向阳陵泉方向透刺,深度达 2 寸左右,得气后行泻法,使局部产生较强之酸、麻、胀针感,并向肢体远端放射,或出现小腿跳动。此法适用于治疗小腿痹痛、胆囊炎、胆道感染、肋间神经痛等病症。

【应用经验】

(1)治疗膝关节肿痛、弯曲受限:金伯华经验:阴陵泉配血海、阳陵泉、三阴交,行泻法,可治疗膝关节肿痛、弯曲受限。

(2)治疗肩周炎:肩周炎如果病人说不清,到底肩关节周围具体何处痛者,临证可取健侧阴陵泉、阳陵泉、足三里为基础针治之,然后酌配患侧手三针作为牵引针;如患者有明确之肩前痛,临证可直接取阴陵泉治之。

(3)治疗肘关节骨折后功能障碍:患者取坐位,健侧阴陵泉常规消毒,医者持毫针呈 45° 角向后斜刺,得气后行动气针法,嘱患者活动患肢,尽量达到健侧肘关节之活动幅度。局部僵硬较重者,配予 TDP 患肢局部照射30 分钟。留针 45 分钟,每 10 分钟行针 1 次,行针过程中,嘱患者加强患肢功能活动,每日 1 次,5 次 1 个疗程。

(4)治疗隐神经痛:选穴:阴陵泉、三阴交,常规针刺,得气为度,阴陵泉使针感上行,留针 15~20 分钟。

(5)治疗泌尿系感染:选穴:阴陵泉、中极、膀胱俞、行间、太溪,针刺平补平泻;口服清热利湿之中药。每日 2 次。

(6)治疗尿潴留:阴陵泉进针 1~1.5 寸,针感向上传导,施提插捻转泻法 1~3 分钟,留针 15~30 分钟。

(7) 治疗胃痛:《中国针灸》1996 年第 10 期报道了针刺阴陵泉为主治疗胃痛 20 例(病程最短半年,最长 20 年)的临床研究。方法:主穴选用阴陵泉,肝郁气滞加太冲、三阴交,脾胃湿热加足三里、内庭,反胃加内关。常规针刺,得气即可。痛轻者隔 1 日,重者每日 1 次,10 次 1 个疗程。经治 1~2 个疗程,18 例疼痛完全消失,再经药物调治,1 年无复发,显效 2 例,全部有效。

(8) 董氏针灸设天皇穴:董氏针灸设下三皇穴,即天皇(阴陵泉)、地皇穴、人皇穴。三穴相配为董氏针灸补肾要穴。其中天皇穴之部位,恰好与阴陵泉暗合。

董氏针灸天皇穴主治:胃酸过多、反胃、肾脏炎、糖尿病、蛋白尿。

"董氏针灸常用此穴治疗心脏疾病,对于高血压引起之头痛、头晕亦常用之。胃痛、失眠、颈项胸膺强紧亦有疗效。此外,因该穴功能化湿滞、利下焦,故阳痿、早泄、痛经、腹水等均宜用之。而对于急性腹泻、小腹绞痛极其特效。该穴点刺出血,治疗膏淋(乳糜尿)极验。"

董氏针灸在足太阴脾经线上设下三皇穴,真正体现了清代许豫和《怡堂散记》:"善补肾者,当于脾胃求之"之见解。

相关文章请阅本书第一章第六篇文章"董氏针灸下三皇穴组临证应用"一文。

7. 血海

【穴名释义】 穴在膝髌上内廉白肉际 2 寸半,足太阴脾脉气所发。脾,主统血,温五脏。穴为脾血归聚之海,具祛瘀血,生新血之功能,属女子生血之海,故名血海。

《孔穴命名的浅说》:血海,言治妇女经血病之广而取名。

【主治】

《铜人腧穴针灸图经》:治女子漏下恶血,月事不调,逆气腹胀。

《针灸大成》:主气逆腹胀。

血海,又名血郄,系脾经之血郄穴(此为十六郄穴之外)。善治妇女各种血证,如月经失调、宫血、闭经、痛经等。但本穴治疗血证为血瘀或血热的实证血证,而对于辨证为血虚、血寒之妇科之疾,则非本穴之治疗范围。

血海穴亦为治疗皮肤病之常用配穴之一。

【操作】 一般用毫针直刺或向上斜刺,刺入 0.8~1 寸,得气后行泻法,使局部产生较强之酸麻胀重样针感,有时可向膝部放射或出现小腿不自主跳动。

本穴可灸。

【应用经验】

(1)治疗老年皮肤瘙痒:可直刺1寸左右或向上斜刺1~1.5寸。

(2)治疗男子阴囊湿疹、女子子宫出血、淋病:针尖应向上斜刺,进针1.5寸左右,得气后务使针感向腹股沟部位传导,气至病所始效。

(3)治疗膝痛:针尖向下、向膝关节方向斜刺,务求气至病所。

(4)治疗经期头痛:直刺1寸,拇指向后轻微缓慢捻转1~2分钟,留针15分钟。

(5)治疗痛经:直刺1.5寸左右,大幅度提插捻转,针感务求强烈,且务求气至病所,留针30分钟。治疗原发性痛经毫针亦可在一侧血海穴沿皮刺入,在小幅度捻转行针时配合呼吸补泻法,即虚证用补,实证用泻,务求气至病所,间歇行针,留针时间最少1小时。

(6)治疗慢性荨麻疹:双侧血海穴常规针后,可用温针灸法,行手法时,务求多补少泻。

(7)治疗淋病综合征:快速直刺或向股内侧斜刺1寸左右,行泻法,得气后行针5分钟,留针30分钟。

(8)治疗妇科手术后各种血瘀证:妇科手术后,患者可出现各种并发症,如术后刀口痛、腰痛、头痛等,无论在何部位,只要是血瘀之症,临证皆可选血海治之。此症常血海酌配三阴交,二穴相须为用。

(9)治疗臁疮:臁疮久不收口,临证可取血海穴治之。此处可与董氏针灸之制污穴配合应用。

(10)治疗风湿症血沉居高不下:临证风湿症血沉指数居高不下,可选血海穴治之。

8. 大横

【穴名释义】 横,平线为横,谓旁侧也。穴在腹哀下3寸,直脐旁,即在天枢穴向外横开两寸,天枢为大肠之募,内有大肠横过,穴当其位,故名大横。

《会元针灸学》:大横者,是腹部肠膜横结,足太阴之膏泽,横贯肠胃以助消化,对人体健康有伟大之功用,故名大横。

【主治】

《铜人腧穴针灸图经》:疗大风逆气,多寒善悲。

《针灸大成》:主大风逆气,多寒善悲,四肢不可举动,多寒洞痢。

【操作】

(1) 直刺或斜刺 1.2 寸左右,得气为度,治疗便秘。

(2) 直刺 1.2~1.5 寸,治疗腹胀、肠鸣。

本穴可灸。

【应用经验】

(1) 治疗抑郁症:文献记载,针刺大横穴治疗郁证悲伤具有一定疗效。

(2) 治疗腹中寒气凝结:大横配天枢、气海、上巨虚,灸法治疗腹中寒气凝结,效佳。

(3) 治疗肠道寄生虫:本穴配神阙,可治疗肠道寄生虫病。

(4) 腹针疗法用于调脾:大横穴为腹针疗法中,用于调脾气之重要穴位,有调理脾脏、健脾、利湿、滑利关节之功,常与"腹四关"合用治疗腰部疾患及坐骨神经痛,与风湿点合用治疗全身关节炎及肩周炎等。

9. 大包　脾之大络

【穴名释义】　穴在渊腋下 3 寸,脾之大络,因喻总领阴阳诸络,灌溉五藏,无所不包,故名大包。

《穴名选释》:大包,包有包揽之义,穴为足太阴脾经之大络,《类经图翼》称:总统阴阳诸络,灌溉五藏,大包之意指总揽诸络之功能而言。

【主治】

《铜人腧穴针灸图经》:治腹有大气,气不得息,胸胁中痛,内实则其身尽寒,虚则百节皆纵。

《针灸大成》:主胸胁中痛,喘气,实则身尽痛,泻之;虚则百节皆纵,补之。

大包,脾之大络,统属五脏之首,五脏之疾均可针刺大包,以疏通五脏之气。

【操作】　斜刺或向后平刺 0.5~0.8 寸。

本穴可灸。

【应用经验】

(1) 治疗五脏之寒:本穴灸法,可治五脏之寒。

(2) 治疗急性扭挫伤:《上海针灸杂志》1988 年第 4 期报道了针刺大

包穴治疗急性扭伤50例(颈部扭伤6例,背部扭伤2例,胸部扭伤2例,腰部扭伤40例)的临床研究。方法:取患侧大包穴,常规针刺,留针15分钟。每日1次。结果:经治1~3次后,痊愈38例(1次愈28例,2次愈9例,3次愈1例),显效6例,好转5例,无效1例。大部分1~2次治愈。

五、手少阴心经

经脉循行:《灵枢·经脉》:心手少阴之脉,起于心中,出属心系下膈,络小肠。其支者,从心系,上挟咽,系目系;其直者,复从心系,却上肺,下出腋下,下循臑内后廉,行太阴、心主之后,下肘内,循臂内后廉,抵掌后锐骨之端,入掌内后廉,循小指之内,出其端。

经穴歌诀:九穴午时手少阴,极泉青灵少海深,灵道通里阴郄邃,神门少府少冲寻。

本经经穴分布于腋下,上肢掌面侧之尺侧缘和小指之桡侧端。首穴极泉,末穴少冲,左右各9穴。

本经临证常用腧穴:

1. 极泉

【穴名释义】　高及甚为极,君为日极,如登极,取至高无上之意。穴在腋下筋间动脉,入胸中,为手少阴心脉之腧穴。心者,君主之官。其穴甚高,如君登极,至高无上。心脉流注,似泉下水流,故名极泉。

《会元针灸学》:极泉者,极者极深,泉是水泉也,心阳化液,由心系通肺出腋下,心火生脾土,而续交经之孔窍,相酬以甘液,故名极泉。

【主治】

《铜人腧穴针灸图经》:治心痛干呕,四肢不收,咽干烦渴,臂肘厥寒,目黄胁下满痛。

《针灸大成》:主臂肘厥寒,四肢不收,心痛干呕,烦渴,目黄,胁满痛,悲愁不乐。

本经经穴主治心、胸、神志病、血证,以及经脉循行部位之其他病症。

【操作】　一般采用指切进针法,用押手将动脉轻推向后,避开腋动脉,针尖向后上方直刺0.5寸左右,以局部酸胀为度。

【应用经验】

(1)治疗腋臭:以三棱针微泻出血,可治疗腋臭。

（2）治疗外伤性臂丛神经损伤:取穴以极泉为主穴,配以肩髃,曲池,手三里,外关,合谷,后溪,中渚。在取极泉时,让患者屈肘抬臂,肘与肩平,在腋窝外上方两筋间进针,直刺 2 寸左右,施雀啄法,使触电样针感到达手指,其他穴用补法,留针 30 分钟,每 10 分钟行针 1 次,每日 1 次,10 次 1 个疗程。

（3）治疗中风后遗症:用"醒脑开窍"法,主穴为内关,人中,三阴交。上肢不遂加极泉,尺泽,合谷;下肢不遂加委中,三阴交。

（4）治疗中风后期肩关节功能活动障碍:极泉穴合谷刺可治疗中风后期肩关节功能活动障碍。

（5）治疗尺神经炎:电针极泉穴可治疗尺神经炎。

（6）治疗上肢麻木:封闭和弹拨极泉穴可治疗上肢麻木。

（7）治疗周围神经损伤之上肢功能障碍:据《浙江中医杂志》2000 年第 1 期报道,针刺极泉穴为主治疗周围神经损伤之功能障碍 35 例(桡神经损伤 20 例、臂丛神经损伤 5 例、正中深神经损伤 3 例、尺神经损伤 7 例),总有效率为 94.29%。

（8）治疗肩周炎:肩周炎可以肩髃透极泉之法治之。患者取坐位,肘关节屈曲,医者一手托起患者的肘部用力向后方推移上肢,使肱骨与躯干呈 45° 角,并固定于此位。然后以芒针,由肩髃刺入,缓缓向极泉进针,以极泉皮下可触及针尖为度,行捻转泻法,得气后出针。

2. 少海 合穴

少海者,水也,在肘内廉节后凹陷处,为手太阴脉气汇聚之处,因喻穴为少阴之海,故名少海。

《会元针灸学》:少海者,少是手太阴也,海者由经达心脏之海,故名少海。

【主治】

《铜人腧穴针灸图经》:治寒热齿龋痛,目眩发狂,呕吐涎沫,项不得回顾,肘挛腋胁下痛,四肢不得举。甄权云:屈手向头取之,治齿寒脑风头痛。

《针灸大成》:主寒热齿龋痛,目眩发狂,呕吐涎沫,项不得回顾,肘挛腋胁下痛,四肢不得举,齿寒,脑风头痛,气逆噫哕,瘰疬,心疼,手颤健忘。

【操作】 一般直刺 0.5 寸左右。

本穴可灸。

【应用经验】

（1）治疗手颤:本穴针刺后,针尖向下斜刺 0.8 寸左右,使针感向手腕方向传导。

（2）治疗心痛、耳鸣：本穴进针后，针尖向内上方斜刺，得气后行泻法。

（3）透刺法治疗网球肘：患者取坐位，屈肘，取患侧穴，穴位常规消毒，医者持毫针从曲池穴进针，向少海穴方向透刺，得气后平补平泻，留针30分钟，每10分钟行针1次，每日1次，7次1个疗程。

（4）透刺法治疗高血压：患者取仰卧位，屈肘80°~90°，双侧穴位常规消毒，医者持毫针从曲池穴刺入，针尖向少海穴方向透刺，得气后施捻转手法，务求使针感向上传导至肩，向下传导至腕，以局部出现明显之酸麻胀感为最佳，行针1分钟后，每5分钟行针1次。半小时后，每10分钟行针1次，留针1小时。每日1次，15日为1个疗程。

（5）透刺法治疗全身瘙痒：患者取坐位或仰卧位，双侧穴位常规消毒，医者持毫针从曲池穴垂直刺入后，针尖向少海穴方向透刺，得气后行大幅度提插捻转之泻法，留针30分钟，每10分钟行针1次，每日1次。

（6）治疗脏躁：本穴可治"悲伤欲哭，不能自已"之脏躁症，取本穴（双侧），用补法，留针30分钟。

此证亦可以少冲穴治之。

3. 通里　络穴

【穴名释义】　本穴在腕后1寸，为手少阴之络，手太阴络系从本穴分出，走向手太阳经其支脉别而上行，沿本经循环心中，联系舌根，归属目系，凡邪实膈间，支而不畅，虚不能言者，本穴可通其脉气。穴系手少阴脉气别通为络之居处，故名通里。

《会元针灸学》：通里者，由手少阴络，通于手太阳也。于手厥阴邻里相通。手少阴心之络脉会于此。支走其络，连络厥阴太阳，故名通里。

【主治】

《铜人腧穴针灸图经》：治热病卒心中懊恼，数欠频呻，悲恐目眩头痛，面热无汗，心悸肘臂臑痛，实则支隔，虚则不能言，苦呕喉痹，少气遗溺。

《针灸大成》：主目眩头痛，热病心不乐，数日懊恼，数欠频呻悲，面热无汗，头风，暴喑不言，目痛心悸，肘臂臑痛，苦呕喉痹，少气遗溺，妇人经血过多崩中。实则支满膈肿，泻之；虚则不能言，补之。

本穴为手少阴心经之络穴，别走小肠经，心开窍于舌，心系络脉系于舌本，小肠经上走喉，故本穴既可治心血管疾病，又善治各种舌疾，如舌强、舌疮、木舌、重舌等。

【操作】　一般毫针直刺 0.3~0.5 寸左右。

本穴可灸。

【应用经验】

（1）治疗心动过缓：通里穴出现有压痛点或结节等阳性反应，可作为心动过缓的定性诊断。故在通里穴有阳性反应处点按或针刺，可治疗心动过缓。

（2）治疗神经性皮炎：患者取坐位或仰卧位，双侧穴位常规消毒，医者持毫针刺入通里穴，针尖透向心包经，得气后行泻法，不留针。然后以梅花针从皮损边缘向中心处叩刺，以局部微出血为度，接着以清艾条艾灸皮损局部，先灸皮损边缘，再逐渐向皮损中心施灸，灸至局部潮红为度，每次施灸大约 30 分钟。

（3）治疗中风失语：针刺通里穴为主可治疗中风失语。

（4）治疗坐骨神经痛：取健侧通里穴、列缺穴，针刺得气后，行泻法，强刺激，以患者能耐受为度。配穴均取患侧。

董氏针灸有以大陵、内关、间使，治疗心经功能不足坐骨神经痛之经验，通里穴既可治坐骨神经痛，又可治心动过缓，故董氏针灸治疗坐骨神经痛之法，宜回味之。

（5）治疗发笑不止：《灵枢·本神》："心藏脉，脉舍神，心气虚则悲，实则笑不休"，故笑不休为心之实证，取心经之络穴通里（双），用泻法，可治笑不休心之实证。此证亦可以神门穴治之。

4. **阴郄**　郄穴

【穴名释义】　穴在掌后脉中，去腕 5 分，穴为手少阴心经之郄穴，故名阴郄。

《医经理解》：阴郄，少阴之郄也。

【主治】

《铜人腧穴针灸图经》：治失喑不能言，洒淅振寒，厥逆心痛，霍乱胸中满，衄血惊恐。

《针灸大成》：主鼻衄吐血，洒淅振寒，厥逆心惊，心痛霍乱，胸中满。

【操作】　直刺 0.3~0.5 寸。

本穴可灸。

【应用经验】

（1）治疗盗汗：灸双侧阴郄穴，灸至温热感可沿手少阴心经直达心区，待灸感减弱后即可停灸。按疗程灸,必效。

（2）治疗高血压:《中国医药学报》1996年第6期报道了针刺治疗高血压30例的临床研究。方法:针前先测量血压,取阴郄穴,针刺得气后行平补平泻手法,留针20分钟。起针后即刻测量血压、心率。结果:有效率为83.3%。

5. **神门** 原穴;输穴

【穴名释义】 心者,君主之官,神明出焉。心藏神,主神,穴为心脉之腧穴,为心气所出之处,故名神门。

《孔穴命名的浅说》:神门,因其治神志病,又有人神入门户之义。

【主治】

《铜人腧穴针灸图经》:治疟心烦,心烦甚欲得饮冷,恶寒则欲处温中,咽干不嗜食,心痛,数噫恐惊,少气不足,手臂寒喘逆,身热犯悲哭,呕血上气,遗溺,大小人五痫。

《针灸大成》:主疟心烦,甚欲得饮冷,恶寒则欲处温中,咽干不嗜食,心痛数噫,恐悸,少气不足,手臂寒,面赤喜笑,掌中热而啘,目黄胁痛,喘逆身热,狂悲狂笑,呕血吐血,振寒上气,遗溺失音,心性痴呆,健忘,心积伏梁,大小人五痫。

本穴为手少阴心经之输穴、原穴,《灵枢·九针十二原》:"五脏有疾,当取之十二原",故神门为治疗心血管疾病之要穴。

本穴为心经之原穴,原穴主治五脏,心藏神,故本穴善治各种神志病症。

心主血脉,举凡血不循常道者,皆与心相关,故本穴可治疗月经病、尿血、呕血等血证。

心经经脉"上挟咽","系目系","却上肺","络小肠",其络脉系于舌本,其经筋结于胸中,循臂、下系于脐。故本穴可治疗头面五官、肺系及脾胃之疾。

【操作】

（1）一般紧贴尺侧腕屈肌肌腱直刺0.3~0.4寸,得气后施捻转补泻法,针感可达小指之远端,本刺法用于本穴主治之各种疾病。

（2）毫针针尖稍向上斜刺0.3~0.5寸,针刺后施捻转泻法,使针感向上放射传导,属逆经刺法。本法善清泻心火,适合心火亢盛所致之精神性疾病,如精神分裂症、躁狂抑郁症、癔症、神经衰弱、睡眠障碍等。

本穴可灸。

【应用经验】

（1）治疗恍惚、痴呆、失眠、健忘：临证以长毫针先刺入皮下0.2寸左右，然后向少海穴方向透刺2寸以上，快速捻转，得气后留针20分钟左右。

（2）治疗心动过速：《山东中医杂志》1995年第10期报道了针刺神门穴治疗室上性阵发性及窦性心动过速42例的临床研究。方法：直刺0.3~0.5寸，中弱刺激。结果：29例窦性心动过速患者有效27例；13例室上性阵发性心动过速患者有效11例。

（3）治疗舌疮：神门配中极治疗舌疮。神门逆经而刺，行泻法，留针30分钟，期间泻法行针1次，以加强针感，每日1次。治疗复发性口腔溃疡，临证常以足三里，太白，三阴交，太溪为主穴，酌配神门，内关穴治之。

（4）治疗嗜睡症：双侧穴位常规针刺后，行强刺激手法，得气后留针30分钟，每5分钟行针1次，每日1次，10次1个疗程。

（5）治疗急性腰扭伤：患者取坐位，穴位常规消毒后，医者持毫针，针尖略向拇指侧迅速斜刺入患侧穴位，进针0.5~1寸，以捻转手法行针，持续刺激穴位，同时嘱患者活动腰部，先左右活动，再前后活动。留针15~20分钟，每5分钟行针1次，每日1次，一般1~2次即效。

（6）治疗急性踝关节扭伤：患者取坐位，患侧穴位常规消毒，医者持毫针速刺入穴，针尖向大陵穴方向斜刺，施行提插捻转手法，得气后留针30分钟，每日1次，一般1~2次即愈。

6. 少府　荥穴

【穴名释义】　穴在小指本节后凹陷处，与手厥阴经劳宫穴相平直。府，文藏也，引申为聚集之义。因喻本穴为手少阴脉气汇聚之处，故名少府。

《采艾编》：少府：为荥，少阴所流如传送之府也。

【主治】

《铜人腧穴针灸图经》：治烦满少气，悲恐畏人，掌中热，肘腋挛急，胸中痛，手踡不伸。

《针灸大成》：主烦满少气，悲恐畏人，掌中热，臂酸，肘腋挛急，胸中痛，手踡不伸，疟疾久不愈，振寒。阴挺出，阴痒阴痛。遗溺偏坠，小便不利，太息。

本穴为手少阴之荥穴，《难经·六十八难》："荥主身热"，故少府穴善于治疗心之热证。

【操作】 一般直刺 0.2~0.3 寸。

本穴可灸。

【应用经验】

（1）治疗中风后遗症之手指挛急：针刺少府穴可有效治疗中风后遗症之手指挛急。方法：少府直刺 0.5~0.8 寸，提插、捻转，使有酸胀困痛之感。

（2）治疗肩周炎：本穴可治疗肩周炎之手少阴经型，即肩周炎患者，除肩部其他部位痛之外，如有腋下极泉穴部位痛，可取少府穴治之。

（3）治疗急性腰扭伤：取双侧少府穴，直刺 0.5~0.8 寸，泻法，留针 10~20 分钟，每隔 3~4 分钟强刺激 1 次，同时嘱患者作前屈后伸、左右转动等腰部活动，并配合推拿。

（4）治疗小儿遗溺：双侧少府穴常规针刺，行捻转补法 1 分钟后，不留针即快速出针，轻按其穴，每日 1 次，10 次 1 个疗程。

（5）董氏针灸设手解穴：董氏针灸设手解穴，此穴部位与少府穴暗合。其主治为：解晕针与下针后引起之麻木感及气血错乱之刺痛。即此穴善治各种针刺反应，临证针之可立解。

六、手太阳小肠经

经脉循行：《灵枢·经脉》：小肠手太阳之脉，起于小指之端，循手外侧上腕，出踝中，直上臂骨下廉，出肘内侧两筋之间，上循臑外后廉，出肩解，绕肩胛，交肩上，入缺盆络心，循咽下膈，抵胃属小肠；其支者：从缺盆循颈上颊，至目锐眦，却入耳中；其支者：别颊上颐抵鼻，至目内眦，斜络于颧。

经穴歌诀：手太阳一十九，少泽前谷后溪数，腕骨阳谷养老绳，支正小海外辅肘，肩贞臑俞接天宗，髎外秉风曲垣首，肩外俞连肩中俞，天窗乃与天容偶，锐骨之端上颧髎，听宫耳前珠上走。

本经经穴分布在指、掌尺侧，上肢背侧面之尺侧缘，肩胛及面部。首穴少泽，末穴听宫，左右各 19 穴。

本经临证常用腧穴：

1. 少泽 井穴

【穴名释义】 少，小也。穴在手小指之端，去爪甲 1 分凹陷处，手太阳脉井穴，心脉交于本穴，心与小肠相合，似山泽通气，故名少泽。

《穴名选释》：少泽："泽"指润泽。本穴为手太阳小肠经之井穴，手太阳之脉主液。《灵枢·决气》中说:"谷入气满,淖泽注于骨,骨属屈伸,泄泽,补益脑髓,皮肤润泽,是谓液。"液有润泽全身的功能,穴为手太阳之井,脉气刚出而微小,故曰少泽。

【主治】

《铜人腧穴针灸图经》:治疟寒热汗不出,喉痹舌强口干心烦,臂痛瘛疭,咳嗽,颈项急不可顾,目生肤翳覆瞳子。

《针灸大成》:主疟寒热,汗不出,喉痹舌强,口干心烦,臂痛瘛疭,咳嗽,口中涎唾,颈项急不得回顾,目生肤翳覆瞳子,头痛。

本穴为手太阳小肠经之井穴,小肠经主液所生病,故少泽可治乳汁不足、乳痈等。

本穴为井穴,点刺放血有泻热祛邪之效,可治发热、咽痛、头痛诸症。

本穴属手太阳小肠经,小肠经从手走头,分布于上肢后外侧、鼻旁、耳中、目眦、喉旁,故本穴常用来治疗肢体病症和头面五官之疾。

【操作】　一般三棱针点刺或向上方斜刺 0.1 寸。

本穴可灸。

【应用经验】

(1)治疗热病、中风、昏迷:三棱针点刺放血,出血如豆。

(2)治疗肩臂外侧疼痛、产后乳房胀痛、流行性腮腺炎、睑腺炎、结膜炎、尺神经麻痹:三棱针点刺放血,挤压出血,最好用力甩手出血数滴,此时方为最佳。

(3)治疗产后乳汁分泌不足:患者仰卧位或坐位,穴位常规消毒,医者持毫针向上斜刺 0.1~0.2 寸,得气后给予中等刺激量,留针 20 分钟,隔 5 分钟行针 1 次。出针后,最好配合艾条悬灸乳根穴和膻中穴,每穴灸 15 秒钟,每日 1 次。

2. **后溪**　输穴;八脉交会穴之一:通督脉

【穴名释义】　穴在手小指外侧,本节后凹陷处,握拳时,穴处肉起如山峰,按之似小溪之曲处,故名后溪。

后溪其穴名最早见于《灵枢·本输》中,其曰:"手太阳小肠者……注于后溪,后溪者,在手外侧本节之后也,为腧"。张介宾注:此小肠经所注为腧也,属阳木。

《腧穴命名汇解》:《甲乙经》记载:后溪者,木也。因穴位于小指本节后之横纹头处,较前谷高起,有小肠之会,故名后溪。

【主治】

《铜人腧穴针灸图经》：治疟寒热，目赤生翳，鼻衄耳聋，胸满颈项强，不得回顾，癫疾，臂肘挛。

《针灸大成》：主疟寒热，目赤生翳，鼻衄，耳聋，胸满，颈项强，不得回顾，癫疾，臂肘挛急，痂疥。

后溪为八脉交会穴之一，通督脉。《针灸大成》中记载其主治二十四证，即手中挛急、手足颤掉、头风痛、伤寒不解、盗汗不止、中风不语、牙齿痛、癫痫吐沫、腰背强痛、筋骨痛、咽喉闭塞、腮颊肿痛、伤寒项强或痛、膝胫肿痛、手足麻、眼赤肿、伤寒头痛、表汗不出、冲风泪下、破伤风痛、产后汗出恶风、喉痹、脚膝腿痛、手麻痹。

作为八脉交会穴，《针灸大成》言："上述病证，后溪悉主之。先取后溪，后取申脉。"

从以上观之，后溪与阳跷脉之交会穴申脉相配，通治小肠经、督脉、阳跷脉所过之目痛、项强、落枕、肩痛、后头痛等。

本穴属手太阳经输穴，"输主体重节痛"。手太阳与足太阳脉气相通，足太阳与督脉均循行于腰背部，故本穴为治腰背痛之要穴。

本穴通督脉，督脉主阳主表，故后溪亦为退热要穴之一，既可用于实热证之退热，亦可退虚热，如阴虚盗汗、潮热等。

本穴为手太阳小肠经腧穴，小肠善分清泌浊，故本穴可清利小肠热，临证可治疗黄疸、小便赤涩、疥疮等。

【操作】

（1）一般针尖紧贴第五掌骨掌侧缘直刺 0.5~1 寸。

（2）临证需要后溪透合谷时，进针后深度可达 2 寸左右。

本穴可灸。

【应用经验】

（1）本穴为治疗颈肩腰腿痛，如颈椎病、落枕、肩周炎、急性腰扭伤、腰肌劳损、腰椎间盘突出症、坐骨神经痛之常用穴或主要配穴。

李阳四针法和谢氏止痛四穴，为针灸临证治疗各种痛症，特别是颈肩腰腿痛之著名针方，临证如能灵活用之，大部分颈肩腰腿痛，皆能收即时之效。后溪即为两针方不可或缺之配穴之一。

李阳四针法穴位组成：人中，后溪，束骨，复溜。

谢氏止痛四穴穴位组成：三间，后溪，太白，束骨。

针灸临证两针方在治疗颈肩腰腿痛方面,既可单独应用,亦可相须为用,可互相取长补短。

(2)董氏针灸设腕顺穴组:董氏针灸以后溪穴为参照穴,创设腕顺一、腕顺二穴组,两穴成倒马之势,主治:肾亏之头痛、眼花、坐骨神经痛、疲劳、肾脏炎、四肢骨肿、严重腰两边痛、背痛(女人之效更大,两手不宜同时应用)。

腕顺穴组之主治,实可视作后溪穴之临证发挥。

学董氏针灸不能只学其形,更应重其神。比如一般腰痛,如在太阳经所属范围之内,临证可能取后溪即可治之,但如髂后上棘痛之类,取董氏针灸腕顺一、二穴组贴骨进针,则用之有效,亦最符合针灸"以皮治皮,以筋治筋,以肉治肉,以骨治骨"之治则。董氏针灸腕顺穴组,与后溪穴主治相比,即集中体现了此针灸思维。

(3)治疗三叉神经痛:董氏针灸大白穴(健侧)+后溪(患侧牵引针)+董氏针灸侧三里+侧下三里,治疗三叉神经痛,效佳。

(4)治疗眼睑炎:取患侧后溪穴,用5mm短针点刺5~6次,挤出1滴血。有医者通过20多年的临床实践认为:针刺后溪穴不但具有镇痛、镇惊、息风、醒脑、安神、治疟疾等作用,而且具有清热、消肿之效。治疗眼睑炎,效果甚佳。

(5)治疗面肌痉挛:针刺后溪透劳宫可治疗面肌痉挛。主穴:后溪;配穴:合谷。方法:后溪向劳宫透刺,强刺激,出针后再埋针。

(6)治疗眼闭合不全:后溪穴刺血可治疗眼闭合不全。方法:用三棱针迅速点刺后溪穴,使之出血8~10滴,隔日1次,5次1个疗程。

(7)治疗胸胁痛:针刺后溪穴可治疗外伤后胸胁痛。方法:取双侧后溪穴,进针0.5~0.8寸,得气后强刺激,同时患者配合自主缓慢深呼吸5~10分钟,1天2次。

(8)治疗胸椎小关节紊乱:《中国民间疗法》1994年第1期报道:针刺后溪透劳宫穴治疗1例胸椎小关节紊乱,常规透刺,捻转得气后留针20分钟,每5分钟行针1次。结果:15分钟后抽痛停止。出针后又针刺胸椎第10~12夹脊穴及TDP照射30分钟,出针后局部拔罐至皮肤泛红,共治疗10次而愈。

(9)治疗手麻木:取患侧后溪穴,患者轻微握拳,以2.5寸毫针速刺入穴内,轻轻捻转进针,得气后以1寸长艾段插于针尾上,从艾段下端点燃施灸,每穴连灸 3 壮,每日 1 次,7 次 1 个疗程。

（10）治疗盗汗:后溪穴针刺后留针 15 分钟,每日 1 次,7 次 1 个疗程。

（11）治疗荨麻疹:取双侧后溪穴,常规针刺,泻法,留针 20 分钟,每 5 分钟行针 1 次,针后出血 2~3 滴,可立即使疹消痒止。

（12）治疗中风后遗手臂拘挛:金伯华经验:后溪配外关、郄门、曲池、天井,透针法,五指伸开,效显。

（13）治疗急性结膜炎:三棱针患侧穴位点刺放血,出血 5~10 滴,以此法治疗急性结膜炎,效佳。

（14）治疗癫痫:后溪与申脉相配为主穴,可有效地控制癫痫发作。

3. 腕骨　原穴

【穴名释义】　穴在手外侧前起骨（豌豆骨）下凹陷处,故名腕骨。

《子午流注说难》:腕骨:乃手太阳脉所过之原穴,手外侧腕前一小骨,手常屈伸转侧,侧此骨宛转,穴在骨稍前,故名腕骨穴。

【主治】

《铜人腧穴针灸图经》:治热病汗不出,胁下痛不得息,颈颔肿,寒热耳鸣,目冷泪生翳,狂惕偏枯,臂肘不得屈伸,痎疟头痛,惊风,瘛疭,五指挛。

《针灸大成》:治热病汗不出,胁下痛不得息,颈颔肿,寒热耳鸣,目冷泪生翳,狂惕偏枯,臂肘不得屈伸,痎疟头痛,惊风,瘛疭,五指挛,头痛。

本穴为手太阳经原穴,太阳为巨阳,乃诸阳之长。《素问·生气通天论》:"阳气者,精则养神,柔则养筋";《灵枢·经脉》:"小肠手太阳之脉……是动则病嗌痛颔肿,不可以顾,肩似拔,臑似折,是主液所生病者,耳聋目黄颊肿,颈颔肩臑肘臂外后廉痛……"《古法针刺灵方治验》:"腕骨为手太阳所过之原,属木,其柔筋等作用自不待言……可治疗诸多肌肉、肌腱、筋膜、关节囊、韧带、肌腱滑囊炎、椎间盘纤维环、关节软骨盘以及周围神经等组织,由直接、间接外力作用或长期劳损所导致的软组织损伤。"故张士杰为临证善用腕骨穴的针灸大家。

【操作】　一般常规直刺 0.5 寸。

张士杰认为,刺腕骨应使三阳之开、阖、枢,皆气至而五指抖动,即鱼吞钩之状,最低限度也要使小指或小指次指抖动为佳。

本穴可灸。

【应用经验】

（1）治疗肩胛痛:取患侧腕骨穴,毫针直刺进针 1 寸,得气后行泻法,留针期间令患者活动肩部,以促进患肩气血运行。

（2）治疗急性腰扭伤:先取患侧腕骨穴,直刺 1 寸左右,得气后令患者活动腰部,如此时效不显,可再取健侧腕骨穴。

（3）治疗落枕:取患侧腕骨穴,直刺 0.3~0.5 寸左右,慢慢寻找针感,令针感向小指放散或小指出现反射性收缩或抖动,即可出针。

（4）治疗面瘫:面瘫患者如出现上眼睑闭合不全或不正常流眼泪,可取患侧腕骨穴,向合谷穴或劳宫方向透刺 1 寸左右,得气后留针 30 分钟。

4. 养老　郄穴

【穴名释义】穴在手踝骨上一空,腕后 1 寸凹陷处,为手太阳小肠经之郄。考小肠之功能为吸收水谷所化之精微,以供养全身,又因本穴可治由外因侵犯本经脉气所发生的病变,以及本经主液所发生的病变,如耳聋、目视不明、肩臂疼痛等老年病,故名养老。

《腧穴命名汇解》:养老,益者为养,以该穴主治目视不明、耳闭不闻、肩欲折、手不能自上下。《铜人》有:目视不明。《图翼》有:起坐艰难。针此有益于老年人健康,故名。

【主治】

《铜人腧穴针灸图经》:治肩欲折,臂如拔,手臂痛不能自上下,目视不明。

《针灸大成》:主肩臂酸疼,肩欲折,臂如拔,手不能自上下,目视不明。

台湾古典针灸大家周左宇,对于养老穴有深刻的认识,他认为:本穴为手太阳之郄穴,郄穴为气血深聚之处,常用于治疗急证、急性疼痛及出血。养老具有较强的活血通络之用,可治疗本经相关疾病。

小肠经与心经相表里,可治与心经相关之血脉、神志病;与膀胱经、肺经经气相通,可治表证、津液、四肢头项肩腰背及目疾。

养老穴位于尺骨小头近端桡侧凹陷中,此处主要循行经络为手少阳经,养老穴为手太阳经穴却位于手少阳经上,故可兼治手太阳与手少阳二经之疾。

尺骨小头为手臂旋转之枢纽,养老穴位于此,因而可治旋转不利之疾,近代文献多用于治疗急性腰扭伤、足踝扭伤等旋转障碍之疾。

全息对应:小肠经与膀胱经相通,可治膀胱之疾,膀胱经循行于腰背部,在手部循行也与腰背相对应,故养老穴对于腰背疾患亦有治疗效果。

从穴位之命名来看,养老穴对于老年退行性疾病有特殊疗效。

综合以上分析,周左宇老师认为,养老穴活血通络,在病位上可治疗四肢肩项腰背之疾,尤善于治疗旋转不利之症。病性上可治疗小肠经、心经、膀胱经、肺经及三焦经疾患,对于急性疼痛、表证、气血津液、四肢头项肩腰背、退行性疾患及目疾有效。

周师临证善于以养老透间使,两穴合用,来治疗明显的气血瘀滞、病位较深、病情较重之各种急慢性疾患,如四肢躯体疼痛:急性扭挫伤、慢性陈年痼疾、肿痛出血、前后左右活动不利等;脏腑病证:两穴透过表里经及通经关系,与五脏六腑皆有关联,凡是气血瘀滞之疾皆可治疗;目疾:各种眼底病变,如黄斑病变等;神志疾患:包括心神及脑部病变,如不寐、癫病、神志不安、记忆力下降等。

【操作】

(1)以毫针直刺0.3~0.5寸,得气后行提插捻转泻法或捻转泻法,用于治疗颈、肩、背、臂、腕、手疼痛(治疗颈、肩、腰、背之疾,亦常向肘关节方向进针,进针深度1.5寸左右)。

(2)以毫针向肘关节方向斜刺0.5~0.8寸,得气后行捻转补泻法,并务使酸麻胀针感向肘部放射。用于治疗视神经萎缩等目疾,以及中风后遗之手及前臂瘫痪等疾。

本穴可灸。

【应用经验】

(1)治疗落枕、颈椎病、肩周炎、急性腰扭伤、腰椎间盘突出症、坐骨神经痛、肩臂顽固性酸痛:针刺时针尖斜向肘关节方向(最好以周左宇之法,养老透间使,针尖与皮肤呈45°角),进针1.5寸左右,得气后行泻法,并嘱患者多做患处活动,是为动气针法,以带动患处气血运行,促进经脉畅通。

(2)治疗呃逆、癫病性瘫痪:针刺时养老透内关,得气后,行平补平泻或泻法,留针30分钟,每日1次。

(3)治疗肘关节屈伸不利:临证取养老、合谷、曲池、手三里,常规针刺,得气后平补平泻或泻法,留针15分钟,每日1次,15次1个疗程。

(4)治疗痉挛性疾病:养老针刺时,斜向内下30°角进针,深度60mm,得气后行泻法,可治疗肌肉痉挛(如腰扭伤所致者)、膈肌痉挛(如呃逆)、髂骨动脉痉挛、肠痉挛等。

(5)治疗足跟痛:针患侧养老穴,针尖向肘关节方向斜刺1寸左右,得气行泻法,务求针感向肘部放散,同时令患者踩患足,每10分钟行针1次,留针 30 分钟,每日 1 次,3 次 1 个疗程。本法对老年足跟痛效果尤佳,颇合养老穴名之本意也。

(6) 治疗糖尿病:在腕踝针第 6 区,尺骨茎突前 0.5 寸,30° 角向养老穴方向进针 0.8 寸或在养老穴以 30° 角向阳谷穴方向进针 0.8 寸(即阳谷与养老互相透刺)。针刺方法一为雀啄,二为折针刮针法,留针 4 小时。

本法据说对糖尿病有很好的疗效,尤其对 2 型糖尿病之并发症如糖尿病并发甲状腺囊肿、甲亢、糖尿病周围神经病变、糖尿病足坏疽久不收口等效果显著,值得在临证中持续深入地研究。

(7) 治疗扁平疣:皮损在头面部,针尖斜向肘关节,进针深度为 1.2~1.5 寸左右;皮损在手背部,针尖直刺 0.5~1 寸,得气后行平补平泻法,留针 30 分钟,每 10 分钟行针 1 次,7 次 1 个疗程。

5. 支正 络穴

【穴名释义】 正,正经也,支,络脉也,穴为手太阳络,位在肘后 5 寸,手太阳正经之上,其支别络于手太阴之脉,故曰支正。

《子午流注说难》:支正乃小肠之别络,内注手少阴心,心为五脏六腑之大主,故曰正。支者离也,离小肠经脉而入给于心之正脉,故其别络曰支正。

【主治】

《铜人腧穴针灸图经》:治寒热颌肿,肘挛,头痛目眩,风虚惊恐,狂惕。

《针灸大成》:主风虚,惊恐悲愁,癫狂,五劳,四肢虚弱,肘臂挛难屈伸,手不握,十指尽痛,热痛先腰颈酸,喜渴,强项,疣目。实则节弛肘废,泻之;虚则生疣小如指,痂疥,补之。

【操作】 直刺或斜刺 0.5~0.8 寸。

本穴可灸。

【应用经验】

(1) 治疗舌尖疼痛:常规针刺,用提插捻转泻法,留针 30 分钟。

(2) 治疗各种疣证:《中国针灸》1995 年第 1 期报道了针刺支正穴治疗各种疣 76 例的临床研究。方法:支正垂直刺入 1~1.5 寸,得气后行泻法,针感以沿经上下走窜或直达病所为佳。留针 20 分钟,间歇行针 1~2 次。每日或隔日 1 次,10 次 1 个疗程,不服药物,不控制饮食。结果:经治 3 个疗程,痊愈 63 例,显效 10 例,无效 3 例,有效率 96%。

6. 小海 合穴

【穴名释义】 小肠手太阳之脉,循咽,下膈,抵胃,属小肠;小肠与胃相连,胃为水谷之海,又六经为川,肠胃为海,穴为小肠经脉气汇合之处,喻为小肠经之海,故名小海。

《孔穴命名的浅说》:小海,穴处凹陷形似海,又为手太阳小肠经之穴,可能因此而名小海。

【主治】

《铜人腧穴针灸图经》:治寒热齿龈肿,风眩颈项痛,疡肿振寒,肘腋肿少腹痛,四肢不举。

《针灸大成》:主颈项,肩臑肘臂外后廉痛,寒热齿龈肿,风眩,颈项痛,疡肿振寒,肘腋痛肿,小腹痛,痫发羊鸣,戾颈,瘈疭狂走,颌肿不可回顾,肩似拔,臑似折,耳聋,目黄,颊肿。

【操作】

(1)一般直刺 0.3 寸。本穴内有尺神经本干,针刺时不可伤及尺神经。因此,针刺本穴得气后,不做强烈提插。

(2)毫针向上斜刺 0.5~0.8 寸,得气后施小幅度之捻转补泻法,并按压该条经脉针刺点以下部位,使针感向上传导。此法主要用于治疗心绞痛、癫狂、痫证、颈椎病、头痛目眩、耳聋耳鸣、颈部淋巴结结核、面颊肿痛等。

本穴可灸。

【应用经验】　治疗尺神经损伤。尺神经损伤之典型表现为爪形手畸形,因手内在肌的萎缩而致手掌凹陷,掌指关节过伸,指间关节屈曲,因食指、中指的蚓状肌受正中神经支配,故手指屈曲畸形以无名指、小指为著。感觉丧失区主要在手背尺侧、小鱼际、尺侧一个半或两个半手指。其单一感觉分布区只限于小指远端两节手指。

小海穴是促进尺神经功能恢复之最佳选穴。

7. 肩贞

【穴名释义】　贞,正也,穴在肩胛骨外缘弯曲处之下,两骨分解之间,肩髃穴之凹陷处,那是肩之正处,故名肩贞。

《腧穴命名汇解》:肩贞,贞指正,与邪相反,该穴主治肩中热痛,麻痹不举。《铜人》记载:治风痹手臂不举,肩中热痛,针刺可祛邪气,扶正气使疾去肩端得以端正,因名肩贞。

【主治】

《铜人腧穴针灸图经》:治风痹,手臂不举,肩中热。

《针灸大成》:主伤寒寒热,耳鸣耳聋,缺盆肩中热痛,风痹,手足麻木不举。

【操作】 一般常规直刺 1~1.5 寸,或向对侧刺 3 寸,注意定位准确,避免伤及胸腔。

本穴可灸。

【应用经验】

(1)治疗肩周炎之肩前痛:治疗肩周炎之肩前痛时,临证除选对侧阴陵泉或三阴交作主穴,患侧鱼间穴作牵引针之外,亦可在肩前痛点合谷刺,或在痛点行火针点刺法,或在痛点行刺络拔罐法,亦可在肩贞穴先直刺,然后针尖向痛点方向进针,以得气为度。

(2)传统治疗肩周炎常用配穴之一:从肩贞穴名来看,本穴针刺“可祛邪气,扶正气使疾去肩端得以端正”,故传统针灸用作治疗肩周炎之常用配穴,如“肩三针”即选肩贞、肩髃、肩内陵三穴相须为用。

8. 天宗

【穴名释义】 天者,阳之宗。宗者,属也。穴为小肠手太阳脉之腧穴。小肠宗天气所生。穴在秉风后大骨下陷处,居天位,为手太阳小肠经脉气所属,故名天宗。

《会元针灸学》:天宗者,天是上部肩盘骨之边际,宗者,根宗于天部,合复宗气,故名天宗。

【主治】

《铜人腧穴针灸图经》:治肩胛痛,臂肘外后廉痛,颊肿。

《针灸大成》:主肩臂酸痛,肘外后廉痛,颊颌肿。

本穴位于岗下窝中央,“腧穴所在,主治所在”,故可治疗肩胛疼痛不举。

本穴属太阳小肠经,“经脉所在,主治所在”,故可治上肢酸麻,瘫痪等症。

本穴位于肩胛部,与乳房相对,因腧穴有对应治疗作用,故本穴可治疗乳房病变之用。

【操作】 直刺 0.5 寸或向内下、向外下斜刺 1 寸左右,以局部出现重胀感为度。

本穴可灸。

【应用经验】

(1)治疗颈椎病:颈椎病患者,天宗穴处常有不同程度之压痛,压之愈痛,说明颈椎病愈重,其临床意义与影像学之符合率达 92.45%。

治疗神经根型颈椎病,取双侧天宗穴,提插得气,留针。天宗穴之压痛情况,能间接地反映神经根受压之轻重。

实践证明,除了颈椎病,糖尿病、乳腺病、胆囊炎、坐骨神经痛患者,本穴都不同程度地有压痛。其中,以右侧天宗穴压痛之强弱,来判断胆道感染的程度,其临床诊断准确率为 100%。

(2)治疗坐骨神经痛:太阳经型坐骨神经痛,临证常取董氏针灸灵骨、大白+腕顺一、二针之,患侧天宗穴行刺络拔罐法,效佳。

(3)治疗肩臂不举、项强、颈项肿痛:采用 1~1.5 寸毫针直刺,运用手法,使针感气至病所。

(4)治疗急慢性乳腺炎:患者取坐位或俯卧位,穴位常规消毒,医者持毫针速刺入穴,得气后,使针感向肩部或胸前传导,留针 30 分钟,并取艾条温针灸,每次用艾条不超过 3 段,待艾燃尽后即可出针。

9. 曲垣

【穴名释义】 卑曰垣,墙也。穴在肩中央胛骨曲陷处。胛似墙,其穴比秉风低卑,故名曲垣。

《概述腧穴的命名》:曲垣穴是该处肩胛棘隆起,旁曲如墙垣一样,故以为名。

【主治】

《铜人腧穴针灸图经》:治肩痛,周痹气注,肩膊拘急疼闷。

《针灸大成》:主肩痹热痛,气注肩胛,拘急疼闷。

【操作】 直刺或斜刺 0.5~1 寸。

本穴可灸。

【应用经验】

(1)治背肌筋膜炎:治背肌筋膜炎,曲垣可为主穴,毫针直刺得气后温针灸。

(2)治疗肩胛痛:治疗肩胛痛,董氏针灸比传统针灸有优势,如重子、重仙穴组,腕顺一、二穴组,在治疗肩胛痛方面,临证往往有速效。然而,如局部针刺,曲垣当为必选穴之一,在治疗肩胛痛时,可在曲垣穴采用“合谷”刺法。

10. 天容

【穴名释义】 容,或也。穴为小肠脉之腧穴。小肠者,天气主之,其脉自此入面容,又穴在耳下曲颊后,居天位,其处广而有容,故名天容。

《穴名选释》:天容,"天",指位高之义。"容"谓面容。本穴位在耳曲颊后,手太阳脉从缺盆循颈,经本穴上面颊,天容者穴在颈部,位高在上,脉气经此注入面容。

【主治】

《铜人腧穴针灸图经》:治喉痹寒热,咽中如鲠。

《针灸大成》:主喉寒热,咽中如鲠,瘿颈项痈,不可回顾,不能言,胸痛胸满不得息,呕逆吐沫,齿噤,耳聋耳鸣。

本穴善于治疗耳聋,咽中如鲠,故为天容。

【操作】

(1)针尖稍向上进针 1 寸左右,治疗耳病。

(2)针尖向对侧天容穴方向刺入 1 寸,治疗咽痛。

(3)直刺或向下颌角方向斜刺 0.8 寸左右,治疗面肌痉挛。

本穴可灸。

天容穴本不属于针灸临证常用之穴,本书之所以录入此穴,是因为颈项部疼痛患者中,有些人天容穴处有压痛或牵扯痛,这在选择远端穴位治疗时,有争议之处。《针灸学释难》的"天容穴归属哪一经? 有何演变"一文中说:"天容穴……现在通行的针灸书籍都将其归属于手太阳小肠经,但早期的归经并非如此。在《内经》中原属于足少阳经……皇甫谧在所编的《针灸甲乙经》将此穴归入手少阳三焦经……到了宋代,首次将本穴列入手太阳小肠经。自《铜人腧穴针灸图经》《十四经发挥》《针灸大成》以来,一直相沿。由此可知,天容穴之归经,经历了足少阳—手少阳—手太阳三次变更……此穴也可看成无交会之名而有交会之实的穴位。"

故从以上观之,针灸临证如遇天容穴处有压痛或牵扯痛者,如选远端取穴治之,就不仅仅局限在手太阳小肠经取穴了,亦即可酌选手太阳经或手少阳经或足少阳经穴治之。

11. 颧髎

【穴名释义】 髎。与窌同,窌,空穴也。穴在頄骨下廉陷中之空穴,"頄",即颧,故名颧髎或颧窌。

《孔穴命名的浅说》:髎穴,人身骶骨叫髎骨,骨与骨相接之关节处,骨骼突起旁有凹陷处,骨之空隙处皆有髎义,故举凡有以上意义之孔穴,皆以髎字来命名。颧髎:穴当颧骨之下缘,故名。

【主治】

《铜人腧穴针灸图经》:治口渴,面赤目黄,眼睑动不止,颊肿齿痛。

《针灸大成》:主口㖞,面赤目黄,眼睑动不止,颊肿齿痛。

【操作】　一般直刺 0.2~0.3 寸。

本穴可灸。

【应用经验】

(1)治疗面肌痉挛:取健侧颧髎,直刺 0.5 寸,行捻转补法,以局部酸胀为度。

(2)治疗上齿痛:针刺颧髎时,针尖稍向下进针 1 寸左右。

(3)治疗三叉神经痛:取颧髎,快速进针,针尖稍向内上,朝风府穴方向缓慢刺入,如遇骨壁,不可强行进针,稍调整方向后再进针,深约 2.5 寸左右,少提插,行捻转泻法,针感有酸麻胀感,并向上唇或上牙根部放射为最佳,甚则针感扩散至半个面部,同时患者会感觉双鼻窍更加通畅,此时即可缓缓出针,一般留针 30 分钟。

(4)治疗面瘫:针刺颧髎时,往往用透刺迎香穴或地仓透颧髎之法,捻转得气后留针。

12. 听宫　手足少阳,手太阳之会

【穴名释义】　宫,五音之首,针此穴能听五音,可以恢复听力,又因此穴在耳屏前,深居于耳轮之内,而以宫相喻,故名听宫。

《孔穴命名的浅说》:听宫,听会,因为这两穴主听觉得病,且位于耳部而取名。

【主治】

《铜人腧穴针灸图经》:治耳聋,如物填塞无所闻,耳中嘈嘈,心腹满,臂痛失声。

《针灸大成》:主失音,癫疾,心腹满,聤耳,耳聋,如物填塞无闻,耳中嘈嘈怃怃蝉鸣。

本穴为手足少阳,手太阳之会穴,三脉均入耳中,该穴又位于耳前,可疏调三经经气,故为治耳病要穴,可治局部之耳鸣耳聋。

手太阳、手少阳均循行臂外肩上,与足少阳一样,三经均过颈目,且三经均会于听宫,故可治疗诸经所循病症,如上肢、牙齿、面颊、咽喉、眼的病症。

【操作】

（1）一般直刺1寸，得气即止。

（2）如欲间歇行针，可先将针刺入深部以诱导针感，提针至浅部留针，可反复操作。

（3）治疗神经性耳聋，微张口，取患侧听宫，直刺1寸左右，耳部有胀感即可。

（4）治疗颞下颌关节紊乱，取患侧听宫，张口取穴，进针0.5寸，以使局部酸胀为度，可合并温针灸。

本穴可灸。

【应用经验】　针灸大家贺普仁不仅喜用听宫穴，且更善用听宫穴，关于这方面，请关注本书第一章第三篇"攒竹穴与听宫穴治疗腰椎间盘突出症之坐骨神经痛辨异"一文，其中有详细介绍。

七、足太阳膀胱经

经脉循行：《灵枢·经脉》：膀胱足太阳之脉，起于目内眦，上额，交巅；其支者，从巅至耳上角；其直者，从巅入络脑，还出别下项，循肩膊内，挟脊抵腰中，入循膂，络肾，属膀胱；其支者，从腰中下挟脊贯臀，入腘中；其支者，从膊内左右别下贯胛，夹脊内，过髀枢，循髀外后廉下合腘中，以下贯踹内，出外踝之后，循京骨，至小指外侧。

经穴歌诀：足太阳经六十七，睛明目内红肉藏，攒竹眉冲与曲差，五处半寸上承光，通天络却玉枕昂，天柱后际大筋外，大杼背部第二行，风门肺俞厥阴四，心俞督俞膈俞强，肝胆脾胃俱挨次，三焦肾气海大肠，关元小肠到膀胱，中膂白环仔细量，自从大杼至白环，各各节外寸半长，上髎次髎中复下，一空二空腰髁当，会阳尾骨外端取，附分侠脊第三行，魄户膏肓与神堂，谚语膈关魂门九，阳纲意舍仍胃仓，肓门志室胞肓续，二十椎下秩边场，承扶臀横纹中央，殷门浮郄到委阳，委中合阳承筋是，承山飞扬踝附阳，昆仑仆参连申脉，金门京骨束骨忙，通谷至阴小趾旁。

本经经穴分布在眼眶、头、项、背腰部的脊柱两侧，下肢后外侧及小指末端。首穴睛明，末穴至阴，左右各67穴。

《针灸心扉》中总结足太阳膀胱经有"六最"："经络最长、穴位最多、联系最广、取穴最易、针法最活、经验最多。"

本经临证常用腧穴：

1. 睛明 手太阳经、足阳明经、阴跷脉、阳跷脉与足太阳经交会穴

【穴名释义】 穴在目内眦处，即在目内眦边缘角上 1 分许，主目视不明，故名睛明。

《孔穴命名的浅说》：睛明，光明，因主治眼病，能使患者复明，故名。

【主治】

《铜人腧穴针灸图经》：攀睛翳膜覆瞳子，恶风汗出，目内眦痒痛，小儿雀目，疳眼，大人气眼冷泪，目视不明，大眦胬肉侵睛，针入一寸五分，留三呼，禁不可灸，雀目者，宜可久留针，然后速出针。

《针灸大成》：主目远视不明，恶风泪出，憎寒头痛，目眩内眦赤痛，晥晥无见，眦痒，淫肤白翳，大眦攀睛胬肉，侵睛雀目，瞳子出瘤，小儿疳眼，大人气眼冷泪。按东垣曰：刺太阳阳明出血，则目愈明。盖此经多血少气，故目翳与赤痛从内眦起者，刺睛明、攒竹，以宣泄太阳之热，然睛明刺一分半，攒竹刺一分三分，为适浅深之宜。今医家刺攒竹，卧针直抵睛明，不补不泻，而又久留针，非古人意也。

本穴位于眼部，"腧穴所在，主治所在"，故本穴为统治眼疾之要穴。

足太阳经"从巅入络脑"，"经脉所过，主治所及"，故深刺睛明可治顽固性之神经性头痛。

足太阳经"挟脊抵腰中"，"从腰中下挟脊贯臀"，按"经脉所过，主治所及"之治则，睛明穴亦可治疗腰痛之症。

【操作】

（1）患者最好取仰卧位，嘱患者微闭二目，医者左手轻推眼球向外侧并固定，右手持一较细之毫针，针尖紧贴眼眶边缘缓慢刺入 0.3~0.5 寸，不宜作提插捻转补泻手法，以免刺伤筛前后血管与眼球。针感以出现局部酸胀麻、泪出为宜，静止留针 20~30 分钟，起针时手法宜轻，应迅速以无菌干棉球按压针孔片刻，以防出血。本法针刺较浅，适用于治疗急性结膜炎、角膜炎等外眼病。

（2）患者取仰卧位，嘱患者微闭二目，医者左手轻推眼球并向外侧固定，右手持细毫针，针尖紧贴眼眶边缘缓慢刺入 0.5~1 寸，直入直出或静止留针 20~30 分钟，不宜作提插捻转手法。针感以局部出现较强之酸胀或泪出为度。起针时手法宜轻，应迅速以无菌干棉球按压针孔片刻，以防出血。本法针刺较深，适用于治疗视神经萎缩、视网膜炎、虹膜睫状体炎、夜盲症、

色盲、近视、青光眼、眼底出血症、老年性白内障等一切内眼病及眼底病。

提醒：针刺本穴如有针后出血，局部可出现肿胀，应先用冷敷法止血，待血止后改用热敷法。眼眶周围血肿青紫，一般会在两周内逐渐吸收消退，但并不影响视力。本穴不宜针刺过深，以免刺入颅腔，以眼球出现酸胀为度。

针刺本穴必须手法特别精熟，否则不可轻取，能以其他穴位代替者，尽量取其他穴位代之。

本穴禁灸。

【应用经验】

（1）治疗迎风流泪：进针得气后不行手法，留针 30 分钟，每日 1 次，5 次 1 个疗程。

（2）治疗斜视：取患侧睛明穴，严格消毒，缓慢进针 2~2.5 寸，切勿提插捻转，以免引起疼痛及局部出血，留针 15~20 分钟，出针时以干棉球按压局部，缓慢取针，每日 1 次，5 次 1 个疗程。

（3）治疗中心性视网膜炎：睛明穴用 1 寸毫针缓缓刺入 0.5~0.8 寸，不提插捻转，留针 20~30 分钟，留针期间嘱病人闭目，勿转动眼球，出针时注意急按针孔 5 分钟，每日 1 次，6 次 1 个疗程。

（4）治疗急性结膜炎：选穴：睛明，太阳，合谷。常规针刺，太阳穴可点刺出血，每日 1 次。

（5）治疗急性腰扭伤：选穴：睛明，至阴。常规针刺，留针 15~20 分钟，隔日 1 次。

（6）治疗坐骨神经痛：选同侧睛明，听宫穴。常规针刺，起初每日 1 次，3 天后改为隔日 1 次，10 次 1 个疗程。

（7）治疗呃逆：据《河南中医》1991 年第 2 期报道，重力按压睛明穴治疗危重病人呃逆 6 例，均获良效，大多在半分钟左右见效。

（8）治疗遗溺：按眼部针刺严格操作，留针 20~30 分钟，每日 1 次，10 次 1 个疗程。

2. 攒竹

【穴名释义】　攒，族聚也，攒竹：族聚之竹。穴在眉头凹陷处，眉似族聚之竹，故名攒竹。

《会元针灸学》：攒竹者，诸阳之气攒聚于眉头，如新竹之茂，又如竹字以象其形，故名攒竹。

【主治】

《铜人腧穴针灸图经》:治目䀮䀮,视物不明,眼中赤痛,及眼睑瞤动。

《针灸大成》:主治目䀮䀮,视物不明,泪出目眩,瞳子痒,目憎,眼中赤痛,及眼瞤动不得卧,颊痛,面痛,尸厥癫邪,神狂鬼魅,风眩,嚏。

【操作】　沿皮刺向眉中或向睛明穴,平刺 0.5~0.8 寸,局部麻胀,向眼眶放散。

本穴禁灸。

【应用经验】　请参照本书第一章第二十篇"攒竹穴的临证应用举凡"一文。

3. 通天

【穴名释义】　穴在承光后 1.5 寸,穴处为至高之地,喻脉气通于天之意,故名通天。

《穴名选释》:通天,"通"指通达,"天"指位高,本穴在承光后一寸五分,足太阳经之脉上额交巅,脉气从此上交督脉之百会,百会位于巅顶,为一身之最高之处,喻有天象,通天之意指脉气经本穴通达天顶。

【主治】

《铜人腧穴针灸图经》:治颈项转侧难,鼻塞闷,偏风口㖞,鼻多清涕,衄血头重。

《针灸大成》:治颈项转侧难,瘿气,鼻衄,鼻疮,鼻窒,鼻多清涕,头旋,尸厥,口㖞,喘息,头重,暂起僵仆,瘿瘤。

本穴极善通鼻窍、泻风热,故尤善治疗五官科病症、神经系统病症。现代常用来治疗鼻炎、衄血、头痛、三叉神经痛、面肌痉挛、慢性支气管炎等。

【操作】　针刺本穴时,解剖层次为皮肤—皮下筋膜—腱膜下结缔组织—骨膜,快速进针后,针尖沿着膀胱经向后推进 1 寸许,然后以每分钟 200 次的频率持续捻转 2 分钟左右,留针 30 分钟,每 10 分钟按上法行针 1 次,一般 10 次 1 个疗程。

本穴可灸。

【应用经验】

(1) 治疗口鼻之疾,针尖可向前平刺 1 寸。

本穴为治疗各种鼻炎之常用配穴。临证治疗鼻炎时,常以靳三针之鼻三针,即迎香、鼻通、印堂(除过敏性鼻炎外,如是慢性鼻炎,多属阳明经有热,应将印堂改用攒竹)为基础针方,如是过敏性鼻炎,常酌加通天、飞扬。

（2）治疗颈项痛、腰痛、腿痛，针尖则可向后平刺1寸。

（3）治疗鼻出血，可用三棱针于穴位处快速点刺出血。

4. 天柱

【穴名释义】 穴在斜方肌起始部，项后发际大筋外廉凹陷处，即柱骨之两旁，居天位，又应天柱星名，故名天柱。

《神异经》：昆仑之山，有铜柱焉，其高入天，所谓天柱也。人之头位高象天，颈柱骨支柱头部有擎天之象，故颈椎骨古称天柱骨。本穴位在侠项后发际，大筋外廉陷者中，当第一第二颈椎棘突水平旁一寸二分，穴处天柱骨旁，故名天柱。

【主治】

《铜人腧穴针灸图经》：治足不任身体，肩背痛欲折，目瞑视，今附治颈项筋急不得回顾，头旋脑痛。

《针灸大成》：主足不任身体，肩背痛欲折，目瞑视，头旋脑痛，头风鼻不知香臭，脑重，目如脱，项如拔，项强不得回顾。

本穴高立山总结其主治时，特别指出其可治"气乱于头之失眠"。

本穴属足太阳经，太阳经主治"筋"所生病，按"经脉所过，主治所及"之治则，本穴可治颈项强痛、落枕、颈项部筋膜炎、颈胸椎间盘病变、跟腱炎、后头痛、腰痛等。

如果再进一步仔细分析天柱穴之部位，可以发现此穴恰好位于足太阳经"从巅入络脑，还出别下项"之关键部位，即天柱乃足太阳经络之气所入之处，且本穴又位于头与脑之间的"头气街"中，主通行气血，故临证针刺天柱可疏通头部经气，行气活血，使头面五官及脑府诸窍得以濡养，故临证常以之治疗头痛、眩晕、目赤肿痛、青盲、耳鸣、鼻塞、嗅觉减退、咽炎等疾。

又及，天柱临近风池、风府等祛风要穴，又为《灵枢·热病》所载治疗热病之五十九穴之一，故而本穴对外感热病及风热上扰之头面五官疾病及内风引发之筋脉拘挛、癫痫、眩晕等皆可治之。

综上所述，天柱为治疗头面五官科疾病之要穴，对颈项肩背痛、神志病、胃痛等亦有效。近年来实践证明，本穴对脑瘫、脑病、舞蹈病、失语、脱疽等亦有治疗作用，其针灸临证应用十分广泛，宜重视之。

【操作】

（1）一般直刺0.5~0.8寸，用于治疗太阳经头痛、项强、鼻塞等症。本穴不可深刺，不可向内上方深刺，以免伤及脊髓。

（2）用毫针沿斜方肌外缘稍向颈椎方向斜刺,进针深度 0.5~1 寸,得气后行捻转补法。本法常用于缺血性中风、椎动脉型颈椎病的治疗。

（3）有时两天柱穴可对刺。

本穴可灸。

【应用经验】

（1）治疗枕大神经痛:直刺 1 寸得气后,配合温针灸。

（2）治疗太阳头痛、项强:取天柱沿斜方肌外缘直刺 1 寸左右或上下左右采取"合谷刺法"。

（3）治疗颈源性头痛:以多向透刺法,患者取侧卧位,先直刺缓慢进针 1 寸左右,行平补平泻手法,得气后较快退至皮下,再向同侧之风池、风府方向及下方之颈夹肌透刺,缓慢进针 1 寸,行平补平泻手法,得气后退至皮下,再向同侧之枕骨粗隆方向透刺 1 寸左右,患者常有酸麻胀感或向头项部放散,留针 15 分钟。

（4）治疗眩晕:针尖向下颌方向进针 1 寸左右,小幅度捻转针感放散到头项部为好。

（5）治疗目赤:直刺本穴 1 寸,轻度捻转。

（6）治疗鼻塞:针尖向上,向鼻尖方向斜刺 1.2 寸左右,提插、捻转诱导针感上传至鼻腔部位。

（7）治疗急性腰扭伤:针刺天柱穴加局部刺络拔罐法可治疗急性腰扭伤。

（8）治疗各种腰痛:针刺天柱穴可治疗各种腰痛,其中包括急性腰扭伤,增生性腰痛,腰肌劳损等。

（9）治疗跟腱挫伤:患者取俯卧位,患侧穴位常规消毒,医者持毫针速刺入穴,刺入其皮下后,缓慢进针约 1 寸,行平补平泻之手法,得气后留针 30 分钟,每 10 分钟行针 1 次,每日 1 次。

（10）治疗足跟痛:患侧穴位常规消毒后,医者持毫针速刺入穴,缓慢进针 1 寸左右,得气后行捻转手法(不提插)1~2 分钟,直至疼痛减轻或消失后,即可起针,每日 1 次,一般 1~3 次即效。

（11）治疗软腭麻痹:软腭麻痹又称为软腭瘫痪,是咽部麻痹中比较常见的一种。一侧麻痹常无症状,双侧麻痹症状明显。由于软腭麻痹,鼻咽不能闭合,患者说话出现开放性鼻音;进流质饮食时,逆流入鼻腔,并且不能做吹哨或鼓气动作。检查可见软腭缺乏张力,发"啊"音时,软腭向健侧移动,患侧不能上举。若两则麻痹,软腭松弛下垂,完全不能上抬。如同时有咽肌麻痹,则在梨状窝中可见唾液或食物潴留。

针刺天柱穴对该病之疗效确切,一般在 10 日内可见效。方法:患者取坐位,穴位常规消毒,医者持毫针快速刺入穴位 0.5~0.6 寸,局部务求有酸麻胀感,并放射到后头部,平补平泻 1~2 分钟,留针 20 分钟,期间可行针 1次,每日 1 次。

5. 大杼　骨会

【穴名释义】　穴为背中大腧,因在背腧之中,它的部位高于五脏六腑各穴之上,又位在杼骨之端,故名大杼。

《穴名选释》:大杼,杼即织机上的梭子,脊椎骨两侧有横突隆出,形似机杼,古称杼骨。《灵枢·背腧》称:胸中大腧在杼骨之端。马莳注:大腧者,大杼穴也。穴在杼骨端,故名大杼。

【主治】

《铜人腧穴针灸图经》:痎疟,颈项强不可俯仰,头痛振寒瘛疭,实则胁满,伤寒汗不出,脊强喉痒,烦满风劳气咳嗽,胸中郁郁,身热目眩。

《针灸大成》:主膝痛不可屈伸,伤寒汗不出,腰脊痛,胸中郁郁,热甚不已,头风振寒,项强不可俯仰,痎疟,头旋,劳气咳嗽,身热目眩,腹痛,僵仆不能久立,烦满里急,身不安,筋挛癫疾,身踡挛急脉大。

本穴为八会穴之骨会,善治骨病。举凡增生性骨关节炎、强直性脊柱炎、骨折、牙痛等,大杼皆可治之。

本穴属足太阳经,太阳主表,足太阳又主“筋所生病”,故本穴对颈项强痛、落枕、后头痛、腰痛等疾,均有祛风解表、舒筋活络之效;外邪侵袭先犯太阳,本穴对外感疾病之头痛、咳喘、咽喉肿痛亦效。

足太阳经“从巅入络脑”,脑为元神之府,故本穴可治中风、癫狂痫等神志之疾。

本穴之定位有争论,又有骨会大椎之说,此处定位遵传统定位。

【操作】　一般向内、向外或向上、向下斜刺 0.5~0.8 寸或刺络放血。

本穴不宜深刺,以免伤及内脏。

本穴可灸。

【应用经验】

(1) 治疗牙痛:大杼为骨会,齿为骨之余,故本穴对牙痛有效,特别是对龋齿和虚火牙痛有效。

（2）治疗膝关节痛：《素问·骨空论》："膝痛不可屈伸,治其背内",大杼即在"背内"。膝关节痛,膝关节能伸不能屈,其病在骨,临证必加太溪;膝关节能屈不能伸,其病在筋,临证必加曲泉;膝关节既不能弯曲,又不能伸展,即不可屈伸,临证必加大杼或太溪、曲泉悉取之。

（3）治疗风湿性膝关节炎：患者取坐位,穴位常规消毒,单膝有病取患侧,双膝有病取双侧,直刺 5~8 分,行捻转手法,中强刺激 2~3 分钟后,嘱患者站立,膝关节多方向活动,再做下蹲、站立的动作,由慢到快活动约 3~5 分钟,休息 3~5 分钟,复如前法行针,活动 3~5 遍,每日针 1 次,10 次 1 个疗程。

（4）治疗骨折：选穴:大杼,膈俞。常规针刺,中强刺激,留针 30 分钟,取针后艾灸诸穴各 3 壮,每日 1 次,10 次 1 个疗程。

6. 风门

【穴名释义】　穴在第二椎两旁各 1.5 寸,是风邪入侵体内之门户,又主风疾,故名风门。

《针灸穴简编》:本穴又名热府,古代医家认为本穴是风寒湿热等致病因素入侵体内之门户,故名风门或热府。

【主治】

《铜人腧穴针灸图经》:治伤寒颈项强,目瞑多嚏,鼻鼽出清涕,风劳呕逆上气,胸背痛,喘气卧不安,针入五分,留七呼。今附:若频刺泄诸阳热气,背永不发痈疽。

《针灸大成》:主发背痈疽,身热上气喘气,咳逆胸背痛,风劳呕逆,多嚏,鼻鼽出清涕,上寒头项强,目瞑,胸中热,卧不安。

本穴别名热府,为风邪出入之门户,故而本穴善治外感所致之恶风、发热、头痛、气喘,以及风邪为患之痹证、荨麻疹等。

风为百病之长,中风、癫痫等疾皆与风邪相关。且足太阳经"入络脑",脑为元神之府,本穴功专散风,故常为治疗中风、癫痫等疾所选之穴。

足太阳经主筋所生病,按"经脉所过,主治所及"之治则,本穴可治疗颈项强痛、腰背酸痛等症。

【操作】　向上、向下或向内斜刺 0.5~0.8 寸,以局部麻胀为度。

本穴可灸。

【应用经验】

（1）治疗肩背痛之背肌筋膜炎：患者取俯卧位,医者持毫针直刺穴位及压痛点,条索状物以斜刺法与肌肤呈 15° 角刺入,使针体贯穿结节内,针刺得气后行温针灸法。

风门穴治疗背肌筋膜炎,常与肺俞、曲垣、秉风、天宗、胛缝、压痛点、条索状物相配,针刺后行温针灸法。

（2）治疗咽喉疾病：风门穴刺络拔罐法,可治疗急性咽喉炎、扁桃体炎、化脓性咽炎、慢性咽炎等。方法：患者取坐位,双侧穴位常规消毒,医者持梅花针在穴位及其周围 1 寸左右范围内,按先轻后重、再轻刺之规律行叩刺法,后以拧罐吸拔之(此处拧罐比玻璃火罐吸拔的效果好),留罐 10~15 分钟,拔罐后以干棉球擦净血迹。此法每日或隔日 1 次,效果显著。

（3）治疗皮肤病：《素问·风论》："故风者百病之长也,至其变化乃为他病也,无常方,然致有风气也。" 风为各种皮肤病最重要之致病因素之一。人体有四个带 "风" 字的穴位,即风池、风府、风市、风门,此四穴在治疗皮肤病上应用广泛。

本穴称 "热府",为风邪出入之门户,善治各种风邪为病之疾,如风门临证常与大椎、肺俞相配为主穴,以治急性荨麻疹、湿疹、牛皮癣等皮肤病。

（4）治疗风寒感冒：风门穴常规针刺后,得气留针期间,可在针柄上加艾条施灸法,治风寒感冒,效佳。

7. 背俞穴

背俞穴包括肺俞、厥阴俞、心俞、肝俞、胆俞、脾俞、胃俞、三焦俞、肾俞、大肠俞、小肠俞、膀胱俞共一十二穴。

足太阳膀胱经之背俞穴,为脏腑之气输注于背腰部之腧穴,称为背俞穴。俞,有输注之意,其意为动,属阳。背俞穴位于后背,与脏腑相近,对相应脏腑具有相对之特异性,对五脏六腑有直接的调节作用。

背俞穴均位于膀胱经之第一侧线,依脏腑之位置上下排列。

背俞穴在背部与脏腑有特殊之联系,直接反映了脏腑之功能状态、虚实盛衰。如背俞穴之异常表现：

（1）皮色变化：发红、变白、发黯、出血点、失去光泽。

（2）皮肤变化：结节、条索、陷下、丘疹。

（3）感觉变化：过敏、压痛、蚁行感、酸痛。

（4）皮温变化：温度升高、温度降低。

《素问·阴阳应象大论》："阴病治阳"。背俞穴(背)属阳,偏于治疗五脏(阴)之证,故五脏(阴)之疾,可用背俞穴(阳)进行治疗,亦可用于六腑,可直接对脏腑本身有调节之用。

背俞穴不仅可治疗脏腑之疾,亦可治疗与脏腑相关之五官、五体之病证。如肝俞既能治疗肝病,又能治疗相关之目视模糊、筋脉挛急之症,因肝开窍于目,肝主筋。

背俞穴属阳,募穴属阴,俞募相须为用,可达到阴阳平衡、脏腑兼治之鹄的,俞募配常用于脏腑病证,如取胃俞配中脘治疗脾胃之疾。

背俞穴之肺俞、厥阴俞、心俞、肝俞、胆俞、脾俞、胃俞,临证针刺时,均是向上、向下或向内斜刺0.5~0.8寸。

背俞穴之三焦俞、肾俞、大肠俞、小肠俞、膀胱俞,临证针刺时,一般均是直刺0.8~1寸(腰部俞穴临证可依患者胖瘦,自肾俞至白环俞可直刺1.5寸或更深,宜灵活用之)。

背俞穴汇聚了各脏腑之气,每一个俞穴均能治疗本脏腑所发作之疾,但其穴各异,每个俞穴相比较而言,各有其共同点亦有不同之处,临证应仔细甄别其俞穴特性,诚如是方可相须为用。

背俞穴其位在背部,针灸学有言:"背薄如纸,腹深如井"。故自肺俞至三焦俞临证绝不可深刺,不可用提插手法,应向上、向下或向内斜刺0.5~0.8寸。运用补泻手法之时,可采用迎随补泻,据三阴三阳,阴升阳降之治则,逆经为泻,顺经为补,针尖向脊柱针刺,可谓平补平泻,运用捻转、雀啄、震颤或刮针手法使之得气。

背俞穴均可灸。但心阴不足者,临证不可用灸法。

背俞穴临证应用举凡:

(1)肺俞治疗肩周炎之肩前痛。临证常规针刺后,可在肺俞穴埋撖针,可巩固针刺疗效;《类经图翼》:"肺俞主泻五脏之热也",故痤疮病人如前额部发病,可选肺俞配胃俞,行刺络拔罐法。

(2)背俞穴作参照穴,治疗手指腱鞘炎。如中指腱鞘炎,可选厥阴俞作参照穴,在其夹脊穴处针刺后,行温针灸法。

(3)心俞古称患门,任何疾病久治不愈,均可针灸心俞穴治之;临证选心俞配大椎、陶道,治疗失眠特效。

(4)肝俞化脓灸对内眼病效果极佳,如角膜炎、虹膜睫状体炎、葡萄膜炎、急慢性结膜炎等,本法对青光眼所致失明,亦有一定的辅助治疗之效;肝俞穴刺络拔罐法,可有效地治疗脓性指头炎、急慢性肝炎等。

(5)胆俞与膈俞,古称"四花穴",临证应用广泛,具体见本书第一章第二十一篇"人体六个和'四'有关的穴组"一文。

（6）针刺大肠俞、关元俞,深刺2寸,治疗脱肛效佳;大肠俞深刺,可治疗梨状肌综合征之下肢麻痹。

（7）肾俞为传统治疗急慢性腰痛常规选穴之一。如靳三针之腰三针,即选肾俞、大肠俞、委中,以治疗腰椎骨质增生、腰肌劳损、风湿病腰痛或性功能低下等。

8. 膈俞 血会

【穴名释义】 穴在第七椎下两旁各1.5寸,内应横膈,为主膈胃寒痰、噎膈等疾之腧穴,故名膈俞。

《孔穴命名的浅说》:膈俞,有主膈肌病之义。

【主治】

《铜人腧穴针灸图经》:治咳而呕逆,膈胃寒痰食饮不下,胸满支肿,两胁痛,腹胀胃脘暴痛,热病汗不出,喉痹腹中积癖,默默嗜卧,四肢怠惰,不欲动,身常湿不能食,食则心痛,周痹,身皆痛。

《针灸大成》:主心痛,周痹,吐食翻胃,骨蒸,四肢怠惰,嗜卧,痃癖,咳逆呕吐,膈胃寒痰,食饮不下,热病汗不出,身重常湿,不能食,食则心痛,身痛肿胀,胁腹痛,自汗盗汗。

本穴为足太阳经之背部腧穴,又为八会穴之血会,即"血会膈俞"。本穴为补血第一要穴,具有生血养血之功,兼有降逆平喘之效。

本穴为血会,"治风先治血,血行风自灭",故本穴又为治疗荨麻疹、湿疹等皮肤病之常用穴。

本穴正当膈肌处,与横膈关系密切,其下为脾胃,故可治疗呃逆、呕吐、饮食不下、腹部胀痛等脾胃之疾,尤可治呃逆之症。

本穴上为心肺,旁为至阳,故可治心肺之疾。

膈俞配胆俞,古称"四花穴",灸治可疗五劳七伤,气血虚弱之症。

《类经图翼》:诸血病者,皆宜灸之。

《医宗金鉴》:治一切失血症。

【操作】

（1）以毫针向脊柱方向斜刺（针身与皮肤表面呈35°角左右）0.5~0.8寸,得气后行捻转补法或平补平泻手法,可产生生血补血之针刺效应,常用于各种原因所致之贫血,及放化疗所致之白细胞降低和机体免疫力低下。

（2）以毫针向脊柱方向斜刺（针身与皮肤表面呈35°角左右）,得气后行捻转泻法,此法常用于治疗上焦、中焦气机逆乱所致之呃逆、恶心呕吐、咳嗽、气喘等病症。

本穴可灸。

【应用经验】

（1）治疗糖尿病:据报道:针刺膈俞穴有调节血糖之效。

（2）治疗贫血:选膈俞,血海,三阴交为主穴,每次分别与心俞,肝俞,脾俞,足三里4穴相配,针用补法,每日1次。

（3）治疗血小板减少性紫癜:《中国针灸》1992年第5期报道:针刺膈俞、足三里、三阴交治疗血小板减少性紫癜104例。常规操作:留针30分钟。每日1次,10次1个疗程。经2个疗程治疗,痊愈41例,好转47例,无效16例,有效率84.6%。

（4）治疗高血压:彭静山经验:膈俞穴埋皮内针,找准穴位,埋藏1号皮内针1支,双侧埋针。可留至7天。适应证:胖人,对针畏惧者,此法简单易行。但找穴要准确,按皮内针常规操作。

（5）治疗哮喘:选穴:膈俞,肺俞,肾俞,于伏天贴敷"哮喘膏"有效。

（6）治疗偏头痛:头痛（尤其是偏头痛）病人膈俞穴往往有明显压痛,甚至结节,以刺络拔罐法治疗有效。

（7）治疗呃逆:艾灸膈俞穴治疗术后顽固性呃逆,效果良好。

（8）治疗荨麻疹:膈俞穴三棱针点刺出血治疗荨麻疹有效。

（9）治疗更年期综合征:临证五脏俞加膈俞（均为双）为主穴治疗更年期综合征效佳。肝阳上亢加太冲、太溪;心血亏虚加内关、足三里;脾胃虚弱加足三里、上巨虚、下巨虚;痰气郁结加内关、足三里、丰隆。五脏俞和膈俞应严格掌握针刺深度和角度,中强度刺激,平补平泻为主,以局部酸麻胀为佳。

9. 气海俞

【穴名释义】 气海俞在十五椎下两旁各1寸半,为人之生气输注所出之处,与任脉之气海穴相对,是与人身原气有直接关系之穴位,故名气海俞。

【主治】

《循经考穴编》:主腰痛痔漏。

《针灸大成》:主腰痛痔漏。

【操作】 直刺1寸或向内、向下斜刺2寸左右。

本穴可灸。

【应用经验】

(1) 气海俞治疗黎明腰痛：患侧气海俞拔罐法，可治疗黎明腰痛。每次拔罐 5~10 分钟，5 天 1 次，3 次为 1 个疗程。

《针灸大成》："气海俞主腰痛，痔漏。"黎明腰痛乃因肝气不条达致气机枢转不利、阴阳交替障碍所引起。气海俞与任脉气海穴相对，为人体阳气转注之所，与人体原气有直接干系。取气海俞可疏通经络、协调阴阳、枢转气机，这样气血周流全身而腰痛可愈。

(2) 治疗股外侧皮神经痛：直刺气海 2~3 寸左右（依患者胖瘦而定进针深度），得气后，患者有酸胀或触电感，针感放散到大腿前侧效佳。

10. 承扶

【穴名释义】 承，止也，扶作匍匐同音，穴在尻臀下股阴上陷纹中，即臀之尽止处，因穴当承受上身而辅助下肢，故名承扶。

《会元针灸学》：承于上而至于下也，扶护臀下，足太阳筋挟于骨，承上而辅之下，故名承扶。

【主治】

《铜人腧穴针灸图经》：治腰脊相引而解，久痔尻雕肿，大便难，阴胞有寒，小便不利。

《针灸大成》：主腰脊相引如解，久痔，尻臀肿，大便难，阴胞有寒，小便无力。

【操作】 一般直刺 1~2 寸。

本穴可灸。

【应用经验】

(1) 治扁桃体瘤、扁桃体癌：《董氏奇穴针灸学》在《董氏对"十四经穴"主治病症之修订》一文中指出：秩边、承扶——治扁桃体瘤、扁桃体癌。二穴皆具舒筋活络之效，其治扁桃体瘤之疗效，已经临床试验证明有效，至于扁桃体癌，因无临床报告，故可暂时保留。临证秩边、承扶常倒马应用。

(2) 治疗瘰疬：董氏针灸常秩边、承扶倒马应用，治疗瘰疬特效。

(3) 治疗坐骨神经痛：承扶配环跳、秩边、委中、风市、阳陵泉，可治坐骨神经痛，下肢寒凉可加灸。

临证坐骨神经痛之足太阳经型，患者往往在承扶穴处有压痛点，此时可在压痛点针刺 1 针，然后在承扶穴左右两侧各 1 寸处再斜刺 2 针，针尖透向压痛点,加电或温针灸皆可。

（4）以承扶穴为参照穴设"三健穴"：《跟老中医学针灸·验穴辑录》中录有"三健穴"。当为杨氏创用穴。其定位为：俯卧位,在大腿后侧,承扶外侧2寸名健步；殷门外侧2寸名健中；殷门下2寸外侧2寸部为健下。

杨氏以之治疗：中医：腰腿疼痛、痹证；下肢麻木、瘫痪、痿证；癃闭、便秘等。西医：腰肌劳损、腰椎间盘突出症、坐骨神经痛、帕金森综合征、神经炎、尿闭、习惯性便秘、动脉炎等。

（5）以承扶为参照穴,盖氏创立"新大郄穴"和"新内郄穴"。盖国才将承扶与委中连线中点外开5分再下5分设一穴,命名为新大郄穴；将承扶与委中连线中点内开5分再下5分设一穴,命名为新内郄穴。因这一对穴位对诊断癌症和一般良性肿瘤帮助甚大,故有人将二穴称为"盖氏穴"。

新大郄穴处如有压痛点(特别是左腿)、有结节状物、弹性较差、肌肉松弛,则提示可能是癌症晚期。

新内郄穴处有明显压痛点,则提示有良性肿瘤。如穴处压之为一般酸痛反应,则提示有气滞。

体会：新大郄穴诊断体内肿瘤,有一定的准确性。但要提高准确率须与他穴互参方可。如新大郄穴与中脘均有压痛,可诊断胃癌；与天枢穴均有压痛,可诊断直肠癌；与肺俞穴均有压痛,可诊断肺癌；与肩井穴均有压痛,可诊断乳腺癌；与次髎、带脉均有压痛,可诊断子宫癌；与"食管下俞"(第八胸椎棘突下旁开1寸)均有压痛,可诊断食管癌。

11. 委中　合穴；膀胱下合穴；四总穴之一；马丹阳天星十二穴之一

【穴名释义】　穴在腘窝中央,横纹中腘动脉处,正当足膝委折之中,委曲而取之,故名委中。

《会元针灸学》：委中者,委即腘窝之中央,故名委中,又名血郄者,言三阴之血入于腹,而郄入膝腘中,适于两足而能步也。

【主治】

《铜人腧穴针灸图经》：治腰挟脊沉沉然,遗溺,腰重不能举体,风痹髀枢痛,可出血,痫疹皆愈。今附：委中者,血郄也,热病汗不出,足热厥逆满,膝不得屈伸,取其经血立愈。

《针灸大成》：主膝痛及拇指,腰挟脊沉沉然,遗溺,腰重不能举,小腹坚满风痹,髀枢痛,可出血,痫疹皆愈。伤寒四肢热,热病汗不出,取其经血立愈。委中者,血郄也,大风发眉堕落,刺之出血。

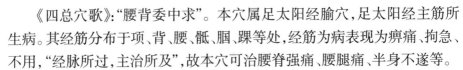

《四总穴歌》:"腰背委中求"。本穴属足太阳经腧穴,足太阳经主筋所生病。其经筋分布于项、背、腰、骶、腘、踝等处,经筋为病表现为痹痛、拘急、不用,"经脉所过,主治所及",故本穴可治腰脊强痛、腰腿痛、半身不遂等。

委中属膀胱下合穴,膀胱为州都之官,津液所藏之处,故本穴可治小便不利之症。

委中别名血郄,临证取其放血法居多,可醒神、泻热、解毒、舒筋活络,常以之治疗中风昏迷、中暑、急性吐泻、喉痹及部分皮肤之疾。

《针灸穴名解》:"本穴又名血郄,以其多以放血为治也。"

【操作】　一般直刺1寸左右,酸胀感向上、向下放散,进针深度不宜超过2寸,以免损伤关节囊,也不宜大幅度捻转,以免伤及大血管和淋巴管。

本穴禁灸。

【应用经验】

(1)刺络拔罐治疗多种疾病:本穴刺络拔罐法常以之治疗急慢性腰背痛、后头痛、后项痛、项部毛囊炎、坐骨神经痛、膝关节痛、痔疮肿痛、痔疮出血、眩晕、脑震荡后遗症、急性胃肠炎、乳痈、鼻衄及湿疹、牛皮癣、荨麻疹等。但《类经图翼》:"凡肾与膀胱实而腰痛者,刺出血妙,虚者不宜刺,慎之。"

董氏针灸将委中放血,作为治疗下肢疾病之总穴,即治疗下肢疾病时,皆可先于委中放血,再对症治疗。

(2)本穴刺络拔罐法之特殊作用:本穴刺络拔罐放血法,有其特殊作用,可治疗小儿惊风、吐泻、高热、丹毒、疔疮等,亦有"痈疽疔疮委中求"之说。

(3)治疗中风偏瘫:"醒脑开窍"针法将委中穴针刺,视作治疗下肢肌力痿弱之重要环节。方法为:仰卧位抬起下肢踝关节,以医者肘部抵住患肢膝关节,针刺入穴位后,进针1~1.5寸,行提插泻法,以下肢抽动3次为度。

(4)治疗肾绞痛:穴位常规消毒,快速直刺25~40mm,得气后行泻法,捻转频率为180转/min,患者同时按摩腹部,以利气血运行,留针15分钟。严重者可用三棱针点刺出血。每日1次,7次1个疗程。

12. 膏肓

【穴名释义】　心下为膏,心下膈上为肓,膏为膏脂,肓为肓膜,膏肓俞即指膏脂、肓膜之气输注于体表之部位。

【主治】《针灸大成》:主无所不疗。赢瘦,虚损,传尸骨蒸,梦中失精,上气咳逆,发狂,健忘,痰病。

本穴为足太阳经第二侧线之常用穴,善于治疗诸虚百损病症,灸此穴疗效甚佳。宋代庄绰撰有《灸膏肓俞穴法》一书,此书为我国最早专门研究俞穴之著作,本书为单穴灸第一书,而庄绰为单穴灸第一人。

本穴位于肩胛缝中,肩胛臂痛者常在此处有压痛感,故为治疗肩胛疼痛之常用穴。

本穴与乳房相对,腧穴有对应之用,故乳痈常选本穴治疗。

【操作】 向内或向上、向下斜刺 0.5~0.8 寸,局部酸胀感。

本穴可灸。

【应用经验】

(1)治疗风湿寒性关节痛:《中国民间疗法》2002 年第 10 期报道:膏肓灸法为主治疗风湿寒性关节痛 147 例(其中膝关节痛 58 例,背腰痛 21 例,肘关节痛 12 例,膝关节合并其他关节部位痛 56 例),结果:全部获效。

(2)治疗久咳:本穴悬灸法或隔姜灸法,可治久治不愈之单纯性咳嗽,一般 3~5 次即可显效或痊愈。本穴灸法亦可治疗肺肾阴虚之咯血、潮热、盗汗、遗精等。

(3)治疗乳痈:本穴点刺放血可有效治疗急性乳腺炎。

(4)治疗顽固性肩周炎:本穴可攻可补,对正虚感受外邪之肩周炎,用之最为适宜。贺普仁临证治疗顽固性肩周炎,常选用膏肓俞治之,方法为沿着肩胛骨后缘下方向肩部斜刺,局部配合火针点刺。

(5)治疗久年膝痛:董氏针灸之金斗、金吉、金陵三穴,分别位于第三、四、五胸椎旁开三寸处,相当于足太阳经之魄户、膏肓、神堂穴,临证点刺出血少许,治疗膝关节痛,特别是风湿性膝关节炎,疗效确切。

(6)治疗咳喘:膏肓俞温针灸加刺络拔罐法,可治疗慢性支气管炎之咳喘。

(7)治疗睑腺炎:患侧膏肓俞点刺放血(化脓期配耳尖穴),出血数滴,可治睑腺炎。

(8)用于急救:凡心阳暴脱,厥逆昏仆针刺他穴无效时,此时可急挑刺膏肓俞,往往可化险为夷,起死回生。对绞肠痧之呕恶腹痛、泄泻不止,以细瓷碗蘸香油在膏肓俞刮之,而瘀血不退之红点,则以三棱针挑刺出血,腹痛可止,病去霍然。

13. 五志俞

足太阳经第二侧线有五志俞,分别为神堂、魂门、魄户、意舍、志室。五志俞临证对抑郁症有一定的治疗作用。值得针灸临证进行深入研究。

纤维肌痛症为针灸临证难治之疾,患者往往有焦虑、抑郁倾向,临证取五志俞配合其他穴位治之,亦为治疗方法之一。

14. 魂门

【穴名释义】 魂,神之别灵,随神往来藏于肝;门出入之处。穴当肝俞之外旁,为肝魂出入之处,故名魂门。

【主治】

《针灸大成》:主尸厥走疰,胸背连心痛,食饮不下,腹中雷鸣,大便不节,小便赤黄。

《针方六集》:主浑身筋骨痛。

【操作】 斜刺0.5~0.8寸。

本穴可灸。

【应用经验】 贺普仁常以之治疗痹证,如风痰阻络,经脉失养之全身酸痛,特别是颈项部、脊柱旁、腰背疼痛明显者,常灸魂门,可治之。

15. 肓门

肓门针灸临证本不常用,但此处列出,实因人体有几处与“肓”字有关之穴位,即膏肓、肓门、胞肓、肓俞,此处一并列出,可加深对腧穴之理解,开拓针灸思维也。

心下膈上为肓,肓为肓膜,气海为肓之原。三焦主膜,统领胸腹腔。膏肓在上焦,肓门在中焦,上有膏肓,前有肓俞,为三焦之气往来之门户,主治三焦诸疾,胞肓在下焦,三穴联络上中下三焦。

《针灸大成》中言“膏肓主无所不疗。羸瘦,虚损,传尸骨蒸,梦中失精,上气咳逆,发狂,健忘,痰病”;“肓门主心下痛,大便坚,妇人乳疾”;“胞肓主腰脊急痛,食不消,腹坚急,肠鸣,淋沥,不得大小便,癃闭下肿”;“肓俞主腹切痛,寒疝,大便燥,腹满响响然不便,心下有寒,目赤痛从内眦始。”

中医认为,肾和膀胱相表里,脏腑旁通,肾和三焦亦通,故以上诸穴之主治可明矣!中风病人有大小便失禁,从上穴分析可知,选肓俞穴治之最妙,因肓俞为足少阴腧穴,肾司二便,而肓俞深部又为大肠,选肓俞穴二便皆可调也。

16. 秩边

【穴名释义】　秩,次也。次,包含行列与舍止之意,穴在第二十一椎下两旁各 3 寸凹陷处,因喻穴居膀胱经背部排列边侧最下处,故名秩边。

《腧穴命名汇解》:秩边,秩指序,边有旁、远之意,考膀胱经背部诸穴依次排列,该穴正当背侧最下边一穴,因名秩边。

【主治】

《铜人腧穴针灸图经》:治腰痛不能俯仰,小便赤涩,腰尻重不能举,五痔发肿。

《针灸大成》:主五痔发肿,小便赤,腰痛。

本穴属足太阳经腧穴,"经脉所过,主治所及",故可治疗本经所经过之肢体病症,如腰骶痛,下肢痿痹等。

本穴之针刺深度与角度不同,则其主治亦各异。直刺,使针感向下肢传导,可治下肢病症;向上斜刺、深刺,使针感传到阴部,可治前阴、肛门之疾;再向上深斜刺,使针感传至小腹,可治前列腺与妇科之疾。

【操作】　一般直刺或斜刺 2 寸左右。

【应用经验】

(1)治疗慢性前列腺炎、尿路感染:患者俯卧位,进针点在髂后上棘内缘与股骨大转子内缘连线之上 2/5 与下 3/5 交界处,临证进针 3 寸左右,由秩边向水道透刺,进针后轻捻徐入,务使针感传至会阴部、睾丸或小腹部为度,施捻转泻法 1 分钟,留针 15 分钟。

(2)治疗产后尿潴留:先直刺 2~3 寸,使针感向脚尖放射,再提针至皮下,针尖稍朝向内侧,使触电样针感传向大腿内侧、会阴部或小腹部。

(3)治疗阳痿:患者俯卧,取双秩边穴,针尖稍向内或稍向内上斜刺,进针时轻捻缓进,押手密切配合,当针感向会阴及尿道或向下腹部放散时,停止运针,留针 30 分钟。

(4)治疗各种急慢性腰痛:临证以秩边配肾俞、大肠俞、十七椎、委中为基础针方,可治疗各种急慢性腰痛,如急性腰扭伤、腰肌劳损、腰椎间盘突出症等。

(5)治疗坐骨神经痛:临证秩边穴针刺可治疗太阳经型坐骨神经痛,针刺时务求有触电样针感从臀部传到足部效果最佳。

目前有学者以直立位取穴法治疗坐骨神经痛,研究发现直立位取穴法,可缩短治疗坐骨神经痛之疗程,且具有一针一穴、不留针、得气快、针感强之优点,针灸临证宜回味之。

（6）治疗遗尿症:成人自幼患遗尿症,其他方法不佳,可考虑用本法治之。患者俯卧位,针尖向内下方倾斜45°角速刺入穴,进针3寸左右,使针感向前阴部放射,留针30分钟,疗效满意。

（7）治疗脑血栓后遗症:秩边穴(患侧)配足三里、阳陵泉、风市、委中、承山、绝骨,诸穴针刺可治疗脑血栓后遗之下肢麻木、无力,针秩边穴时,务使针感从臀部放射到腿足效才佳。

（8）治疗胃下垂:秩边穴直刺5寸左右,使针感传至小腹部,不留针。一般14次1个疗程,5~14天显效,2~3个疗程痊愈。

（9）治疗慢性结肠炎、便秘、脱肛、痔疮:患者俯卧位,穴位常规消毒后,医者持6寸长针斜刺向秩边穴,针尖斜向肛门,捻转进针约4~6寸,使针感向肛门、小腹部传导,肛门有抽动感,不留针。每日1次,14次1个疗程,3~5天显效,1~2个疗程痊愈。

（10）治疗痛经:每次月经来潮前3天开始针刺。患者俯卧位,穴位常规消毒,医者先以磁圆针在督脉叩刺,中等刺激,然后以3寸毫针,速刺入双穴,得气后行平补平泻手法,务使针感传至少腹部,留针30分钟,每10分钟行针1次。每日1次,5次1个疗程。

（11）治疗慢性盆腔炎:临证以秩边穴为主穴,酌配中脘、关元、足三里,可治慢性盆腔炎。

（12）治疗扁桃体瘤、扁桃体癌:杨维杰对十四经穴进行了临证发挥,以秩边与承扶相配,倒马针法治疗扁桃体瘤、扁桃体癌。此处仅供临证参考。

（13）治疗瘰疬:瘰疬此疾,董氏针灸以三重穴点刺放血,承扶、秩边倒马针治之。

（14）以秩边穴为参照穴设下秩边穴:有人受秩边穴主治之启发,以秩边穴为参照穴,设"下秩边穴",临证应用更为广泛,据说其疗效似优于传统之秩边穴,颇值得在针灸临证中观察与总结。现分述如下,供临证时参考。

取法:让患者侧卧,伸下腿,屈上腿,上腿腘窝须屈曲为130°,躯干部稍向前胸倾斜,其姿势体位必须正确。然后在髂前上棘与股骨大转子中点连线作为一边,画一等边三角形,在三角形的另外两边相交处即为本穴。

下秩边穴主治范围:①下肢疾患:腓肠肌痉挛、下肢麻痹、坐骨神经痛、梨状肌损伤、小儿麻痹后遗症、腰肌疼痛、脑血管意外的后遗症、截瘫、格林-巴利综合征、末梢神经炎、下肢各神经损伤、血栓闭塞性脉管炎等。②泌尿、生殖、妇科疾病:膀胱炎、尿道炎、尿道痛、遗尿、尿潴留、痛经、带下、子宫脱垂、阴道炎、外阴白斑、阴痒、崩漏出血、月经不调,肠痉挛、阳痿等。③直肠、肛门疾病:便秘、肛门瘙痒、脱肛、大便失禁、排便困难(并非便燥干结)、肛门痛等。

针法:取3~5寸长28号毫针,随体胖瘦选用,垂直刺入,针感如达下肢、足趾,用于治疗下肢诸疾患(如前述);针身斜向前(腹侧)倾斜10°,针感如达少腹、阴器、会阴部,用于治疗泌尿、生殖、妇科疾病;针身斜向后(背臀侧)倾斜10°,针感如达肛肠部,并有便意感,可治直肠、肛门诸疾。

该穴针感强烈,传导明显,受针者常因得气感应而急呼、或致肢体猛动,刺时注意:进针后,在轻微提插捻转得气后,迅速施用滞针手法,使针感速达病所,留1~2分钟时间即出针。如久留针后,常致明显的后遗症。

17. 合阳

【穴名释义】 穴在腘横纹中央下2寸,太阳之脉外行之一支,从腰中下行夹脊外侧下行贯穿臀部,进入腘窝中,另一支从肩膊内下行,过肩胛内缘向下经过股骨大转子部,沿大腿外侧后缘下行合腘中,穴当太阳经两条支脉相合处之下,故名合阳。

《会元针灸学》:合阳者,合者会和也,足太阳经从头至足而下,手阳明金生水,手足阳明相交而合于阳,随气分而分经络,筋交逆行委中,生克制化,交经相通,手阳明合足阳于阴部,故名合阳。

【主治】

《铜人腧穴针灸图经》:治腰脊强引腹痛,阴股热,膝胻酸重履步难,寒疝,阳偏痛,女子崩中。

《针灸大成》:主腰脊强引腹痛,阴股热,胻酸肿,步履难,寒疝阳偏痛,女子崩中带下。

【操作】 直刺或向上、向下斜刺1寸左右。
本穴可灸。

【应用经验】

(1)治妇女崩带不止:金伯华经验:合阳穴采用1~1.5寸毫针直刺,治疗妇女崩带不止,配三阴交、阴陵泉,可加灸。

(2)治疗手指腱鞘炎:《长春中医药大学学报》2012年第3期报道了针刺合阳穴治疗屈指肌腱腱鞘炎36例的临床研究。该研究纳入屈指肌腱腱鞘炎36例,其中发于拇指18例,食指7例,中指5例,无名指1例,小指1例,两指并发4例。方法:患者俯卧位,患侧合阳穴1寸范围内寻找阳性反应点,一般取有明显按压痛或有筋结之部位。常规针刺后,以苍龟探穴法刺激阳性反应点及其周边区域,以患者略感酸胀为度,并嘱患者反复活动患指。留针30分钟,每日或隔日治疗1次,10次1个疗程。结果:经1个疗程治疗,本次36例中,治愈29例,好转4例,无效3例,总有效率为91.3%。

(3)治疗脑血栓后遗症之足下垂:合阳穴弹刺法治疗脑血栓后遗症之足下垂,疗效确切。

(4)治疗颈肩腰背痛:程氏(程莘农)针灸擅长以合阳穴(左病取右,右病取左)治疗腰背痛。程氏创设"臂合阳"(曲泽穴下2寸),可治颈肩痛(左病取右,右病取左)。

18. 承山 马丹阳天星十二穴之一

【穴名释义】 穴在腨肠下分肉间,陷者中,言承载一身如山之重,故名承山。

《采艾编》:承山近于外丘,此当其下,故曰承也。

【主治】

《铜人腧穴针灸图经》:治腰背痛,脚腨重战栗,不能立,脚气膝下肿,霍乱,转筋,大便难,久痔肿痛。

《针灸大成》:主大便不通,转筋,痔肿,战栗,不能立,脚气膝肿,胫酸脚跟痛,筋急痛,霍乱,急食不通,伤寒水结。

本穴属足太阳经穴,其经脉分布于头项、脊背、下肢,"经脉所过,主治所及",故承山可治癫痫、小儿惊厥、腰背痛、下肢痿痹等。

足太阳经经别"别入于肛",故本穴颇具理气调肠之功,临证可治疗大便秘结、痔疮等疾。

《玉龙歌》:"九般痔漏最伤人,必刺承山效若神,更有长强一穴是,呻吟大痛穴为真。"

【操作】 一般直刺1寸左右。

本穴可灸。

【应用经验】

(1)治疗痔疮疼痛、小腿疼痛、腓肠肌痉挛、后头痛、急性腰扭伤、习惯性便秘、痛经等:毫针直刺0.8~1.2寸,小腿粗者可适当增加进针深度,得气后行泻法,使针感向上、向下传导为度。

（2）治疗内痔出血：毫针直刺0.8~1寸，得气后行平补平泻手法，此法常用于治疗内痔出血，一般经1~2次即可达止血之效。

（3）治疗顽固性肛周瘙痒：承山穴针刺后，施以透天凉手法，可治顽固性肛周瘙痒症。

（4）治疗下肢寒凉症：一般下肢寒凉症，如果时间较短，可以承山治之。

方法：患者坐位或俯卧位，穴位常规消毒，医者持毫针速刺入穴，得气后行平补平泻手法，务求气至病所，使针感到达下肢发凉之部位，留针30分钟。多数原因不明之下肢寒凉，经治疗后均1次见效。

但如见时间颇久顽固性下肢寒凉之症，临证可取承山、承山上2寸1穴、承山下2寸1穴，三穴形成大倒马针，针之必效。

（5）治疗脚气：取承山治疗脚气，必以长毫针刺之，针刺时必须出现触电样针感方效。以此法治疗脚气效佳。

（6）治疗肩周炎：条口透承山，为针灸临证治疗肩周炎功能障碍之著名透穴法，其中承山穴发挥了重要作用。

（7）董氏针灸设搏球穴：董氏针灸以承山为参照穴，创设搏球穴，此穴部位与承山穴暗合。主治：腿转筋、霍乱、腰酸背痛、鼻出血。

临证搏球穴常与合阳穴或承筋穴相须为用，亦可与董氏针灸正筋、正宗、正士穴配合，以之治疗颈项、腰背、肩胛缝疼痛等。

19. 飞扬　络穴

【穴名释义】 飞扬即飞翔、扬起，脱离正轨之意。喻其可治步行不稳之症，使人行动矫健，快步如飞。

《采艾编》：飞扬者，走太阳之经水过胜，飞扬而起，从上而下，激流冲出如细泉，故名飞扬。而生太阳经之络脉也。又名厥阳者，阳飞越而化阴络，厥为阳之尽也，又因阳气下行，北方地气为风，伤于腿为厥，南方干燥，而水湿甚，阳气弗能及，更易为厥也。足太阳从头至足历尽春秋寒暑，根原不实，阳气不固者，厥痿立现也，阳实阳极化阴，故名厥阳也。

【主治】

《铜人腧穴针灸图经》：治野鸡痔，疬节风，足指不得屈伸，头目眩，逆气鼽衄，癫疾，寒疟。

《针灸大成》：主痔肿痛，体重起坐不能，步履不收，脚腨酸肿，战栗不能久立久坐，足指不能屈伸，目眩痛，历节风，逆气，癫疾，寒疟，实则鼽窒，头背痛,泻之;虚则鼽衄,补之。

【操作】 一般直刺1.5寸左右。

【应用经验】

(1)治疗下肢痿软无力:以飞扬穴名释义取穴,以之治疗各种原因所治下肢痿软无力之症,飞扬均为重要配穴之一。

(2)治疗过敏性鼻炎:治疗过敏性鼻炎,针灸临证常取飞扬配迎香、鼻通、印堂、通天、合谷治之。

(3)治疗肩周炎:临证常取丰隆透飞扬治疗肩周炎。飞扬为足太阳之络穴,丰隆为足阳明之络穴,本透穴法特别适合于肩周炎患病既久,肩前痛重,病久入络,寒湿为重,而形成功能障碍者。宜深入回味之。

20. 跗阳 阳跷脉郄穴

【穴名释义】 穴在足外踝上3寸,筋骨间,跗骨之阳侧,又因本穴附于太阳经与少阳经之间,阳跷脉过此返附其中,三阳相扶,故名跗阳或附阳。

《腧穴命名汇解》:跗阳:考足太阳之络(飞扬)别走少阴,阳气待尽,从兹阳经已络于阴经,穴有附属阳气之概,故于飞扬络穴以下,设一穴为跗阳。

【主治】

《铜人腧穴针灸图经》:治痿厥风痹,头重颇痛,髀枢股胻痛,瘈疭风痹不仁,时有寒栗,四肢不举。

《针灸大成》:主霍乱转筋,腰痛不能久立,坐不能起,髀枢股胻痛,痿厥,风痹不仁,头重颇痛,时有寒热,四肢不举。

【操作】 一般直刺0.5寸左右或向上、向下斜刺1寸左右。

本穴可灸。

【应用经验】

(1)治疗股骨头坏死疼痛:金伯华经验:采用1~1.5寸毫针直刺,或透向飞扬穴,治疗股骨头坏死疼痛,可配环跳、承扶,局部围刺,平补平泻。

(2)治疗阳跷脉所过之痛症:本穴为阳跷脉郄穴,郄穴可治急症、痛症。阳跷脉自身无专属腧穴,主要寄附于足太阳经、足少阳经、手太阳经、手阳明经、手少阳经、足阳明经之中。具体如下:申脉、仆参、跗阳、居髎、臑俞、肩髃、巨骨、天髎、地仓、巨髎、承泣、睛明。此外足太阳经之申脉通于阳跷脉。

从以上观之,临证举凡阳跷脉所循行之穴位处痛,皆可取跗阳穴治之。

21. **昆仑** 经穴;马丹阳天星十二穴之一

【穴名释义】 穴为膀胱经之经穴,位在足外踝后跟骨上凹陷处,其位比井、荥、输、原之穴皆高,喻跟骨骨起之状如昆仑,故以昆仑为名。

《会元针灸学》:昆仑者,上有踝骨,旁有跟骨,下有软骨,高起如山,足太阳之经火,有气使升高促阳而返下之象,故名昆仑。

【主治】

《铜人腧穴针灸图经》:治腰尻痛,足腨肿不得履地,鼽衄,脚如结,踝如裂,头痛,肩背拘急,咳喘暴满,阴肿痛,小儿发痫瘛疭。

《针灸大成》:主腰尻脚气,足腨肿不得履地,鼽衄,脚如结,踝如裂,头痛,肩背拘急,咳喘满,腰脊内引痛,伛偻,阴肿痛,目眩如脱,疟多汗,心痛与背相接,妇人产难胞衣不出。

本穴为足太阳经五输穴之经穴,《灵枢·九针十二原》:"所行为经。"本穴之气如山峰贯于巅顶,其治疗头痛、目眩、目痛、落枕、腰背疼痛诸疾甚效,是因足太阳膀胱之经脉起自目内眦,环头至巅,下行腰背之故也。又能顺势而下如昆仑之披沥百川,治疗咳喘、难产、胞衣不下等症,故本穴又为孕妇禁针穴。

昆仑穴位于外踝部,能发挥其近治作用,舒筋利节,治疗下肢局部病症。如《通玄指要赋》言:"大抵脚腕痛,昆仑解愈",《肘后歌》载:"脚膝经年痛不休,内外踝边用意求,穴号昆仑并吕细,应时消散即时瘳",《胜玉歌》也云"踝跟骨痛灸昆仑,更有绝骨共丘墟"等。故本穴临床上常用于治疗下肢痹痛、足下垂、足跟肿痛、脚气等病症。

【操作】

（1）毫针直刺或向外踝方向斜刺,刺入0.5~0.8寸,得气后行提插捻转补泻法,此法常用于治疗本经循行部位之疼痛、滞产或胎盘滞留等。

（2）毫针向跟腱方向斜刺,刺入0.4~0.6寸,得气后行提插泻法,此法常用于治疗跟腱周围炎及足跟痛。

本穴可灸。

【应用经验】

（1）治疗足太阳经所过之颈项痛、背痛、腰痛、坐骨神经痛等:张士杰为临证善用昆仑穴之针灸大家,其名著《古法针刺灵方治验》中论及昆仑时言:"昆仑,足太阳根于至阴……注于昆仑……为足太阳所过之经穴,属阳火,原独不应五时,以经合之,其气正盛。太阳为经水之发源,星宿之海,上通于天,天气下降,气流于地,地气上升,气腾于天,上下相召,升腾相因……昆仑,确实可对上、中、下三气不足之疾产生良好疗效。若结合手足太阳经脉所过和经别、经筋之所及,将其引而伸之,触类而长之,则可分别用腕骨和昆仑二穴,治疗诸多肌腱、筋膜、关节囊、韧带、腱鞘滑液囊、椎间盘纤维环、关节软骨盘及周围神经等组织,由直接、间接外力作用或长期劳损所致的软组织损伤。"

故从以上观之,结合上述针刺操作手法,昆仑穴针刺可治疗诸如颈椎病、落枕、颈椎间盘突出、急慢性腰背痛、坐骨神经痛、后头痛、眉棱骨痛、颈椎病眩晕等症。

(2)针刺治疗毛囊炎:在昆仑穴附近寻找压痛点,找到压痛点后,在压痛点针刺或在压痛点上下各 1cm 处再补刺 2 针,留针 30 分钟,每日 1 次。

(3)治疗足心痛:昆仑穴针刺可治足心痛。

(4)治疗跖疣:跖疣,中医称"瘊子",为生长在足部之疣状物。昆仑刺之有效。此为经验穴也,故有人称昆仑为"跖疣穴"。

22. 申脉 八脉交会穴之一:通阳跷脉

【穴名释义】 申脉,阳跷脉所生也,在足外踝下凹陷处,穴为膀胱脉之腧穴,申时气血注于膀胱脉,故名申脉。

《医经理解》:申,伸也,申脉在足外踝下 5 分,为阳跷脉所生,阳跷自足上行,故谓脉之申而上者也。

【主治】

《铜人腧穴针灸图经》:治腰痛不能举体,足胻寒不能久立坐,若下舟车,中痛。

《针灸大成》:主风眩,腰脚痛,胻酸不能久立,如在舟中,劳极,冷气逆气,腰髋冷痹,脚膝屈伸难,妇人血气通,洁古曰:痫病昼发,灸阳跷。

本穴为八脉交会穴之一,通阳跷脉。《针灸大成》中列出申脉主治二十五证,即腰背强痛,肢节烦痛,手足不遂,伤寒头痛,身体肿满,头面自汗,癫痫,目赤肿痛,伤风自汗,头风痒痛,眉棱痛,雷头风,手臂痛,臂冷,产后自汗,鼻衄,破伤风,肢节肿痛,腿膝肿痛,耳聋,手足麻,吹奶,洗头风,手足挛,产后恶风。并言上述病证,申脉悉主之。先取申脉,后取后溪。

《灵枢·大惑论》:病而不得卧者,何气使然……卫气不得入于阴,常留于阳,留于阳则阳气满,阳气满则阳跷盛,不得入于阴则阴气虚,故目不瞑矣。

《难经·二十九难》：阳跷为病，阴缓而阳急。

【操作】 一般直刺 0.3~0.5 寸左右。

本穴可灸。

【应用经验】

（1）治疗失眠症：申脉常与照海穴相配，治疗失眠症效佳。

（2）治疗急慢性肠炎：申脉穴温针灸或单用灸法，治疗急慢性肠炎，如慢性结肠炎等有效。

（3）治疗顽固性呃逆、胆囊炎、胆结石、异常足型（中风之足内外翻、弛缓性截瘫、脑性瘫痪、腓总神经麻痹等皆可治之）：患侧申脉穴针刺时，针尖向照海穴快速直刺入 1.5~1.8 寸，得气后行泻法，予强刺激，留针 15~20 分钟，隔 5 分钟行针 1 次。每日 1 次，治疗上述疾病效佳。

（4）治疗足太阳经及阳跷脉循行经过部位之疾：申脉穴为足太阳经腧穴，又通阳跷脉，故可治两经循行经过部位之疾，如枕神经痛、落枕、急性腰扭伤、面神经麻痹、眼肌痉挛、肩痛、背痛等。

（5）治疗神志病：综合古今文献，本穴治疗神志病，如癫痫等效果显著，《卫生宝鉴》中即有"日发申脉，夜发照海"之说。

（6）治疗全身怕冷之症：申脉穴名释义中言，申者，伸也，人体每遇寒凉则筋脉拘急，瑟瑟发抖，身体伛偻难伸，援物比类，申脉为阳中之至阳，阳气上升，使身体伸展，故举凡全身怕冷，阳跷脉所过之肩部怕冷之症，皆可针刺申脉治之也。

（7）金伯华经验：申脉穴采用 5~8 分毫针直刺，治疗中风后遗症之足内翻；治疗足底无根，如踩棉感，发软，配涌泉，补法。

23. 束骨 输穴

【穴名释义】 穴在足小趾外侧，本节凹陷处，喻为骨之收束处，故名束骨。

《子午流注说难》：束骨乃为太阳所注之俞穴，前有足小指本节骨，后有京骨穴上之大骨，此穴居外侧赤白肉际，陷者中，前本节后大骨如受约束之形，故名束骨。

【主治】

《铜人腧穴针灸图经》：治腰痛如折腘如结，耳聋，恶风寒，目眩，项不可回顾，目内眦赤烂。

《针灸大成》：主腰脊痛如折，髀不可曲，腘如结、腨如裂，耳聋，恶风寒，头颅项痛,目眩身热,目黄泪出,肌肉动,项强不可回顾,目内眦赤烂,肠澼、泄、痔、疟、癫狂、痈疽背生疔疮。

本穴属足太阳经腧穴,足太阳经循行于头项,故本穴可治头面五官病症。

本穴为足太阳经五输穴之输穴,"输主体重节痛",足太阳经广泛分布于头项、腰背、下肢后侧,故本穴对这些部位疼痛、麻痹之症,皆可治之。

【操作】 直刺或向足跟、小指方向斜刺 0.3~0.5 寸。

本穴可灸。

【应用经验】

(1)治疗颈肩腰腿痛:束骨单用或与其他穴相配,可治疗颈肩腰腿痛,如落枕、颈椎病、颈椎间盘突出、急性腰扭伤、腰肌劳损、腰椎间盘突出症、腰椎滑脱、三叉神经痛等。

李阳四针法,即人中、后溪、束骨、复溜,束骨为重要配穴。

谢氏止痛四穴,即三间、后溪、太白、束骨,束骨亦为重要配穴。

(2)降血压:双侧束骨穴针刺,得气后行泻法,留针 40 分钟,对老年高血压舒张压难降者,针后可立竿见影。

(3)治疗肛周术后疼痛:束骨穴速刺入穴后,进针 1 寸左右,得气后行泻法留针 30 分钟。此法可治肛周术后疼痛。

24. 至阴 井穴

【穴名释义】 穴在足小趾外侧,去爪甲分许,指趾之小,阳之尽意,喻穴为足太阳经所出,足太阳经至此终于此穴,而交至于足少阴肾经,故名至阴。

《会元针灸穴》:至阴者,足太阳之根,深通于少阴也,从阳而至于阴分,由独阴斜交于涌泉,故名至阴。

【主治】

《铜人腧穴针灸图经》:治目生翳,鼻塞头重,风寒从足小指起,脉痹,上下带,胸胁痛无常,转筋,寒症汗不出烦心,足下热,小便不利,失精。

《针灸大成》:主目生翳,鼻塞头重,风寒从足小指起,脉痹上下,带胸胁痛无常处,转筋,寒症,汗不出,烦心,足下热,小便不利,失精,目痛,大眦痛。《根结篇》云:太阳根于至阴,结于命门,命门者,目也。

【操作】 毫针向上斜刺 0.1 寸,亦可三棱针点刺放血。

本穴可灸。

【应用经验】

（1）治疗头痛：历代医家多将前额痛归为阳明头痛，巅顶痛归为厥阴头痛，后头痛归为太阳头痛，而将侧头痛归为少阳头痛，治疗时多选取相应之经脉腧穴为主。然足太阳经"起于目内眦，上额交巅"，"其支者，从巅至耳上角"，"其直者，从巅入络脑，还出别下项"。可见，足太阳经循行经过前额、巅顶、侧头部及后头部，故而至阴穴不仅可治后头痛，且可治各部位头痛。因此，《肘后歌》云：头面之疾，针至阴。

（2）治疗前列腺增生症：临证三棱针点刺至阴（酌配内至阴），左右交替点刺，每穴每次放血20滴左右，每日1次，10次1个疗程，每疗程间隔5日，治疗2个疗程统计疗效。一般治疗2次即可见效。

（3）治疗胎位不正、痛经：至阴穴艾灸法可治疗胎位不正和痛经。

本穴治疗痛经，取双侧穴位，以清艾条每次每穴灸15~20分钟或半小时。月经前3天开始至经后为一个疗程，一般2个疗程即可治愈。本法对虚寒性痛经及寒湿凝滞型痛经，疗效极佳，对气滞血瘀型亦有一定效验。

八、足少阴肾经

经脉循行：《灵枢·经脉》：肾足少阴之脉，起于小指之下，斜走足心，出于然谷之下，循内踝之后，别入跟中，以上腨内，出腘内廉，入股内后廉，贯脊属肾络膀胱；其直者，从肾上贯肝膈，入肺中，循喉咙，挟舌本；其支者，从肺出络心，注胸中。

经穴歌诀：足少阴穴二十七，涌泉然谷太溪溢，大钟水泉通照海，复溜交信筑宾实，阴谷膝内跗骨后，以上从足走至膝，横骨大赫连气穴，四满中注肓俞脐，商曲石关阴都密，通谷幽门寸半脐，折量腹上分十一，步廊神封膺灵墟，神藏彧中俞府毕。

本经经穴分布在足心、内踝后、跟腱前缘、下肢内侧后缘、腹部、胸部。腹部：从横骨穴开始向上至幽门穴，均在任脉旁开0.5寸，上下相距1寸；胸部：从步廊穴上至俞府穴，均在任脉旁开2寸，上下相距1肋。本经首穴涌泉，末穴俞府。左右各27穴。

本经临证常用腧穴：

1. 涌泉　井穴；回阳九针穴之一；人体重要的保健要穴之一。

【穴名释义】　涌泉者，足心也，即穴居足心凹陷之处。本穴为足少阴之井穴。肾属水,喻穴为泉水初出之处,犹如泉之涌出于下,故名涌泉。

《灵枢·本输》:肾出于涌泉,涌泉者,足心也,为井木。

【主治】

《铜人腧穴针灸图经》:治腰痛大便难,心中结热,风疹风痫,心痛不嗜食,妇人无子咳嗽,身热喉痹,胸胁满目眩,男子如蛊,女子如妊娠,五指端尽痛,足不得践地。

《针灸大成》:主尸厥,面黑如炭色,咳吐有血,渴而喘,坐欲起,目䀮䀮无所见,善恐,惕惕如人将捕之,舌干咽肿,上气嗌干,烦心,心痛,黄疸,肠澼,股内后廉痛,痿厥,嗜卧,善悲欠,小腹急痛,泄而下重,足胫寒而逆,腰痛,大便难,心中结热,风疹,风痫,心病饥不嗜食,咳嗽身热。喉闭舌急失音,卒心痛,喉痹,胸胁满闷,颈痛目眩,五指端尽痛,足不践地,足下热。男子如蛊,女子如娠,妇人无子,转胞不得尿。

本穴属足少阴之腧穴,位于足底,肾经"循喉咙,挟舌本",根据上病下取和"经脉所过,主治所及"之治则,涌泉可治头面五官之疾,本穴尤善引邪下行,可治疗因血、火、痰、风诸邪上逆所致各种证候。

肾为人之先天之本,内藏元阴元阳,为精之所舍,胞之所系,故本穴可治疗各脏腑之疾,但以生殖、泌尿系统之疾为主。

本穴为足少阴之井穴,按针灸学"脏病取井"之治则,本穴可用于多种疾病急救之治疗。

井穴可开窍醒神,涌泉作为足少阴之井穴,为位于人体最下端之穴,处于天地人三才之地部,临证此三才穴相须为用,可治疗多种与神志有关之疾。

【操作】

(1)毫针直刺0.5~0.8寸,得气后行捻转泻法,使针感向踝部传导。此针刺法常用于治疗巅顶疼痛、腰痛等疾之治疗。

(2)毫针直刺0.5~0.8寸,得气后行捻转或提插补泻法,务求针感强烈。此法常用于治疗晕厥之复苏、癫痫发作、神经官能症、精神失常、小儿急惊风、便秘等。但以之治疗慢性咽炎、慢性扁桃体炎、口舌干燥等阴虚证候,临证针刺时宜用补法。

本穴可灸。

【应用经验】

(1)治疗中暑、发热、昏迷、癫狂、郁证:《河北中医》1995年第17期报道,针刺涌泉治疗小儿高热惊厥 42 例,全部获效。《北京中医》1999 年第 6 期报道,针刺涌泉治疗癔症性失语 11 例,总有效率为 100%。《中国针灸》1997 年第 6 期报道,针刺涌泉穴治疗癔病性昏厥抽搐 23 例,全部获效。《中国针灸》1998 年第 7 期报道了针刺涌泉穴配合中药口服治疗癫痫 50 例的临床研究。方法:患者取仰卧位,常规消毒双侧穴位皮肤,用 28~30 号 1.5 寸毫针,快速直刺入穴位 0.5 寸,顺时针捻转毫针针柄,发作期予以强刺激,留针 30 分钟,隔 5~10 分钟行针 1 次。每日 1 次,14 次 1 个疗程,以 3 个疗程为限。配合中药莗茇口服,取 500g,连服 50 天服完。结果:显效 25 例,有效 24 例,无效 1 例。

本穴为足少阴之井穴,又为回阳九针穴之一,临证常配伍水沟、十二井、百会等,常以之治疗中风闭证(注:本穴主要治疗神志突变、元神闭郁之证,不适用于急性阳气暴脱、久病元气衰亡之虚脱证候)。

武连仲常以"五心方",即水沟、劳宫、涌泉治疗各种郁证,方法独特,疗效显著。

(2)治疗血、火、痰、风诸邪上逆所致病症:涌泉尤擅引邪下行,善治因血、火、痰、风所致诸邪上逆之症,如厥证、闭证、痫证、癫狂、小儿惊风、及头痛、眩晕、脏躁、失眠、咳嗽、哮喘、咽喉痛、失音、口舌生疮、耳鸣、牙痛、鼻衄等。

据《中国针灸》2000 年第 11 期报道,针刺涌泉治疗颈性眩晕,有效率为 100%。方法:患者取仰卧位,先取一侧涌泉穴常规消毒后,医者持毫针速刺入穴,进针 1 寸左右,得气后行呼吸补泻手法(呼气进针,吸气出针,反复操作 3~5 次),患者即可止晕;再取另一侧涌泉穴,依上法行手法后,留针 20 分钟,期间双穴同时行手法 3~4 次。每日针刺 1~2 次,14 天为 1 个疗程。共治疗 100 例,治疗 1 个疗程后,治愈 32 例,显效 39 例,好转 29 例,全部获效。

(3)治疗男性不射精症:本穴三棱针点刺放血,出血数滴或 1~2ml,可治疗男性不射精症,每天或隔日 1 次,3 次大多可治愈。

(4)治疗跖痛症之足底疼痛:本穴隔姜灸法,可治跖痛症之足底疼痛。方法:按常规施行隔姜灸,7 壮后换一姜片再灸 7 壮。每日 1 次,10 次 1 个疗程。

(5)治疗各种原因所致呕吐:欧阳群悬灸涌泉穴(双),每次每穴持续 1 小时,双侧同时悬灸治疗。每日 1 次,可治疗各种原因所治呕吐,均可见效。

2. 然谷　荥穴

【穴名释义】　然,即燃的本字。穴属荥火,在足内踝前起大骨下凹陷处,喻火之燃于谷间,故名然谷。

《子午流注说难》:然谷乃肾所溜之荥穴,阴荥为火穴,坎中有一阳无根,之少火能生气,其穴亦名龙渊,潜龙在渊之意也。男女精溢,不孕者皆取之。此火能燃于深谷之中,不受水克,故名然谷。

【主治】

《铜人腧穴针灸图经》:治咽内肿,心恐惧如人将捕,涎出喘呼少气,足跗肿不得履地,寒疝少腹胀,上抢胸胁,咳唾血,喉痹淋沥,女子不孕,男子精溢,胻酸不能久立,足一寒一热,舌纵烦满消渴,初生小儿脐风口噤,痿厥洞泄。

《针灸大成》:主咽内肿,不能内唾,时不能出唾,心恐惧如人将捕,涎出喘呼少气,足跗肿不得履地,寒疝小腹胀,上抢胸胁,咳唾血,喉痹,淋沥白浊,胻酸不能久立,足一寒一热,舌纵,烦满,消渴,自汗,盗汗出痿厥,洞泄,心痛如锥刺,坠堕恶血留内腹中,男子精泄,女子无子,阴挺出,月事不调,阴痒,初生小儿脐风口噤。

然谷为足少阴之荥穴,属火。然,有燃烧水谷之义。有益肾助阳,导赤清火之效。然谷为荥,水中之真火也,少火生气,故临证补之灸之能温补足少阴之火,温阳益气,治疗肾阳衰微所致之疾。然谷所处肾经经气尚微,荥迁未成大流,故其阴易虚,其火易亢,刺之可潜镇龙渊之火,是所谓滋肾阴泻肾火也。临证常以之治疗肾阴亏虚,相火妄动之疾。

然谷为足少阴之腧穴,心与肾为同名经,其脉气相通,故然谷刺血可祛胸中瘀血,心脉通则心痛可止。

然谷,有燃烧水谷之义,故临证亦可用于减肥。

【操作】　直刺1寸左右。

本穴可灸。

【应用经验】

(1)治疗食欲不振、厌食:《备急千金要方》:"凡不嗜食,刺然谷多见血,使人立饥。"故临证然谷以三棱针点刺出血,可治食欲不振、厌食。

(2)治疗足寒如冰:然谷穴灸法,灸至皮肤潮红为度,此法可治疗足寒如冰。

(3)治疗偏头痛:台湾针灸大家周左宇老师,临证尤善以然谷治疗头维处疼痛。

（4）治疗口腔溃疡：然谷为荥穴，"荥主身热"，故本穴可治虚火上炎型口腔溃疡。

（5）治疗足跟痛：在然谷穴附近寻找压痛点，在此压痛点以当归注射液施穴位注射法，然后以艾条灸此穴30分钟，可治疗足跟痛。

（6）治疗胸痹：临证常与膻中、内关透郄门相配伍，可治疗胸痹。

（7）董氏针灸设火散穴：董氏针灸以然谷穴为参照穴，设火连、火菊、火散穴组，其中火散穴即然谷穴也。火散穴主治：头痛、头胀、眼角痛、头晕、眼花、腰酸、背痛。

火散穴之主治，实可视作然谷穴之临证发挥也。

3. 太溪 输穴；原穴；回阳九针穴之一

【穴名释义】 穴在内踝后跟骨上动脉凹陷处，为肾脉气血所注。因冬病常发于四肢骨肉之间，肾主骨，穴主手足逆冷。太，大也，又喻穴处凹陷大如溪，故名太溪。

《概述腧穴的命名》：吕细（太溪之别名），即指吕声之细弱者，吕为阴声，细弱亦阴象，肾为阴中之阴，故其穴以吕之细者为名，此为音律之运用也。

【主治】

《铜人腧穴针灸图经》：治久疟咳逆心痛，如锥刺其心，手足寒至节，喘息者死，呕吐，口中如胶，善噫寒疝，热病汗不出，默默嗜卧，溺黄消瘅，大便难，咽肿唾血。今附疟癖寒热咳嗽，不嗜食，腹胁痛，瘦脊手足逆冷。

《针灸大成》：治久疟咳逆，心痛如锥刺，心脉沉，手足寒至节，喘息，呕吐，痰实，口中如胶，善噫，寒疝热病汗不出，默默嗜卧，溺黄，消瘅，大便难，咽肿唾血，疟癖寒热，咳嗽不嗜食，瘦脊，伤寒手足逆冷。东垣曰：成痿者，以导湿热，引胃出阳道，不令湿土克肾水，其穴在太溪，流注赋云：牙齿痛堪治。

本穴为足少阴之输穴、原穴。输主体重节痛，原穴主治五脏六腑之疾，肾藏精水，有肾阴肾阳，人身之阴阳必得平衡，若阴阳失衡，则病势迭起。太溪为肾之源，补之则济其亏损，泻之则祛其有余，故本穴既可治因肾虚所致男女生殖病症，亦可治因阴虚火旺所致头面五官、咳血、盗汗之疾。

本穴属足少阴腧穴，肾藏精属水，心主神明属火，足少阴肾经与手少阴心经脉气相通，故太溪可治因心肾不交之神志病症。

肾司二便，主封藏，临证所见消渴、大便难多属肾之司二便、封藏功能失调所致,原穴主治五脏,作为原穴之太溪,故可治上述病症。

本穴为补元气之要穴,颇具回阳救逆之功。

本穴的治疗范围广泛,举凡肾阴不足、肾精不足、肾气不足之症,皆可取本穴作为治病主穴之一。

【操作】

(1)毫针直刺 0.5~0.8 寸,得气后行补法,局部酸麻胀感强烈。适用于肾虚各证。

(2)毫针直刺或向上呈 45° 角斜刺 0.5~1 寸,得气后行提插补泻法,使针感向小腿或向足底放射,或使踝关节出现跳动和足趾抽动。适用于治疗小腿痹痛、麻木不仁、内踝肿痛等。

本穴可灸。

【应用经验】 张士杰援物比类用太溪:谈应用太溪之经验,其应用集大成者非张士杰莫属,张士杰老师临证,将太溪穴渊微奥妙之处,发挥得淋漓尽致,故有"张太溪"之美誉。《古法针刺灵方治验》中列举援物比类应用太溪,临证可治疗 70 种疾病,即足少阴是动病、不得卧、多卧、耳无所闻、便溲难、欠、嚏、哕、奔豚气、梅核气、噫(嗳气)、郁证、喑(癔病性言语障碍)、夺精(癔病性黑矇)、气厥(癔病性强直)、下肢痿软、原发性多汗症、不嗜食、腹胀、便秘、溏泄、溲便变、遗尿、泌尿系感染、眩晕(晕动病)、晕厥、梅尼埃病、厥逆、三叉神经痛、偏头痛、痛经、局部抽动症、短暂性脑缺血发作、椎基底动脉供血不足、呛、脑性瘫痪、肌强直症、两侧性手足徐动症、肝豆状核变性、痉挛性斜颈、半侧颜面痉挛、心悸、无脉症、大隐静脉炎、甲亢、石淋、着痹、痛风、系统性硬皮病、湿疹、蔬菜日光性皮炎、黄褐斑、寻常性痤疮、抗精神病药物的椎体外副反应、哮喘、咳血、呕血、急性一氧化碳中毒、麻痹性斜视、舌咽神经痛、胸痹心痛、呃膈、背肌筋膜炎、腱鞘囊肿、髌下脂肪垫损伤、踝关节扭伤、丹毒等。

张士杰老师在书中言:"而肾者阴脏居阴位,虽为阴中之太阴,但寓水火于其中,乃先天之本,生气之源,受五脏六腑之精而藏,滋肝木,复贯中土而上济心肺,主液入心化赤而为血,流溢于冲任为经血之海,布散于外而养肌肉,生毫发,主固密,作强而司技巧。若用"易"之承、乘、比、应、据、中之象以类之,则肾原太溪之主治,又绝非仅此七十病而已。"

书中张老强调,太溪一要注意取法,二要注意"得气宜以鱼吞钩饵之状为佳,盖鱼吞钩者,有如鱼吞钩饵之沉浮也,有如鱼吞钩而欲挣脱之状也,非止针下沉紧也。

针刺之奥妙在手法也。张老临证以太溪能治诸多疑难杂症,除了以上所述,肯定亦有手法之妙,比如针刺之角度、深度、补泻手法之运用等等,吾等只能妄自揣测而已哉。

《灵枢·官针》:"阴刺者,左右率刺之,以治寒厥。中寒厥,足踝后少阴也。"寒厥又名阴厥、冷厥。指肢体厥冷由于阳衰阴盛所致。《素问·厥论》:"阳气衰于下,则为寒厥。"又:"寒厥之为寒也,必从五指而上于膝者,阴气起于五指之里,集于膝下而聚于膝上,故阴气胜则从五指至膝上寒。其寒也,不从外,皆从内也。"《医方考》卷五:"阳气衰乏者,阴必凑之。令人五指至膝上皆寒,名曰寒厥。寒厥者,寒气逆于下也。"寒厥除四肢厥冷外,每有身冷面青,踡卧,指爪发青,腹痛便溏,或完谷不化,小便自利,不渴,甚则不省人事。而运用阴刺法取太溪穴治疗肾绞痛、失眠、癔症、瘫痪等症,疗效更佳。操作方法:双侧同时进针,针尖向外踝尖方向刺入5分,施以捻转提插法。用以拇指向前捻转时着力下插为主的紧提慢按手法,针下有麻感,效果为好,临床应用方能得心应手,亦可分别进针后,用双手在两侧针上同时施以上述手法,或加用电针、温针,以增强效果。

太溪穴附近有诸多重要腧穴,如有通阴跷脉之照海穴,有肾经之经穴复溜,有肾经之络穴大钟,有肾经之郄穴水泉,上穴各有其功用,太溪临证辨证各取其穴,均可透刺以治之。如太溪透照海,可治巅顶痛、咳血、消渴、咽喉肿痛、失眠、月经不调、遗精、阳痿、齿痛等;太溪透昆仑,举凡肾虚所致颈背腰之疾,皆可治之;太溪透大钟,治更年期综合征之烦心满呕;太溪透水泉,可治肾经急症、痛症;太溪透复溜,可治与肾水亏损有关之津、液、汗、水肿之疾。

可见张士杰以太溪一穴可治诸多病症,所言非虚也,但其针刺手法,颇值得吾辈回味之。

4. 照海 八脉交会穴之一:通阴跷脉

【**穴名释义**】 穴在足内踝下1寸,喻其处如海之大,而下有然谷穴相对,穴如火之照于海也,故名照海。

《孔穴命名的浅说》:照海,照为光明所及,其穴治眼疾,海为百川之所会,眼治目疾之广似海。

【**主治**】

《铜人腧穴针灸图经》:治嗌干,四肢懈惰,善悲不乐,久疟,卒疝,少腹痛呕吐嗜卧,大风偏枯半身不遂,女子淋沥阴挺出。

《针灸大成》:主咽干,心悲不乐,四肢懈惰,久疟,卒疝,呕吐嗜卧,大风默默不知所痛,视如见星,小腹痛,妇女经逆,四肢淫泺,阴暴跳起或痒,沥青汁,小腹偏痛,淋,阴挺出,月水不调。洁古曰:痫病夜发灸阴跷、照海穴也。

本穴为八脉交会穴之一,通阴跷脉,又是阴跷脉气始发之处。阴跷与阳跷可协调人体之寐寤。阴跷之病候为"阴急阳缓",故可以本穴治疗痫证夜发,下肢痿软无力而足内翻者。

足少阴经"入肺中,循喉咙,挟舌本;其支者,从肺出络心,注胸中。"本穴与列缺共为八脉交会穴组,八脉歌云:"列缺任脉连肺系,阴跷照海膈喉咙"。故本穴可治呼吸系统诸疾。

《针灸大成》所列,照海作为八脉交会穴,主治二十九证,即喉咙闭塞,小腹冷痛,小便淋涩并不通,妇人血晕,膀胱气痛,胎衣不下,脐腹痛,小腹胀满,肠癖下血,饮食不纳反胃吐食,男子癥并酒积,肠鸣下痢腹痛,中满不快,食不化,妇人血积,儿枕痛,难产,泄泻,呕吐,酒积,疝气,气块,酒痹,气膈,大便不通,食劳黄,肠风痒,癖痛,足热厥。书中言:"上件病证,照海悉主之。先取照海,后取列缺。"

本穴属足少阴腧穴,肾为先天之本,主藏精。足少阴与手少阴脉气相通,心主神明属火,故本穴可治心肾不交之症。

【操作】　毫针直刺0.3~0.5寸,亦可沿跟骨方向平刺1.5寸,得气后根据病症施捻转补泻法或提插加捻转补泻法。

本穴可灸。

【应用经验】

(1)治疗肩周炎夜间痛:临证常取肾关、太溪透照海治疗肩周炎夜间痛。取"夜发照海"之意也。

(2)治疗慢性咽炎:临证常照海与列缺相须为用针之,治疗慢性咽炎。

(3)治疗中风后遗之足内外翻:临证常照海与申脉相配治疗中风后遗之足内外翻。足内翻者,针刺时照海行泻法,申脉用补法;足外翻者,针刺时申脉用泻法,照海用补法。

(4)治疗眉棱骨内端及内眦痛:取双侧穴位,进针后针尖向下斜刺入0.5寸左右(本法针刺时勿过深,孕妇禁用之),得气后行平补平泻手法,捻转毫针30秒至1分钟后,多数即可止痛,留针30分钟,隔10分钟行针1次,每日 1 次。

5. 复溜

【穴名释义】　穴在足内踝上 2 寸凹陷处,系自大钟等穴复溜而上,故名。

《采艾编》:复溜,言汗出不止,水病不渗,复而可留也。

《穴名释义》:复溜,复为返还之意,溜《难经》通作流。本穴居照海之次,为足少阴所行之经穴。足少阴之脉至照海而归聚为海,并注输生发为阴跷脉,至本穴复返而溜行,故名复溜。

【主治】

《铜人腧穴针灸图经》:治腰脊内引痛,不得俯仰起坐,目䀮䀮,善怒多言,舌干涎自出,足痿不收履。胕寒不自温,腹中雷鸣,腹胀如鼓,四肢肿,十水病尿青赤黄白黑,青取井,赤取荥,黄取俞,白取经,黑取合,血痔泄后肿,五淋小便如散火,骨寒热,汗注不止。

《针灸大成》:主肠澼,腰脊内引痛,不得俯仰起坐,目视䀮䀮,善怒多言,舌干,胃热,虫动涎出,足痿不收履,胕寒不自温,腹中雷鸣,腹胀如鼓,四肢肿,五种水病,血痔,泄后肿,五淋,血淋,小便如散火,骨寒热,盗汗,汗注不止,齿龋,脉微细不见或时无脉。

【操作】　一般直刺或向胫骨、太溪方向斜刺 0.5~1 寸。

本穴可灸。

【应用经验】

(1)治疗汗症:复溜与合谷相配,为治疗汗证之常用配穴。自汗者,泻复溜,补合谷;盗汗者,泻合谷,补复溜;无汗者,单取复溜行提插捻转泻法操作。

(2)治疗经行水肿及咽干口燥:患者取仰卧位,医者持毫针垂直刺入 1 寸左右,得气后,上提针至皮下,然后再次插入,使针尖指向膝关节方向,针入 1.2 寸许,留针 30 分钟,留针期间行针 2 次。

(3)治疗颈腰椎退行性病变:李阳四针法即人中、后溪、束骨、复溜,此穴组对颈椎病、颈椎间盘突出症、腰椎间盘突出症、腰肌劳损等颇具效验。其中,复溜在其中起到了不可替代的作用。肾主骨生髓,颈腰椎退行性病变,为肝肾亏虚,不能濡养颈腰椎骨,骨有病则筋必损,继而颈腰椎及其相关之肌肉、肌腱、韧带等即会出现酸麻胀痛之症候,故而补肾壮骨方为上策,复溜之功用即在此也。

6. 阴谷 合穴

【穴名释义】 穴为足少阴之合穴,在膝下胫骨内上髁之后方,大筋之下,小筋之上,两筋间如谷,故名阴谷。

《腧穴命名汇解》:阴谷,深处为谷,肾为阴脏,穴居下肢后侧,腘内凹陷处,因名阴谷。

【主治】

《铜人腧穴针灸图经》:治膝痛如锥,不得屈伸,舌纵涎下,烦逆溺难,少腹急引阴痛,股内廉痛,妇人漏血不止,腹胀满不得息,小便黄,男子如蛊,女子如妊娠。

《针灸大成》:主膝痛如锥,不得屈伸,舌纵涎下烦逆,溺难,少腹急引阴痛,阴痿股内廉痛,妇人漏血不止,腹胀满不得息,小便黄,男子如蛊,女子如妊娠。

【操作】 一般直刺 0.8~1.2 寸。

本穴可灸。

【应用经验】

(1)治疗腰肌劳损:临证阴谷与委中、委阳相配伍,可治腰肌劳损。

(2)直刺本穴,得气后行泻法,留针 20 分钟,可治尿潴留。

(3)治疗颈椎病:临证如见颈椎退行性变症状严重者,可以李阳四针法,即人中、后溪、束骨、复溜酌加阴谷穴治之。此法为笔者临证治疗颈椎病的常用治法之一。

7. 腹针疗法之足少阴选穴

气穴、商曲为腹针疗法之重要选穴。在腹针疗法中,气穴相当于第二、三腰椎旁,并治疗相应部位;商曲相当于颈肩结合部,并治疗相应部位。

九、手厥阴心包经

经脉循行:《灵枢·经脉》:心主手厥阴心包络之脉,起于胸中,出属心包络,下膈,历络三焦。其支者,循胸出胁,下腋三寸,上抵腋,下循臑内,行太阴少阴之间,入肘中,下臂行两筋之间,入掌中,循中指出其端。其支者,别掌中,循小指次指出其端。

经穴歌诀:九穴心包手厥阴,天池天泉曲泽深,郄门间使内关对,大陵劳宫中冲侵。

本经经穴分布于乳房,上肢掌侧面中间及中指末端。首穴天池,末穴中冲,左右各9穴。

本经临证常用腧穴:

1. 曲泽　合穴

【穴名释义】　曲泽者,水也。泽,水之钟也。钟,有归聚之义。本穴为手心主脉之合穴,系喻水之归聚。穴在肘内廉下凹陷处,屈肘可得。屈,可作曲解,故名曲泽。

《会元针灸学》:曲泽者,肘臂相交之曲中,血从之阴而入曲泽,润于臂之经筋,为肘内部之大血管,润关荣筋,故名曲泽。

【主治】

《铜人腧穴针灸图经》:治心痛善惊,身热烦渴口干,逆气呕血,风疹肘臂手腕善动摇。

《针灸大成》:主心痛,善惊,身热,烦渴口干,逆气,呕涎血,心下澹澹,身热,风疹,臂肘手腕不时动摇,头清汗出不过肩,伤寒逆气呕吐。

本穴属手厥阴心包经,本经"历络三焦",而脾胃属中焦,通过放血之法,可使热邪随血而去,故本穴为治疗霍乱、吐泄、中暑之常用效穴。

手厥阴心包经起于胸中,循胸出胁,经前臂正中而止于中指间,"经脉所过,主治所及",故本穴可治本经经脉闭阻所致之咳嗽、心痛、胸胁痛、肘臂拘挛疼痛等。

【操作】　一般直刺1寸左右,得气后捻转行针。本穴为常用放血效穴。本穴可灸。

【应用经验】

(1)本穴放血法治疗实证、热证、瘀血证、经络阻滞疼痛及气机失调诸症:《灵枢·邪客》:"人有八虚,各何以候? ……肺心有邪,其气留于两肘……凡此八虚者,皆机关之室,真气之所过,血络之所游,邪气恶血,固不得住留,住留则伤筋络骨节,机关不得屈伸,故拘挛也。"曲泽为"八虚"穴之一,故此穴为针灸临证常用放血效穴之一,放血目的是使"邪气恶血不得住留",以之治疗本经实证、热证、瘀血证、经脉阻滞疼痛及气机失调诸症。

本穴与委中相配,又称"四弯穴"。临证刺之出血可以治疗小儿惊风、吐泻、高热、丹毒、疔疮等。

(2)治疗手足搐搦症:本穴针刺后,行强刺激手法,可治手足搐搦症。

(3)治疗腰痛:《北京中医药大学学报》1999年第2期报道了肘上四

穴治疗腰痛58例的临床研究。方法:取尺泽、曲池、小海、曲泽四穴之一,以压痛明显的穴位为主治穴,单侧腰痛取患侧,双侧腰痛及腰脊痛取双侧。采取常规针刺手法,间歇捻转,并配合腰部功能锻炼。每日1次,5次为1个疗程。结果:扭闪腰痛14例,均在1~3次内治愈;其他型腰痛1个疗程内治愈31例,好转13例,全部有效。

2. 郄门

【穴名释义】 穴在去腕5寸,手厥阴郄穴。郄通隙。穴居桡骨与尺骨间隙处,两侧如门,故名郄门。

《采艾编》:对三阳络言,与三焦互络之郄门也。

【主治】《铜人腧穴针灸图经》:治心痛,衄血,呕哕,惊恐畏人,神气不足。

《针灸大成》:主呕血,衄血,心痛呕哕,惊恐畏人,神气不足。

本穴为心包经之郄穴,而阴经郄穴以治疗血证为主,故本穴善于治疗呕血、咳血、衄血、崩漏等血证。

本穴属手厥阴心包经腧穴,心包代君行令,代君受邪,且心包之络脉络心,故本穴可治疗各种心血管之疾(据报道本穴治疗房颤、早搏效果甚好)。

手厥阴之经脉、经筋皆分布于胸中,而乳房位于胸中,"经脉所过,主治所及",故本穴为治乳痈、乳汁不足之常用穴。

【操作】 直刺1寸,得气为度。

本穴可灸。

【应用经验】

(1)治疗心痛、胸痛:针刺得气后,提针至天部,然后将针斜刺向上1寸左右,然后留针。

(2)治疗心悸:取双侧穴位,直刺1寸深,小幅度捻转,针感可传至中指,留针20分钟。

(3)治疗痔疮久不愈:金伯华经验:郄门穴采用1~1.5寸毫针直刺,治疗痔疮久不愈,配承山,平补平泻。

(4)治疗中风半身不遂之手臂拘挛:金伯华经验:郄门配曲池、尺泽、间使,可治中风半身不遂之手臂拘挛。

(5)治疗承山部位痛:郄门与承山穴相对,临证可互相治疗各自部位疼痛。即郄门痛,针承山;承山痛,针郄门。

3. 间使 经穴

【穴名释义】 掌后 3 寸两筋间陷中,为心包络脉所行之经穴。心者,君主之官,而包络系心主之脉,由心主宰,间有臣使之意,故名间使。

《腧穴命名汇解》:又名鬼路,为扁鹊十三鬼穴之一,考该穴主治精神失常,癫病抽惊。《医宗金鉴》载有如鬼神行使其间,因名间使。

注:十三鬼穴是主治癫狂症的重要穴位,即人中、少商、隐白、大陵、申脉、风府、颊车、承浆、劳宫、上星、会阴、曲池、海泉。上述诸穴为春秋战国时期扁鹊所创,迨至唐代孙思邈又在此基础上"更加间使后溪尤妙",共计 15 穴。

【主治】

《铜人腧穴针灸图经》:治心悬如饥,卒狂胸中澹澹恶风寒。呕吐怵惕,寒中少气。掌中热,腋肿肘挛,卒心痛,多惊,癫不得语,咽中如哽。

《针灸大成》:主伤寒结胸,心悬如饥,卒狂,胸中澹澹,恶风寒,呕沫卒惕,寒中少气,掌中热腋肿肘挛,卒心痛,多惊,中风气塞,涎上昏危,暗不得语,咽中如哽,鬼邪,霍乱干呕,妇人月水不调,血结成块,小儿客忤。

间使主治脾寒症,九种心痛,疟疾,口渴,及瘰疬永不愈。患左灸右,患右灸左。针六分,留七呼,灸五壮。

本穴为手厥阴之经穴,"所行为经",故主治本经之心血管之疾。心包为心之外围,为臣使之官,喜乐所出,故本穴亦可治神志病症。

本穴颇具清热凉血之功,故对荨麻疹、疥疮等疗效甚佳。

手厥阴经"历络三焦",脾胃属中焦,故本穴亦可治脾胃之疾。

手厥阴心包经与手少阳三焦经为表里经,三焦为气血津液之通路,三焦主气所生病,间使为手厥阴经穴偏主气分病,故间使穴为"血中之气穴",有明显之行气活血止痛之效,善治气血深结之痼疾。

【操作】 直刺 0.8 寸或向肘关节、腕关节方向斜刺 1 寸。

本穴可灸。

【应用经验】

(1)治疗阵发性室上性心动过速:本穴针刺得气后行补法,可治阵发性室上性心动过速。

(2)治疗气机紊乱诸症:"百病皆生于气也"。因气机紊乱所致病者甚多,如肺气上逆之咳喘;胃气上逆之嗳气、呕吐、呃逆;肝气横逆之胸胁胀闷或串痛,肝气犯胃之胃脘胀满、疼痛、呕吐,肝气乘脾之腹胀、腹痛、泄泻;气滞脉络之心痛、心悸、胸痛、胁痛、身痛、肢体麻木；气滞血瘀之痛经、月经不调等，皆可取间使治之。本穴常与太冲配伍，以加强疏肝解郁、理气散滞、活血祛瘀之效。

（3）治疗躯体前后俯仰不利之症：台湾古典针灸大家周左宇经验：心包经位于前臂正中线，根据临床观察，本经与人体前后正中线相对应，亦即对应任督二脉所过之胸腹背腰处。若于此处有气滞血瘀者，从间使到郄门间的肌肉会有肿硬压痛，且对躯体之前后俯仰不利之症效佳。

临证周师常养老与间使相须为用（养老透间使），使两穴行气活血、舒筋通络，具有相乘效果，适用于明显之气滞血瘀、病位较深、病情较重之各种急慢性疾患。本法可治四肢躯体疼痛：急性扭挫伤、慢性陈年痼疾、肿痛出血、前后左右活动不利者；脏腑病症：五脏六腑举凡气滞血瘀之证，本穴组皆可治之；目疾：各种眼底病变，如黄斑变性等；神志疾患：包括心神与脑部病变，如不寐、癫病、神志不安、记忆力下降等。

4. 内关　络穴；八脉交会穴；通阴维脉

【穴名释义】 关，联络也。穴为手心主络，别走联络手少阳脉，又能联络内脏，主治内脏之疾，位在掌后内侧去腕 2 寸，两筋间陷中，与外关相对而属内，故名外关。

《黄帝内经太素》：手心主此太阴少阴之内，起于别络，内通心包入于少阳，故名内关。

【主治】

《铜人腧穴针灸图经》：治目赤支满，中风肘挛，实则心暴痛，虚则心烦惕惕。

《针灸大成》：主手中风热，失志，心痛，目赤，支满肘挛，实则心暴痛泻之，虚则头强补之。

本穴属手厥阴心包经之腧穴，心包为心之外围，有代心受邪之用，故本穴对心血管及神志病均有卓效。

本穴为手厥阴之络穴，与三焦相通，本穴又为八脉交会穴之一，通阴维脉，故本穴与公孙穴相配可治胃、心胸病症。

心包经"主脉所生病"，故针刺本穴可调整血压（对高血压、低血压均可）。

本穴属手厥阴心包经，本经"历络三焦"，故本穴可治疗下焦之月经不调、产后血晕、遗精等病症。

心包经之"是动病"为肘臂挛急、腋下肿,故本穴亦为治疗上肢痿痹、瘫痪之常用效穴。

本穴为八脉交会穴之一,《针灸大成》载其主治二十五证,即中满不快,伤寒不解,心胸痞满,吐逆不定,胸满痰膈,腹痛,泄泻滑肠,酒痰膈痛,米谷不化,横竖痃气,小儿脱肛,九种心痛,胁肋痛,妇人血刺痛,肠鸣,积块痛,男子酒癖,水膈并心下痞痛,气膈食不下,腹肋胀痛,肠风下血,伤寒结胸,里急后重,食膈不下食,疟疾寒热。书中言:"上件病证,内关悉主之。"

【操作】

(1)针刺治疗胃心胸之疾,以毫针直刺或针尖稍向上斜刺0.5~1寸,得气后行提插或提插加捻转补泻法。

(2)针刺治疗心律失常:以毫针直刺或针尖稍向上斜刺0.5~1寸,得气后行捻转补法,能使心率减慢;得气后施捻转泻法,能使心率加快;心律不齐可用平补平泻手法。

【应用经验】

(1)治疗中暑、热病、疟疾:针刺内关可治疗中暑、热病、疟疾等,因本穴可泻血热,而达到退热目的。

(2)治疗正中神经麻痹:针刺内关穴,得气后行弱刺激之补法或平补平泻法,可治疗正中神经麻痹。

(3)治疗高脂血症:靳三针之脂三针,即内关、足三里、三阴交配伍应用,针刺可有效地降血脂。

(4)治疗各种心血管疾病:临证内关穴针刺,可有效治疗诸多心血管之疾,如心脏神经官能症、冠心病、心绞痛、急性心肌梗死、风湿性心脏病、过敏性休克、低脉压综合征、心律不齐等。

(5)治疗血管神经性头痛:针刺内关穴对头痛并伴有颞动脉搏动剧烈者,效果极佳。

(6)治疗声带麻痹:内关穴(双侧)针刺得气后,持续捻转毫针2分钟,平补平泻,出针,不留针,可治疗外感后声带麻痹。

(7)治疗痛在少阳经部位之腰扭伤、落枕、胸胁屏伤等:临证内关穴针刺,可治疗痛在少阳经部位之腰扭伤、落枕、胸胁屏伤等。

(8)治疗舌麻症:内关(双)针刺得气后,务使针感上传至上臂或达胸部,留针20~30分钟,可治舌麻症。

(9)治疗嗜笑症:《灵枢·本神》:"心藏脉,脉舍神,心气虚则悲,实则笑不休。"嗜笑为心之实证,取内关穴针刺,行泻法。

（10）针刺或按压解除高山病:针刺或按压内关穴,可治高山病,多有即时之效也。

（11）治疗疟疾:针刺内关穴,得气后重刺激,留针 30 分钟,可治疟疾。

（12）治疗急性荨麻疹:内关穴常规针刺,得气后行平补平泻手法,留针 30 分钟,可有效治疗急性荨麻疹。

（13）治疗急性乳腺炎:内关穴常规针刺得气后,反复捻转提插行针 3 次,在行针过程中,嘱患者以手按压肿块,待疼痛减轻时留针 10~50 分钟,在留针过程中,反复行针 3~4 次,以使针感接续,出针时不按压针孔。一般病情重、全身症状明显、病程短者,采用强刺激手法,留针时间相对短些;病情轻、全身症状亦轻、病程长者,以中度刺激量治之,留针时间可适当延长。

（14）治疗胃肠道症状:临证常以中脘、内关、足三里为主穴,治疗胃肠道之疾。

（15）治疗虚证:金伯华经验:以内关、足三里、三阴交三穴相配伍,主治:一般体虚患者、神经衰弱、失眠、脾胃虚弱、消化不良、产后气血虚衰、乏力、倦怠、精神萎靡等,特别是对慢性疲劳综合征效佳。

（16）治疗膝痛:董氏针灸常以内关与太冲相配,治疗膝关节痛效佳。

（17）"醒脑开窍"针法治疗中风后遗症:内关与水沟、三阴交相配伍为主穴,治疗中风后遗症,为"醒脑开窍"针法之重要应用,临证宜重视之。

（18）大倒马针穴组之主要配穴:董氏针灸在手少阳经设火串、火陵、火山穴组,受此启发,笔者在手厥阴经设内关、间使、郄门穴组,形成大倒马针,以之治疗各种心脏之疾、手臂酸麻胀痛、膝关节痛、小腿肚疼痛、大小腿内侧痛、躯体前后不能俯仰之症、任督二脉循行部位痛、肝气郁结气滞不行之症、闪挫扭伤气机不畅之症、情志失和气机阻滞之肝胆脾胃之症,皆可治之。

5. 大陵　输穴;原穴

【穴名释义】　穴在掌后两筋间凹陷处,因其隆伏较大,掌骨犹如大陵,故名。

《子午流注说难》:大陵乃心包络所注之俞穴,在掌后两骨结点之下,两大筋间之始,近大指前有太渊,小指后有阴郄、神门,成一横线,穴位宽大,故名大陵。

【主治】

《铜人腧穴针灸图经》:治热病汗不出,臂挛腋肿,善笑不休,心悬善饥。喜悲泣及惊恐,目赤小便如血,呕逆狂言不乐,喉痹口干,身热头痛,短气胸胁痛。

《针灸大成》:主热病汗不出,手心热,肘臂挛痛,腋肿,善笑不休,烦心,心悬若饥,心痛掌热,喜悲泣惊恐,目赤目黄,小便如血,呕哕无度,狂言不乐,喉痹,口干,身热头痛,短气,胸胁痛,病疮疥癣。

本穴为手厥阴经之原穴,《灵枢·九针十二原》说"五脏有疾,当取之十二原",故本穴可治心血管及神志病症,如癫痫、癔症、心痛、心悸等。

本穴为手厥阴经之输穴,输主"体重节痛",故常以之治疗腕关节痛、肘臂挛急,及荨麻疹、疥疮、疮疡等皮肤之疾。

本穴偏于治疗心包之实证。举凡心火亢盛、痰火扰心、心血瘀阻所致之口舌生疮、心烦、失眠、狂躁谵语、小便赤涩赤痛、尿血、心胸憋闷或刺痛等,均可配伍大陵施治。本穴为心包经五输穴之输穴,五行属土,土为火之子,按五输穴子母补泻法,"实者泻其子",则大陵(土)可泻心包(火)之实证也。

【操作】 一般直刺 0.5 寸左右,得气即止。

【应用经验】

(1)治疗足跟痛:临证以大陵穴直刺或大陵透足跟痛点,治疗足跟痛效佳。

(2)治疗腕管综合征:临证取患侧大陵、阳池、阳谷、经渠、外关透内关为主穴(手指发麻加曲池、合谷;手背红肿加中渚、液门;夜寐不安加神门、三阴交;大鱼际萎缩加鱼际),可治疗腕管综合征。

(3)治疗各种痛症:"诸痛痒疮,皆属于心","经络滞,而求原、别、交、会之道","输主体重节痛",故高立山善用大陵穴治疗各种痛症,尤以此痛症影响睡眠而辗转反侧者,用之效佳。

6. 劳宫 荥穴;十三鬼穴之一

【穴名释义】 手掌四周位列八卦,穴居中宫在掌中央动脉中,人劳倦则掌中热。劳,勤也。穴为心包络之荥火穴,臣使之官,代心主宫行政而劳,故名劳宫。

《穴名选释》:劳宫:"劳"指劳动,"宫"为王者所居之室,本穴为手厥阴心包经之荥火穴,位在掌中央,手为劳作之器官,故名为"劳"。心包为心之外卫,性属相火。火经火穴为心火之代表,故尊称为宫。劳宫者,意指位当手心,心神所居之宫阙。

【主治】

《铜人腧穴针灸图经》:治中风善怒,悲笑不休,手痹,热病三日汗不出,怵惕,胸胁痛不可转侧。大小便血,衄血不止,气逆呕哕烦渴,食饮不下。大小人口中腥臭,胸胁支满,黄疸目黄。

《针灸大成》:主中风,善怒,悲笑不休,手痹,热病数日汗不出,怵惕,肋痛不可转侧,大小便血,衄血不止,气逆呕噎,烦渴食饮不下,大小人口中腥臭,口疮,胸胁支泄,黄疸目黄,小儿龈烂。

本穴属手厥阴经之荥火穴,"荥主身热",本穴极善清火,偏于治疗心包之热证,故可治身热或内热所致口疮、口臭等。

本穴为十三鬼穴之一,有行气止痛、镇惊开窍之效。

【操作】 直刺0.3~0.5寸。

本穴可灸。

【应用经验】

(1)治疗手部湿疹:临证大陵与劳宫相配,可用于治疗手部湿疹。

(2)治疗口舌生疮、口流涎液、舌强不语:穴位针刺后,向手背方向速刺入穴,进针0.8寸左右,以针下满实,不滞不涩为度,留针30分钟,针下变成松滑为准。每日1次,多可获效。

7. 中冲

【穴名释义】 穴在手中指之端,为心包脉所冲出之处,故名中冲。

《子午流注说难》:中冲乃心包络所出之井穴,膻中为臣使之官,其脉出手之阴之正中,手之井穴皆在指侧,此穴独居中指之正中,故名中冲。

【主治】

《铜人腧穴针灸图经》:治热病烦闷汗不出,掌中热,身热如火,烦满舌强。

《针灸大成》:主热病烦闷,汗不出,掌中热,身如火,心痛烦满,舌强。

本穴为手厥阴经之井穴,属木。井穴主治病在脏,临证十二井穴皆可通窍醒神,而中冲急救之用更为突出,有直通心神之功。故本穴善治心血管、神志病之急重症。

本穴位于中指尖端,"腧穴所在,主治所在",故本穴可治指端麻木之症。

【操作】 一般直刺0.1寸或以三棱针点刺放血。

【应用经验】

（1）点刺放血法治疗小儿诸证：本穴点刺放血，可治疗小儿外感发热、小儿夜啼症、婴儿无声症、小儿正中神经麻痹、臂丛神经炎等。

（2）治疗中暑：本穴点刺放血可治疗中暑。

（3）治疗睑腺炎：患侧中冲穴点刺放血，可治疗睑腺炎。

十、手少阳三焦经

经脉循行：《灵枢·经脉》：三焦手少阳之脉，起于小指次指之端，上出两指之间，循手表腕，出臂外两骨之间，上贯肘，循臑外上肩，而交出足少阳之后，入缺盆，布膻中，散落心包，下膈，循属三焦；其支者，从膻中上出缺盆，上项，系耳后直上，出耳上角，以屈下颊至𫖯；其支者，从耳后入耳中，出走耳前，过客主人，交颊，至目锐眦。

经穴歌诀：二十三穴手少阳，关冲液门中渚旁，阳池外关支沟正，会宗三阳四渎长，天井清冷渊消泺，臑会肩髎天髎堂，天牖翳风瘈脉青，颅息角孙丝竹张。

本经临证常用腧穴：

1. 关冲

【穴名释义】 穴在手小指次指端，去爪甲分许，因喻穴为少阳之冲，本经之关界，又是心包至此之关会，故名关冲。

《子午流注说难》：关冲乃三焦手少阳所出之井穴，外关、内关别络横通，心包络井穴曰中冲，心本藏之井曰少冲，此穴居少冲、中冲之间，故曰关冲。

【主治】

《铜人腧穴针灸图经》：治喉痹舌卷口干，头痛霍乱，胸中气噎不嗜食，臂肘痛不可举，目生翳膜，视物不明。

《针灸大成》：主喉痹喉闭，舌卷口干，头痛霍乱，胸中气噎，不嗜食，臂肘痛不可举，目生翳膜，视物不明。

本穴为手少阳经之井穴，"病在脏者取之井"，故本穴主三焦邪热，亦可循经治疗肘臂痛难以上举、偏头痛等症。

手少阳三焦经与足少阳胆经脉气相通，其井穴之功用亦相通，如治疗胆火上扰之偏头痛、耳聋、耳鸣,既可以胆经井穴足窍阴治之,亦可选用手少阳井穴关冲清泻三焦郁热治之。

手少阳三焦经循行头面,故本穴可治头面五官之疾。

《类经图翼》:主三焦郁热,口渴唇焦,口气,宜泻出血。

《玉龙歌》:三焦热气壅上焦,口苦舌干岂易调,针刺关冲出毒血,口生津液病俱消。

【操作】　浅刺0.1寸或三棱针点刺放血。

本穴可灸。

【应用经验】　临证本穴主要以三棱针放血为主,常以之治疗口苦唇干、腮腺炎(与耳尖相配)、耳带状疱疹、外伤后耳廓痛、耳后痛(与耳尖相配)、多发性毛囊炎(与大椎、印堂相配)、小儿急性腹泻等。

2. 液门

【穴名释义】　门繁体字从二户象形,穴在小指次指间凹陷处,小指次指间似“门”字象形。穴为手少阳脉之所溜,犹似液泽之门。

《穴名选释》:液门,“液”指水气,“门”为出入之处,本穴为手少阳之荥水穴,三焦者,决渎之官,水道出焉,脉属三焦,穴为水性,水气出入之门户,故以为名。

【主治】

《铜人腧穴针灸图经》:治惊悸妄言,咽外肿,寒厥手臂痛,不能自上下,疟疾寒热,目眩头痛,暴得耳聋,目赤涩,齿龋痛。

《针灸大成》:主惊悸妄言,咽外肿,寒厥,手臂痛不能自上下,疟疾寒热,目赤涩,头痛,暴得耳聋,齿龈痛。

液门属手少阳三焦经荥穴,“主气所生病”,三焦在五行属火,其荥穴五行属水,液门以水制火,为清热泻火、消炎消肿、通络止痛之要穴。

液门实为人体“液体之门户”,意指其主司“液通气行”。人体生命活动所需之各种体液,如血液、津液、精液,乃至唾液、痰液、尿液,均循经而行,各行其道。气不行则液不通,液不通则气机阻滞,二者互为因果,互相影响。故作为荥水之穴,液门其主治三焦热证效果明显,可以之治疗感冒、高热、热病汗不出、偏头痛、目赤肿痛、耳聋耳鸣、牙齿肿痛、口舌生疮、咽喉肿痛、项强筋急等。

根据“腧穴所在,主治所在”之治则,本穴可治手背红肿、手指拘挛等肢体病症。

【操作】　一般直刺 0.3~0.5 寸,局部胀痛,亦可针尖斜向中渚穴方向透刺 1 寸左右,使针感向上沿三焦经传至肘部。

本穴可灸。

【应用经验】

(1)治疗五官科诸疾:本穴可治各种牙痛,如龋齿、急性牙髓炎、牙根尖周炎、牙周炎、牙龈炎、牙损伤及拔牙术后疼痛,皆可以针刺液门穴治之。

本穴亦可治口唇之疾,如口角炎、唇炎、舌炎、舌痛、口腔溃疡、舌下腺炎、口舌黏膜损伤等。

本穴亦可治疗风寒壅塞耳窍所致之耳鸣及高空气压变化之耳鸣、耳聋。

综上所述,液门穴实为治疗头面五官诸疾之极重要腧穴也,仅次于合谷穴。

(2)治疗少阳经型肩周炎:因液门极擅祛外邪,故本穴可治外邪所致肩关节痛及肩周炎病在少阳经者。(此处亦可以外关穴治之,但外关与液门相比较而言,外关擅于解表,重在祛风寒,而液门擅于祛"湿",因湿邪亦为"液"也。)

(3)董氏针灸设三叉三穴:董氏针灸以液门穴为参照穴,创设三叉三穴,其主治为:感冒、头痛、肩痛、五官科疾患、喉痛、耳鸣、心悸、目赤肿痛、荨麻疹、腿痛、眼皮下垂、疲劳、提神、重症肌无力、头晕、头昏(特效)、坐骨神经痛(特效)、骨刺(特效)、腰酸、腰痛(奇效)、肾盂肾炎、肾脏病水肿(特效)。

三叉三穴主治范围,可视作液门穴之临证发挥。

(4)治疗颈部软组织损伤:颈部软组织损伤,如若位于少阳经循行区域,则可取液门治之。取患侧穴,快速进针后,针尖透向中渚穴,刺入约 1寸,得气后行提插捻转之手法,以患者能忍受为度,留针 15 分钟,每 5 分钟行针 1 次,行针同时令患者活动颈部,以促进经脉畅通,带动气血运行。此法大多有即时之效。

3. 中渚　输穴

【穴名释义】　渚,遮也,能遮水使旁回也。三焦者,决渎之官,水道出焉。穴为三焦脉之木穴,木能遮水,使水旁回,而穴居手小指次指本节后凹陷处,如《诗经·召南》载:江有渚。三焦水道似江,穴居其中如渚,故名中渚。

【主治】

《铜人腧穴针灸图经》:治热病汗不出,目眩头痛耳聋,目生翳膜,久疟咽肿,肘臂痛,手五指不得屈伸。

《针灸大成》:主热病汗不出,目眩头痛耳聋,目生翳膜,久疟咽肿,肘臂痛,手五指不得屈伸。

本穴为手少阳三焦经之输穴,输主"体重节痛",故本穴可治疗本经循行经过之脊膂肩背疼痛、手背肿痛、手指屈伸无力等症。

本穴属手少阳经腧穴,因该经循行侧头部,故善治偏头痛。又少阳经"从耳后入耳中,出走耳前",止于眉梢外侧,"经脉所过,主治所及",故本穴亦为治疗头面五官病症之常用穴,尤对耳疾疗效尤佳。

本穴配合阿是穴,用于治疗发生于少阳经循行之手背部与面部的疣症,有一定疗效。

《通玄指要赋》:"脊间心后者,针中渚而立痊。"

《席弘赋》:"久患伤寒肩背痛,但针中渚得其宜。"

【操作】 一般紧贴第五掌骨直刺 0.3 寸,得气后留针。

本穴可灸。

【应用经验】

(1)治疗颈肩腰腿痛:本穴为著名的"手三针"即间谷、中渚、后溪之一,临证可治疗少阳经循行区域之颈肩腰腿痛诸疾,如急性软组织损伤(包括颈部扭伤、肩部扭挫伤、急性腰扭伤、胸胁屏伤等)、落枕、肩周炎、胁肋痛、坐骨神经痛、臀上皮神经炎、偏头痛等,疗效迅捷。

(2)治疗胆绞痛:《针灸临床杂志》1997 年第 8 期报道:针刺中渚穴治疗 1 例胆绞痛,用 1.5 寸毫针,针尖指向掌根,呈 45° 角斜刺 1 寸左右,得气后以指甲刮针柄 2~3 分钟后取针。经 1 次治疗后,5 小时内胆绞痛未再发;6 小时后右上腹及胁肋区出现疼痛,再次针刺右侧中渚穴,疼痛立刻消失。

(3)董氏针灸设中白穴:董氏针灸以中渚穴为参照穴,创设中白穴,其主治为:肾脏病之腰痛、腰酸、背痛、头晕、散光眼、疲劳、坐骨神经痛、足外踝痛、四肢水肿(脊椎骨痛、腿骨及骨骼肿大)。

中白穴之主治范围,可视作中渚穴之临证发挥。

4. 阳池

【穴名释义】 穴为手少阳脉之原穴,位在手背腕上凹陷处,其处凹陷如池,背为阳,故名阳池。

《医经理解》:手背为阳,腕骨之上有如池焉,故谓阳池。

【主治】

《铜人腧穴针灸图经》:治寒热疟,或因折伤手腕,捉物不得,肩臂痛不得举。

《针灸大成》:主消渴口干,烦闷,寒热疟,或因折伤手腕,捉物不得,肩臂痛不得举。

本穴属手少阳三焦经腧穴,该经循行经过头、目、耳。"经脉所过,主治所及",故本穴可治头面五官之疾。

本穴为三焦经之原穴,原气通过三焦,输布于全身,故本穴为通调原气之重要穴位,可治疗消渴、口干、遗尿及小儿诸病症。

【操作】　直刺 0.3~0.5 寸。

本穴可灸。

【应用经验】

（1）治疗糖尿病:日本针灸家泽田先生的经验如下:胰脏亦名中焦府,发生变化时即会引起糖尿病,主要是调和中焦府,须灸中脘、阳池、三焦俞,使三焦调和,这是很重要的经验。

中医界有人认为:手少阳三焦经的经脉循行和治疗"三消"即糖尿病的病候分布及腧穴主治是完全一致的,和胰腺的背俞穴胰俞治疗糖尿病的功能也是完全一致的。他们主张,胰腺应该是手少阳三焦经的脏腑依托;反之,也可以说,手少阳三焦经就是胰腺(或称胰腑)的经脉循行。故而,首先应确立胰腺的脏腑地位,把胰腺划归六腑,将三焦改称胰腑;其次,把手少阳三焦经改称手少阳胰经,变成胰经的经脉循行。此论对针灸治疗糖尿病而言,殊为重要,宜深思之。

（2）治女性汗毛过长:灸阳池、中脘(每穴每次各灸 5 壮),可治女性汗毛过长。

（3）治疗急性睾丸炎:阳池穴直接灸法(每次灸 3 壮),每日 1 次,7 次 1 个疗程,此法可治急性睾丸炎。

（4）治疗踝关节扭伤:阳池穴与丘墟穴相对应,踝关节扭伤之丘墟穴处痛,可以阳池针刺治之。

5. **外关**　络穴;八脉交会穴之一:通阳维脉

【穴名释义】　穴为手少阳之络,在腕后二寸凹陷处,别行心主外关,此与内关相对而属外,故名外关。

《医经理解》：外关在腕后二寸两筋间，正与内关相对，手心主为阴血之关，手少阳为阳气之关也，故曰外关。

【主治】

《铜人腧穴针灸图经》：治肘臂不得屈伸，手五指尽痛不能握物，耳聋无所闻。

《针灸大成》：主耳聋，浑浑无闻，五指尽痛不能握物，实则肘挛，泻之；虚则不收，补之。又治手臂不得屈伸。

本穴属手少阳三焦经腧穴，"经脉所过，主治所及"，少阳经脉循行于侧头、目、耳，故本穴可治头痛、目疾、耳疾等症。

本穴属手少阳经之络穴，与足少阳经为同名经，肝胆又相互表里，经脉相通，且外关行气解郁之功甚著，故临证举凡胁肋胀痛、郁闷急躁、纳呆便秘等，皆可以外关治之。

本穴属八脉交会穴之一，通阳维脉。阳维者，维系一身之阳，"阳维为病，苦寒热"，故本穴善于解表之寒热，临证可治感冒、热病、疟疾等疾。

《针灸大成》记载外关主治二十七证，即肢节肿痛、臂膊冷痛、鼻衄、手足发热、手指节痛不能屈、眉棱中痛、手足疼痛、产后恶风、伤寒自汗、头风、四肢不遂、筋骨疼痛、迎风泪出、赤目疼痛、腰背肿痛、手足麻疼并无力、眼肿、头风掉眩痛、伤寒表热、破伤风、手臂痛、头项痛、盗汗、目翳或隐涩、产后身肿、腰胯痛、雷头风。书中言"上件病证，外关悉主之。"

本穴位于上肢，故为治疗上肢疾病重要腧穴之一。

【操作】

（1）毫针直刺 0.5~1 寸，得气后行提插加捻转泻法，常以此法治疗外感风热证、伤寒之少阳经证（半表半里证）等。

（2）毫针针尖稍向上斜刺，刺入 1.2~1.5 寸，得气后行提插加捻转泻法，此法常用来治疗少阳经头痛、耳聋、耳鸣、目赤肿痛、颊痛（腮腺炎）、胁痛、肩背痛、肘臂屈伸不利等。

（3）毫针针尖向腕关节方向斜刺，刺入 1.2~1.5 寸，得气后行提插加捻转泻法。此法常用于治疗腕关节疼痛、手指疼痛等。

本穴可灸。

【应用经验】

（1）治疗外感表证：临证外关配列缺、风门、风池，可治疗风寒表证；配合谷、曲池、大椎，可治疗风热表证。

（2）治疗风湿寒性关节痛：人体各个大小关节感受风寒湿之邪，所致关节疼痛，皆可取外关穴治之，越早治疗，效果越好。

（3）治疗落枕、腰扭伤、坐骨神经痛、踝关节扭伤、肩周炎：针刺外关可治少阳经循行部位之落枕、腰扭伤、坐骨神经痛、踝关节扭伤（此证如在踝关节外侧，无论是否为少阳经，皆可取之）、肩周炎（少阳经型肩周炎，此证如果时日既久，取外关治之，亦有病久入络之意也）等。

（4）治疗神经根型颈椎病：外关穴为治疗神经根型颈椎病重要配穴之一。

6. 支沟 经穴

【穴名释义】 穴为手少阳脉所行之经穴，位在腕后两骨间凹陷处，古时穿地为沟，因其支脉直透手厥阴之间使穴，谓其脉之所行，犹如水之注于沟中，故名支沟。

《子午流注说难》：支沟乃三焦所行之经穴，穴前一寸有外关别络，入手厥阴，三焦水道流行至此，别有一分支之沟渠也。

【主治】

《铜人腧穴针灸图经》：治热病汗不出，肩臂酸重，胁腋痛，四肢不举，霍乱呕吐，口噤不开，暴哑不能言。

《针灸大成》：主热病汗不出，肩臂酸重，胁腋痛，四肢不举，霍乱呕吐，口噤不开，暴喑不能言。心闷不已卒心痛，鬼击，伤寒结胸，疮疥癣，妇人妊娠不通，产后血昏不省人事。

本穴为行气要穴，对于气滞不通之胸胁胀满、急躁易怒、胃肠病症、妇科病症，均为常用穴之一。其中，本穴配照海为治疗便秘之首选穴之一。

本穴属手少阳三焦经腧穴，少阳之经脉循行于侧头、目、耳等处，"经脉所过，主治所及"，故本穴可治疗头面五官之疾。

【操作】 一般直刺 0.5~1 寸。

本穴可灸。

【应用经验】

（1）治疗落枕、带状疱疹、肋间神经痛、胸壁或季肋部挫伤、习惯性便秘等：本穴偏于泻实，本穴毫针直刺，行泻法，故可治落枕、带状疱疹（常配阳陵泉）、肋间神经痛、胁肋部外伤性痛、习惯性便秘（常配照海）等。

（2）治疗神经性耳聋、耳鸣、声带炎：本穴毫针进针后，针尖向上斜刺 0.8~1.2 寸左右，得气后行提插捻转补泻手法，可治疗耳鸣、耳聋及声带炎等。

（3）董氏针灸设火串、火陵、火山穴组：董氏针灸以支沟、三阳络为参考穴，创设火串、火陵、火山穴组。其主治分别为：火串主治：便秘、心跳、手下臂痛；火陵主治：胸痛及发闷、发胀、手抽筋、坐骨神经痛；火山主治同火陵穴。火串、火陵、火山穴组，临证可治干燥综合征。

以上三穴主治，实可视作支沟穴之临证发挥也。

7. 四渎

【穴名释义】　穴在肘前5寸外廉凹陷处，为三焦脉之腧穴，三焦者中渎之府，决渎之官，穴通水道，于三阳络之后，故名四渎。

《会元针灸学》：四渎者，手足名四肢，经络发于五脏六腑而通四海，手少阳会膻中，为气聚之海，散落胸中，上通于脑，为髓海。生于命门，为血海。与足少阳气相交，合于宗筋而通胃，为水谷之海。渎者，独也，独通四海，故名四渎。

【主治】

《铜人腧穴针灸图经》：治暴气耳聋，齿龋痛。

《针灸大成》：主暴气耳聋，下齿龋痛。

【操作】　一般直刺0.5~1寸。

【应用经验】　治疗儿童生长痛：据《中医杂志》2000年第41卷第7期报道，采用四渎穴治疗"生长痛"12例，疗效满意。方法：选四渎穴，常规皮肤消毒，患儿仰卧位为佳，针刺深度0.5寸，一般均有酸胀感，手法为平补平泻，留针30~60分钟，留针期间，间隔10分钟做手法1次。每日或隔日针刺均可，10次为一疗程，每疗程之间休息5天。结果：全部病例经过针刺3次，均有明显的改善，发作次数减少，疼痛减轻。经过持续1~3疗程的治疗，均获临床痊愈。

体会：儿童生长痛，骨科专业医师认为与生长过快、过度疲劳、气候等因素有关，但至今本病原因不明。骨科专业目前亦无特殊治疗手段，只告知家长，预后良好，随年龄增长而自愈。但笔者观察，患儿病程短者数月，长者达3年之久，而且疼痛轻重不一。若家长能带患儿接受针刺治疗，便可使疼痛早日解除。四渎穴属手少阳三焦经，三焦是原气之别使，导源于肾间动气，而输布于全身，调和内外，宣导上下。因三焦经气能贯通全身上下内外，故用之显效。亦可把四渎穴归纳为治疗生长痛之经验效穴。亦可谓"下病上取"配穴法，因多数患儿疼痛部位在小腿中段、中上段及中下段。

根据中医审证求因、辨证论治,本病临床无明显虚实证候的特征。据《灵枢·经脉》云:"不盛不虚,以经取之。"故可选配上述三焦经穴,确定手法,施以针灸治疗,是临床上常用思路之一。

8. 翳风

【穴名释义】　穴在耳后凹陷处,按之引耳中,翳,蔽也,因喻以耳为之蔽风,又穴祛风邪,故名翳风。

《腧穴命名汇解》:翳风,指大鸡毛扇,状如耳形,风属声,穴当耳后下方陷中,耳形同毛扇,主治耳鸣,因名翳风。

【主治】

《铜人腧穴针灸图经》:治耳聋,口眼㖞斜,失欠脱颌,口噤不开,喑不能言,颊肿,牙车急痛。

《针灸大成》:主耳鸣、耳聋,口眼㖞斜,脱颌颊肿,口噤不开,不能言,口吃,牙车急,小儿喜欠。

【操作】　一般直刺 1.2 寸左右。

本穴可灸。

【应用经验】

（1）治疗面瘫:本穴为治疗面瘫之极重要配穴之一。针界前辈金伯华经验:对面瘫患者来说,翳风穴位触诊似有物堵塞感,说明病情仍在进展,随着治疗,翳风压痛减轻,触诊松软,症状随之减轻,掌握此环节在治疗面瘫中,把针刺翳风作为主穴,压痛越明显,疗效也就越快。

金师认为,翳风穴压痛越明显,病情越重,深刺用泻法,向咽喉方向进针,采用泻法达到气至病所,用 1.5~2 寸毫针,患者有酸麻胀感,扩散到患侧面部,以散面部壅滞,使之通畅,使面部经筋、经气、筋肉,迅速得到恢复。随着翳风穴压痛减轻,切诊耳后翳风松软则症状好转,皱眉、眼闭合、唇歪、皱纹随之恢复正常。

（2）治疗牙痛:本穴所治牙痛,仅限于齿根骨膜炎(中医称风火牙痛)。该病常由药物治疗的合并症引起,亦可因齿根骨膜直接受冲撞或常吹乐器、常含铁钉、常咬丝线等外伤引起;亦可由细菌侵入齿根骨膜炎引起。症状为有的化脓有的不化脓,疼痛是自发的,但不带发作性,是连续的痛。在敲打牙齿时,疼痛就更加剧烈,此为与牙髓炎不同之处,亦为齿根膜炎之特征。

本症针翳风往往有即时之效也。

（3）治疗呃逆：本穴针刺可治疗三焦气机逆乱所致呃逆。

9. 丝竹空

【穴名释义】 丝竹，音乐之总称，丝谓琴瑟，竹谓箫管。穴在眉后凹陷处，其穴似箫管之孔。孔与空通。又穴近耳，以此喻耳常闻丝竹之音，故名丝竹空。

《腧穴命名汇解》：丝竹空，细小为丝，空指小窍，穴近眉梢处，眉毛状似丝竹。穴又为手足少阳脉气之所发，因名丝竹空。

【主治】

《铜人腧穴针灸图经》：治目眩头痛，目赤，视物䀮䀮，风痫目戴上不识人，眼睫毛倒，发狂吐涎沫，发即无时。

《针灸大成》：主目眩头痛，目赤，视物䀮䀮，恶风寒，风痫，目戴上不识人，眼睫毛倒，发狂吐涎，发即无时，偏正头痛。

【操作】 一般以平刺为主。

本穴不可灸。

【应用经验】

（1）治疗眼睑瞤动：向鱼腰方向平刺1寸。

（2）治疗齿痛：向瞳子髎方向平刺1寸。

（3）治疗偏头痛：向率谷方向平刺2寸。

（4）治疗倒睫毛：向鱼腰方向平刺1寸。

十一、足少阳胆经

经脉循行：《灵枢·经脉》：胆足少阳之脉，起于目锐眦，上抵头角，下耳后，循颈行手少阳之前，至肩上，却交出手少阳之后，入缺盆；其支者，从耳后入耳中，出走耳前，至目锐眦后；其支者，别锐眦，下大迎，合于手少阳，抵于䪼，下加颊车，下颈合缺盆以下胸中，贯膈络肝属胆，循胁里，出气街，绕毛际，横入髀厌中；其直者，从缺盆下腋，循胸过季胁，下合髀厌中，以下循髀阳，出膝外廉，下外辅骨之前，直下抵绝骨之端，下出外踝之前，循足跗上，入小指次指之间；其支者，别跗上，入大指之间，循大指歧骨内出其端，还贯爪甲，出三毛。

经穴歌诀：少阳足经瞳子髎，四十四穴行迢迢，听会上关颔厌集，悬颅悬厘曲鬓翘，率谷天冲浮白次，窍阴完骨本神至，阳白临泣目开窗，正营承灵脑空是,风池肩井渊腋长,辄筋日月京门乡,带脉五枢维道续,居髎环跳市中渎,阳关阳陵复阳交,外丘光明阳辅高,悬钟丘墟足临泣,地五侠溪窍阴毕。

本经经穴分布于目外眦、颞部、耳后、肩部、胁肋、下肢外侧、膝外侧、外踝之前下方、足第四趾端等部位。首穴瞳子髎,末穴足窍阴,左右各44穴。

本经临证常用腧穴:

1. 听会

【穴名释义】 穴在耳前凹陷处,张口得之,动脉应手,即在颞浅动脉处手按压有感。听会者,为耳听之窍会,主听觉病,故名听会。

《腧穴命名汇解》:听会,会指聚也,考耳主听觉,穴当耳前,以其主治耳聋气闭。针此可使听觉得以会聚,因名听会。

【主治】

《铜人腧穴针灸图经》:治耳聋,耳中状如蝉鸣,牙车脱臼相离一二寸。

《针灸大成》:主耳鸣耳聋,牙车脱臼相离一二寸,牙车急不得嚼物,齿痛恶寒物,狂走瘛疭,恍惚不乐,中风口㖞斜,手足不遂。

【操作】 一般直刺1寸左右。

本穴可灸。

【应用经验】

(1)治疗耳鸣耳聋:针刺时,医者用1.5寸毫针,嘱患者张口,略向内上方进针1寸,缓慢寻找针感后捻转片刻,将针退至浅层留针。

(2)治疗支气管哮喘急性发作:针刺时医者用1.5寸毫针,刺入双侧听会穴1寸左右,双手捻转、提插为主,以提插为主,平补平泻,行针1分钟左右。

《重用单穴治顽疾》:听会穴平喘,未见临证类似报道,是针灸名家陈作霖先生在临证发现的。针刺该穴,在哮喘急性发作期有即刻平喘之功。大多患者针后即感气急好转,呼吸平稳。随着医者双手提插捻转,行针约1分钟左右,即喘平,口唇紫绀转红润,听诊仅有少量哮鸣音。从针刺听会后患者症状缓解之情况来看,可能是针刺该穴疏通了头面部气血,从而缓解了口唇紫绀等缺氧症状。从经络气血运行来看,听会穴为足少阳经在头面部之“结”,即为胆经气血归结之所。胆及其所属经脉主半表半里,在上焦主降,在下焦主升。故针刺听会可起到降逆气之功,从而缓解哮喘之急性发作。听会即刻平喘之功效机理,还有待进一步研究。

针刺听会平喘,是指该穴在支气管哮喘急性发作期有即刻平喘之功,而在哮喘缓解期,还应根据患者临床表现,辨证论治,选用一些哮喘根本病因的穴位以治之。

2. 率谷

【穴名释义】　穴在耳上入发际1.5寸,嚼而取之,足太阳、少阳之会。肉之大会曰谷。率,循也。因喻穴循耳上而为肉会,故名率谷。

《孔穴命名的浅说》:率谷——率者,领也,穴在耳上入发际一寸五分凹陷处,凹陷此谷,故得名。

【主治】

《铜人腧穴针灸图经》:治膈胃寒痰伤酒,风发脑两角强痛,不得饮食,烦满呕吐不止。

《针灸大成》:主痰气隔痛,脑两角强痛,头重,醉后,酒风,皮肤肿,胃寒,饮食烦满,呕吐不止。

【操作】　向前、向后、向下平刺0.5~1寸。

本穴可灸。

【应用经验】

(1)治疗偏头痛:元代王国瑞《扁鹊神应针灸玉龙经》:"头风偏正最难医,丝竹空针亦可施,更要沿皮透率谷,一针两穴世间稀。"取患侧穴,穴位常规消毒,医者持2.5寸毫针,沿皮肤呈15°角刺入,透刺率谷穴,得气后留针20分钟,平补平泻,每日1次,10次1个疗程。

(2)治疗中风后遗症:先健后患平刺率谷穴为主,治疗中风后遗症有效。

靳三针之颞三针,即以率谷穴、角孙为参照穴,即在颞部耳尖直上入发际2寸处,取颞1针,与颞1针水平向前1寸取颞2针,后1寸取颞3针。临证颞三针除可用于治疗中风后遗症外,还可治疗偏头痛、面神经麻痹日久不愈、耳鸣、耳聋和肢体感觉异常等。

3. 完骨

【穴名释义】　玉枕骨下高以长,在耳后曰完骨,穴在耳后入发际4分,穴当其处,故名完骨。

《会元针灸学》:完骨者,耳后起骨如城廓之完备,护于脑府,中藏神系,通于耳目,故名完骨。

【主治】

《铜人腧穴针灸图经》:治头痛烦心,癫疾,头面虚肿,齿龋偏风,口眼㖞斜,颈项痛不得回顾,小便赤黄,喉痹颊肿。

《针灸大成》:主足痿失履不收,牙车急,颊肿,头面肿,颈项痛,头风耳后痛,烦心,小便赤黄,喉痹,齿龋,口眼㖞斜,癫疾。

【操作】　斜刺 0.5~0.8 寸。

本穴可灸。

【应用经验】

(1)治疗枕神经痛:取患侧完骨穴,在其周围寻找明显压痛点,以三棱针点刺出血。亦可向同侧颧骨方向进针 1 寸左右,找到针感后温针灸 3 壮。

(2)治疗面瘫:取患侧完骨穴,直刺 1.5 寸,留针 20~30 分钟。

面瘫亦可以完骨穴刺络拔罐法治之,疗效肯定,且可有效地缩短病程。

(3)治疗耳鸣:取双侧完骨穴,进针 1 寸左右,捻转得气,留针 15 分钟。

4. 阳白

【穴名释义】　穴在眉上 1 寸,直瞳子,足少阳、阳维之会。白,明也。穴主治目疾,使目光明,故名阳白。

《会元针灸学》:阳白者,五阳化气如白云在两眉之上,光润明洁现显天庭之间,故名阳白。

【主治】

《铜人腧穴针灸图经》:治头目痛,目眵,背腠寒栗,重衣不得温。

《针灸大成》:主瞳子痒痛,目上视,远视肮肮,昏夜无见,目痛目眵,背腠寒栗,重衣不得温。

【操作】　一般向鱼腰穴方向平刺 0.5~0.8 寸。

【应用经验】

(1)治疗面瘫之皱纹消失:阳白穴针刺入穴后,针尖向鱼腰穴方向透刺,平补平泻,可治疗面瘫后皱纹消失。

(2)治疗额窦炎、前头痛:阳白配中脘,针刺后行泻法,可治额窦炎、前头痛。治疗前头痛,临证亦可以印堂透阳白治之。

5. 风池　手足少阳、阳维之会

【穴名释义】　穴在颞颥后发际凹陷处。穴处似池,为治风之要穴,故名风池。

《谈谈穴位的命名》:风为阳邪,其性轻扬,头顶之上,惟风可到,风池穴在颞颥后发际陷者中,手足少阳、阳维之会,主中风偏枯,少阳头痛,乃风邪蓄积之所,故名风池。

【主治】

《铜人腧穴针灸图经》:治洒淅寒热,温病汗不出,目眩苦头痛疟疾,颈项痛不得回顾,目泪出,欠气多,鼻衄衄,目内眦赤痛,气发耳塞,目不明,腰伛偻,引项筋无力不收。

《针灸大成》:主洒淅寒热,伤寒温病汗不出,目眩苦,偏正头痛疟疾,颈项如拔,痛不得回顾。目泪出,欠气多,鼻衄衄,目内眦赤痛,气发耳塞,目不明,腰背俱疼,腰伛偻,引项筋无力不收,大风中风,气塞涎上不语,昏危,瘿气。

本穴临证颇具祛风之功,无论内风与外风,风池皆可治之。

足少阳经"起于目锐眦",故本穴为治疗目疾最常用穴位之一,所有目疾皆可以风池治之。本穴与阳白、陷谷相配,治疗上眼睑下垂效果尤为突出。

本穴属足少阳经腧穴,该经"上抵头角,下耳后,循颈",故风池可治偏正头痛。

【操作】 一般向对侧眼眶下缘方向或鼻尖方向斜刺 0.5~0.8 寸,缓慢进针得气即止。本穴深部中间为小脑延髓池,必须严格掌握针刺之角度与深度,一般针刺不超过 1 寸,操作手法不宜过快、过强、幅度不宜过大。

本穴可灸。

【应用经验】

(1)治疗颈型颈椎病、落枕、颈部扭伤:上述病症,临证可取风池透风池之法,针刺入穴后,针尖对准对侧风池穴,进针 0.6~1 寸,得气后行捻转或提插加捻转泻法,使局部产生较强之酸麻胀痛针感。

(2)治疗初感风寒、风热外邪束表之证:上述病证,临证以风池平刺透风府之法,针刺时从风池穴沿皮向风府穴方向刺入,针尖可达风府穴附近之皮下,得气后行提插加捻转泻法,使局部产生较强之酸麻胀痛针感,针感最好向耳、颞部、枕部放散为最佳。

(3)治疗各种耳疾:临证风池穴针刺时,针尖对准对侧耳部,进针 0.5~0.8 寸,得气后行泻法,使针感向耳部放散,此法常用于治疗各种耳疾,如神经性耳聋耳鸣、老年性耳聋耳鸣等。

(4)治疗各种鼻病:本穴针刺时,针尖对准对侧鼻尖或鼻翼部,进针

0.6~1寸,得气后行捻转或提插加捻转补泻法,可治疗各种鼻病,如急慢性鼻炎、鼻窦炎、过敏性鼻炎、鼻出血等。

此针法临证还可治疗脑供血不足所致眩晕、缺血性脑血管病、椎动脉型颈椎病、高血压等。

(5)治疗各种眼疾:本穴针刺时,针尖向对侧眼球方向斜刺0.5~0.8寸,得气后行捻转补泻法,使局部产生酸麻胀痛针感,以针感向颞部或眼部放散为最佳,可治疗各种眼疾。

上法亦可治疗各种头痛。

(6)治疗中风后假性球麻痹:临证发现,中风后假性球麻痹患者,在发病1个月之内针刺风池穴治疗,有效率最高,疗效最好(在康复期6个月内针刺都是有效的)。但在针刺时必须注意安全针刺,必须严格掌握好针刺的角度与深度。

6. 肩井

【穴名释义】 井,深也。穴在肩上凹陷处,居肩之深处,故名肩井。

《会元针灸学》:肩井者,在肩部阳气冲出显明之处,而通于五脏,推荡瘀血,而生青阳之气,如泉涌出,以安经络,以实五脏,而开阴窍。居肩部饭匙骨,与大筋,共肩夹骨,连项骨,四骨之间,如井之状,故名肩井。

【主治】

《铜人腧穴针灸图经》:治五劳七伤,颈项不得回顾,背膊痛,而手不得向头,或因仆伤腰髋疼,脚气上攻。

《针灸大成》:主中风,气塞涎上不语,气逆,妇人难产,堕胎后手足厥冷,针肩井立愈。头项痛,五劳七伤,臂痛,两手不得向头。若针深闷倒,急补足三里。

本穴位于肩部,为手足少阳、阳维脉交会穴,通上中下三焦,"经脉所过,主治所及",故本穴可治手足少阳经循行经过之肩背痹痛、落枕、下肢痿痹及其他三焦病症如胆绞痛、胃脘痛等。

足少阳经筋系膺乳,肩井具理气散结、活血祛瘀之功,故肩井为临证治疗乳腺炎及其他外科病之效穴之一。

【操作】 直刺0.5寸,或向肩胛骨方向平刺0.8寸,深部正当肺尖,慎不可深刺。

本穴可灸。

【应用经验】

（1）治疗落枕：肩井穴刺入 0.5 寸，得气后行捻转泻法，留针 30 分钟，每隔 10 分钟行针 1 次，再配以红外线照射患部，每日 1 次。

（2）治疗冈上肌肌腱炎：取患侧穴，以皮肤针中度叩刺 10~20 下，以微出血为度，辅以患部火罐吸拔 5 分钟，出血量 5~10ml，隔日 1 次。

（3）治疗疮疡：快速进针 0.5~0.8 寸，提插捻转 20 秒钟后留针 30 分钟，每隔 10 分钟捻转 1 次，起针时各捻转提插 20 秒钟，强刺激泻法；另在疖肿处外围呈十字形向中心底部针刺，注意不针刺疖肿处。

（4）治疗乳腺炎：直刺 0.5~0.8 寸，强刺激，快速捻转，泻法行针 3~5 分钟出针，每日 2 次。

7. 日月　胆之募穴

【穴名释义】　穴在期门下 1.5 寸，胆募也。胆者，中正之官，决断出焉，喻决断务求其日月，以明察秋毫。"明"字，从日从月，故名日月。

《采艾编》：日月，期门下 5 分，乃胆之募。期门为肝募。此与之相近而相望，犹日月一阴一阳合璧也。

【主治】

《铜人腧穴针灸图经》：治太息善悲，小腹热，欲走多唾，言语不正，四肢不收。

《针灸大成》：主太息善悲，小腹热欲走，多唾，言语不正，四肢不收。

【操作】　向下或沿肋骨缘斜刺 0.5~0.8 寸。此穴不可深刺，以免伤及内部重要脏器。

本穴可灸。

【应用经验】　治疗慢性胆囊炎。取双侧日月穴，穴位常规消毒，医者持毫针沿肋骨缘向内斜刺 0.5 寸，行雀啄泻法 1 分钟左右，以酸胀感至右上腹或背部为度，留针 30 分钟，留针期间不行针，每日 1 次，每周治疗 5 次，连续 4 周。本法对慢性胆囊炎症状的改善有一定之效。

8. 环跳　足太阳、足少阳交会穴；回阳九针穴之一。

【穴名释义】　穴在髀枢中，屈上足取之。如单足跳跃之状，或喻穴为环转跳动之处，故名环跳。

《经穴选解》：环跳，穴居髀枢，髀枢之骨如环，人之下肢屈伸跳跃全仗此骨为之枢纽，是穴主治腿股风痹等，使功能复常，故名。

【主治】

《铜人腧穴针灸图经》：治冷风湿痹，风疹，偏风半身不遂，腰胯痛不得转侧。

《针灸大成》：主冷风湿痹不仁，风疹遍身，半身不遂，腰胯痛蹇膝不得转侧伸缩。

本穴为足太阳、足少阳之交会穴，胆经又与阳维脉、阳跷脉相交会，根据"经脉所过，主治所及"之治则，加上本穴位于下肢枢纽之髋关节部位，故本穴可治疗坐骨神经痛、痹证、痿证等下肢诸疾，亦为治疗腰脊痛之常用效穴之一。

本穴为回阳九针穴之一，举凡诸阳欲脱者均可取之。

【操作】　赵克蕊、高学全在《针灸临床杂志》2013 年第 29 卷第 6 期发表了《环跳穴临床取穴方法的改进》一文。文中言："传统取穴方法为，患者侧卧屈股，当股骨大转子高点与骶骨裂孔连线的外 1/3 与内 2/3 交点处取之。但传统取穴法，针刺得气不十分理想。而此取穴法需要患者侧卧屈腿，术者在一旁施治，而现在患者多需要双侧施治，常取俯卧位，侧卧屈腿取穴肯定会影响其他腧穴的针刺治疗。环跳穴改进后的取穴法为：患者俯卧，平第 4 骶后孔，在骶骨下角外，旁开 1 横指，刺入 2.5~3 寸，针尖偏向外侧，针感沿足少阳胆经传至足跟；针尖偏向下，针感沿足太阳经传至足跟；针尖偏向内侧，针感传至会阴部。"

以上环跳穴之两种刺法，在针灸临证中宜灵活用之。如患者所病只需侧卧取穴，则环跳穴按传统取穴方式便可；如患者所病需俯卧取穴，则环跳穴按改进法取之。

一般直刺 1.5~3 寸。

本穴可灸。

【应用经验】

（1）治疗坐骨神经痛及下肢疾患：针尖略向下方刺 2~3 寸，针感到达下肢。治疗坐骨神经痛亦可以小排针法，先直刺环跳 3 寸左右，使针感下达足底，然后再于环跳上、下各 1 寸针刺。

环跳穴治疗坐骨神经痛，临证常与昆仑穴相须为用，痛从上向下者，先刺昆仑，后刺环跳；痛从下向上者，先刺环跳，后刺昆仑。

本穴刺络拔罐法，亦可治疗外伤性坐骨神经损伤疼痛。

（2）治疗睾丸炎、膀胱尿道炎、痔疮、肛门术后疼痛、脱肛等：患者俯卧位,穴位常规消毒,先将毫针直刺入 2~3 寸,得气后,可将针逐渐提到 0.5~1 寸深处,再调整毫针之针刺方向,针尖向前阴方向再进针 1~2 寸,使针感传至前阴部,本法可治疗睾丸炎、膀胱尿道炎;针尖斜向肛门方向,再刺 1~2 寸,行小幅度提插捻转手法,使针感传至肛门,可治痔疮、肛门术后疼痛、脱肛等。

(3)治疗髋部疾患:针尖向髋部直刺 2~2.5 寸。

(4)治疗中风后遗症:可用温针灸法,嘱患者侧卧位,常规消毒后,用 5 寸毫针,针尖略向下方刺入 2~3 寸,得气后,以长 2cm 左右之艾条插在针柄上,点燃施灸,待艾条燃尽后除去灰烬,将针取出。

(5)治疗急慢性踝关节扭伤:急慢性踝关节扭伤,如痛在丘墟穴附近,可取环跳穴针刺治之,临证取环跳穴(患侧),以 3~5 寸毫针直刺,强刺激手法,不留针,针感要求达到外踝部或足底部。

9. 风市

【穴名释义】 市,杂聚之处。穴在膝外两筋间,立时舒垂两手附着腿部,当中指头所点凹陷处。为风气所聚之处,是治风之要穴,故名风市。

【主治】

《针灸资生经》:疗冷痹脚胫麻,腿膝酸痛,腰重起坐难。

《针灸大成》:主中风腿膝无力,脚气,浑身瘙痒,麻痹,历风疮。

本穴为临证祛风要穴之一,举凡中风偏瘫,或因风寒、风热、风湿所致之下肢痿痹痛麻,或风邪侵袭、遏于肌表而引起之瘙痒症,本穴皆可治之。

本穴属足少阳胆经腧穴,胆经"从耳后入耳中,出走耳前",根据"经脉所过,主治所及"之治则,故本穴可用于治疗偏头痛、耳鸣耳聋等。

【操作】 一般直刺 1.5 寸左右,或向上、向下斜刺以得气为度。

本穴可灸。

【应用经验】

(1)治疗全身游走性疼痛、全身瘙痒症:风市临证常与外关穴相须为用,治疗辨证为风邪所致全身游走性疼痛及全身瘙痒症。

(2)治疗失眠:患者取仰卧位,双侧穴位常规消毒,医者持毫针速刺入穴,进针 2 寸左右,得气后留针 40 分钟,每隔 10 分钟行针 1 次。每日 1 次,轻者 1~2 次治愈,重者 3~5 次治愈。

(3)治疗耳鸣:患侧穴位常规消毒,医者持毫针速刺入穴,当针尖抵至股骨后,将毫针上提 3 分左右,待局部产生酸、麻、胀感后,以捻转手法缓慢持续行针 5~10 分钟,尽量使针感上传至耳中,留针 30 分钟,每日 1 次。

(4)董氏针灸设中九里穴:董氏针灸以风市为参照穴,设中九里穴,其主治为:背痛,腰痛,腰脊椎骨痛,半身不遂,神经麻痹,脖颈痛,头晕,眼胀,手麻臂麻,腿痛,神经无力。

董氏针灸之中九里穴向前横开一寸半,为上九里穴;向后横开一寸半为下九里穴,三穴横向成大倒马之势,临证可治疗半身不遂,踝关节扭伤,耳鸣,偏头痛,肩后侧痛,肩关节痛手不能举。

10. 阳陵泉 合穴;八会穴之筋会;胆之下合穴

【穴名释义】 穴与阴陵泉相对。内侧为阴,外侧为阳。穴在膝下 1 寸,骱外廉凹陷处,因喻穴旁之骨隆起如陵,比作高陵出泉之处,故名阳陵泉。

《会元针灸学》:阳陵者,在少阳经阳面,膝髆骨外侧下陷中,筋肉环聚通肝布胁,络胃之下口,六阳经筋之连系,化精汁入甘泉,内和脏腑,外润宗筋,故名阳陵泉。

【主治】

《铜人腧穴针灸图经》:治膝伸不得屈,冷痹脚不仁,偏风半身不遂,脚冷无血色。

《针灸大成》:主膝伸不得屈,髀枢膝骨冷痹,膝股内外廉不仁。偏风半身不遂,脚冷无血色,苦喉中介然,头面肿,足筋挛。

阳陵泉为八会穴之一,《难经·四十五难》云:"筋会阳陵泉。"因足三阳经筋与足三阴经筋皆聚于膝,《脉要精微论》言"膝者筋之府"。故阳陵泉颇具舒筋通络之功,主治筋脉病症、膝关节病症、下肢疼痛病症等。

阳陵泉为胆之下合穴,《灵枢·邪气脏腑病形》曰"合治内腑",故本穴善治胆腑病症。

【操作】 一般直刺或斜向下刺 1~1.5 寸。

本穴可灸。

【应用经验】

(1)治疗膝关节痛:临证治疗膝关节痛,常取梁丘透血海,血海透梁丘,阴陵泉透阳陵泉,阳陵泉透阴陵泉,内膝眼透外膝眼,外膝眼透内膝眼,上穴均用透刺法,可随证加减,亦可随证酌配其他穴位。本法可治各种原因所致膝关节痛。

(2)治疗肩周炎:肩周炎之针灸治疗,有一个基础针方,即阳陵泉,阴陵泉,足三里,随证加减之。如肩周炎为少阳经型,则只取健侧阳陵泉,酌配患侧中渚为牵引针;太阴经型,则只取阴陵泉,酌配患侧鱼际为牵引针;阳明经型,则只取健侧足三里,酌配患侧三间穴为牵引针;如患者肩部痛点不明确,则健侧三穴悉取之,酌配患侧鱼际、中渚、三间为牵引针。

（3）治疗足少阳经循行经过之肌肉、肌腱、韧带疼痛、痿痹:阳陵泉针刺可治疗,足少阳循行经过之肌肉、肌腱、韧带疼痛,如偏头痛、面神经麻痹、落枕、颈椎病、肩周炎、上臂疼痛、网球肘、胁肋痛、膝关节痛、踝关节痛、中风偏瘫、坐骨神经痛等。

（4）治疗各种胆疾:阳陵泉为胆之下合穴,"合治内腑",故本穴可治疗各种胆疾,如胆囊炎、胆绞痛、胆道蛔虫病等。

（5）治疗带状疱疹后遗神经痛:穴位常规消毒,阳陵泉常规针刺,大椎穴三棱针点刺放血,加拔火罐 5~10 分钟,使出血 1~5ml。

（6）治疗肌内注射后局部肿痛:有研究者报道,针刺或点压阳陵泉治疗臀部肌内注射后局部肿痛,大多能在 3~5 秒钟内缓解疼痛,1~2 分钟内疼痛完全消失。对于有肿块（未化脓）或肿痛在数天以上者,留针 30 分钟亦有良效。

（7）治疗睾丸活检术后剧痛:取患侧穴,针刺得气后,行提插捻转泻法,每 3 分钟行针 1 次。

（8）杨氏"三阳穴":针灸专家杨兆钢教授,以阳陵泉为参照穴,创设"三阳穴",即阳陵泉、阳陵泉直下 2 寸一穴、阳陵泉直下 4 寸一穴,共三穴。主治:下肢瘫痪、膝关节炎、风湿性关节炎、手臂痛、坐骨神经痛、腓总神经麻痹、胆囊炎、胆结石等。

11. 光明　络穴

【穴名释义】　光明,即眼也。穴在足外踝上五寸,足少阳络,别走厥阴,少阳厥阴主眼。故穴主眼疾,使眼恢复光明,故以为名。

《谈谈穴位的命名》:光明,是足少阳之络,别走厥阴,肝与胆为表里,肝开窍于目,肝不和则目不辨色,当取本穴,故称"光明"。

【主治】

《铜人腧穴针灸图经》:治身解寒,淫泺胻酸,不能久立,与阳辅疗病法同,热病汗不出,卒狂。虚则痿躄,坐不能起。实则足胻热,膝痛,身体不仁,善啮颊。

《针灸大成》:主淫泺,胫酸,胻疼不能久立,热病汗不出,卒狂,与阳辅疗法同,虚则痿躄,坐不能起,补之。实则足胻热,膝痛,身体不仁,善啮颊,泻之。

本穴为足少阳经络穴,与肝经相通,胆经起于目外眦,肝经起于目系,肝开窍于目,故本穴善治眼疾。

本穴属足少阳经腧穴,胆经经筋布于乳房,其经脉布胁肋,"经脉所过,主治所及",故本穴可治疗乳房胀痛、胸胁苦满之疾。

【操作】　一般直刺或向上、向下斜刺 0.5~0.8 寸。

本穴可灸。

【应用经验】

(1)治疗各种眼疾:临证光明与合谷穴常相配伍为主穴,酌配睛明、风池、太冲、太溪、三阴交等穴,可治疗结膜炎、电光性眼炎、近视、复视、斜视、暴盲、面肌痉挛等。

(2)治疗乳房胀痛、回乳:临证光明与足临泣配伍应用可有效治疗乳房胀痛、回乳。

(3)治疗颈淋巴结核:《江苏中医》1982 年第 6 期报道了蒜泥敷灸光明穴治疗颈淋巴结核 31 例的临床研究。方法:将大蒜捣烂,敷灸于光明穴(左右交叉取穴),1 小时取下,局部皮肤起泡,待水泡溃破后再敷以炉甘石粉或氧化锌。结果:痊愈 26 例,好转 4 例,无效 1 例。

12. 悬钟　八会穴之髓会

【穴名释义】　穴在足外踝上 3 寸动者脉中,即胫前动脉处,因喻穴处尖骨下外踝形如悬钟故以为名。

《腧穴命名汇解》:悬钟者,悬者挂也,考穴当足踝上三寸,命名悬钟,可能因昔时有小儿此处常悬带响铃似钟而得名。

【主治】

《铜人腧穴针灸图经》:治心腹胀满,胃中热,不嗜食,膝胻痛,筋挛,足不收履,坐不能起。

《针灸大成》:主心腹胀满,胃中热,不嗜食,脚气,膝胻痛,筋骨挛痛。足不收,逆气,虚劳寒损,忧恚,心中咳逆,泄注,喉痹,颈项痛,肠痔瘀血,阴急,鼻衄,脑疽,大小便涩,鼻中干,烦满狂易,中风手足不随。

本穴又名绝骨,属八会穴之一,为髓之会穴,而髓藏于骨,髓以养骨,故本穴可治与骨髓相关之疾,临证举凡肢体瘫痪、痿证、痹证,皆可选本穴治之。

本穴属足少阳经腧穴,故可治胆经循行经过之偏头痛、颈项强痛、缺盆中痛、胸胁及腰骶疼痛。

足少阳经经别"上挟咽","胆移热于脑,则鼻渊",本穴为足少阳胆经腧穴,有清热散风之功,又为髓会,故可治鼻渊、鼻衄、喉痹、发热等。

本穴系足三阳之大络,又是八会穴中的髓会。《难经·四十五难》疏曰:"髓病治此。"《医学入门》一书将本穴列为足部的治病要穴,并附列了胁痛、脚胫湿痹等主治病症。

本穴历来为医家所重视,是临床上用途广泛、疗效显著的常用腧穴。

【操作】 一般直刺0.5~0.8寸。

本穴可灸。

【应用经验】

(1)治疗中风之下肢瘫痪及部分血液系统病:直刺0.6~1寸,得气后行补法,使针感向上下放散。常用于治疗中风后遗之下肢瘫痪;造血功能损害或造血功能减退所致之红细胞、白细胞或嗜酸性粒细胞、血红蛋白减少等。本穴为治疗中风病中经络所致之下肢不遂主穴之一,特别是对小腿运动功能障碍之肌张力增强性硬瘫,本穴更为适宜。

(2)治疗足少阳经循行经过之疾:毫针针尖向上斜刺0.8~1.2寸,得气后行泻法,使针感向上下传导,此法常用于治疗偏头痛、颈椎病、落枕、肩周炎、腰扭伤、肋间神经痛下肢疲劳症、红斑性肢痛症(热痹)等病症,特别是对小腿至踝之疾尤效。

(3)董氏针灸设足三重穴组:董氏针灸以悬钟穴为参照穴,创设足三重穴组,即悬钟穴为足一重,足一重上二寸为足二重,足二重上二寸为足三重,共三穴,形成大倒马针。足三重穴组主治:甲状腺肿大(甲状腺功能亢进)、眼球突出、扁桃体炎、口眼㖞斜(面瘫)、偏头痛、痞块、肝病、脑瘤、脑膜炎等。

足三重穴组主治,实可视作悬钟穴之临证发挥也。

13. 足临泣 输穴;八脉交会穴:通带脉

【穴名释义】 穴在足小指次指本节后间凹陷处,足少阳之俞穴,穴临于足,其气上通于目,主目疾,目者,泣之所出,故名足临泣。

《会元针灸学》:临泣者,临其足下而行湿液,水湿居高临下津津浸淫,故名临泣。

【主治】

《铜人腧穴针灸图经》:治胸中满,缺盆中及腋下肿,马刀疡瘘,善啮颊,天牖中肿,淫泺胫酸目眩,枕骨合颅痛,洒淅振寒,妇人月事不利,季胁支满,乳痛,心痛,周痹痛无定处,厥逆,气喘不能行,痎疟日发。

《针灸大成》:治胸中痛,缺盆中及腋下马刀疡瘘,天牖中肿,淫泺胫酸,目眩,枕骨合颅痛,洒淅振寒,心痛,周痹,痛无定处,厥逆气喘不能行,疟疾日发,妇人月事不利,季胁支满乳痈。

本穴属足少阳胆经,又为八脉交会穴之一,通带脉。具有疏调肝胆气机,清泻肝胆之火,清头明目,调和气血,疏风散热,散结消肿定痛之功;因本穴通带脉,故能治疗月经不调等妇科病。

本穴为八脉交会穴之一,通带脉。《针灸大成》记载其主治二十五证,即主治足跗肿痛、手足麻、手指颤掉、赤眼并冷泪、咽喉肿痛、手足挛急、胁肋痛、牙痛、手足发热、解利伤寒、腿胯痛、脚膝肿痛,四肢不遂,头风肿、头项肿、浮风瘙痒、身体肿、身体麻、头目眩晕、筋挛骨痛、颊腮痛,雷头风,眼目肿痛,中风手足不举,耳聋。书中言:"上件病证,临泣悉主之,先取临泣,后取外关。"

【操作】 一般直刺0.5寸,以得气为度。

本穴可灸。

【应用经验】

(1)治疗中风后遗症、痹痛不仁、足背肿痛:用毫针,沿小指伸肌腱外缘垂直进针,刺入0.3~0.5寸,得气后行泻法,使针感向趾端放散,常用于治疗中风病之下肢不遂(肌张力增高)、痹痛不仁、足背肿痛等。

(2)治疗足少阳循行经过部位之疾:用毫针,沿小指伸肌腱外缘进针,针尖稍向踝关节方向斜刺入1~1.2寸,得气后行泻法,使针感向踝部放散。常用于治疗目疾、偏头痛、眩晕、瘰疬、月经不调、乳腺炎、胁肋痛、疟疾等。

(3)治疗手无名指挫伤:采用手足同名经交叉取穴,取健侧足临泣,针刺泻法,3~5分钟行针1次,行针时嘱患者活动患处,留针1小时。

(4)治疗乳房胀痛、回乳:针灸大家贺普仁,以足临泣治疗肝郁气滞型、冲任失调型(酌配照海)乳腺增生所致乳房胀痛及产后回乳,效佳。

(5)治疗踝关节无力、容易扭伤:临证足临泣针刺,可有效治疗踝关节无力、容易扭伤之症。

(6)治疗坐骨神经痛:本穴为著名的足三针(太冲、足临泣、陷谷)之一。临证常取董氏针灸之灵骨、大白穴配中白、下白穴(健侧)针刺,加患侧足临泣作牵引针,以之治疗足少阳经型坐骨神经痛(有时亦可单取足临泣治之)。

(7)治疗中风后遗之足部诸症:临证取足临泣为主穴,可治中风后遗之足内翻、足外翻、足下垂等足部功能障碍。

十二、足厥阴肝经

经脉循行：《灵枢·经脉》：肝足厥阴之脉，起于大指丛毛之际，上循足跗上廉，去内踝一寸，上踝八寸，交出太阴之后，上腘内廉，循股阴之毛中，过阴器，抵小腹，挟胃属肝络胆，上贯膈，布胁肋，循喉咙之后，上入颃颡，连目系上出额，与督脉会于巅；其支者，从目系下颊里，环唇内；其支者，复从肝别贯膈，上注肺。

经穴歌诀：一十四穴足厥阴，大敦行间太冲侵，中封蠡沟中都近，膝关曲泉阴包临，五里阴廉急脉穴，章门常对期门深。

本经经穴分布在足背、内踝前、胫骨内侧面、大腿内侧、前阴、胁肋部。首穴大敦，末穴期门，左右各14穴。

本经临证常用腧穴：

1. 大敦　井穴

【穴名释义】　敦，大也，厚也。穴在足大趾端，去爪甲如韭叶及三毛中，即在大趾爪甲根部外侧后2分许丛毛际，因喻其趾端最敦厚，形似圆盖之敦器，故名大敦。

《会元针灸学》：大敦者，大经气所生之根本也，足大趾内侧，去爪甲角三毛许，锐内坚中，故名大敦。

【主治】

《铜人腧穴针灸图经》：治卒疝，小便数遗溺，阴头中痛，心痛汗出，阴上入腹，阴偏大，腹脐中痛，悒悒不乐。病左取右，右取左，腹胀肿满，少腹痛，中热喜寐，尸厥状如死，妇人血崩不止。

《针灸大成》：主五淋，卒疝七疝，小便数遗不禁，阴头中痛，汗出，阴上入小腹，阴偏大，腹脐中痛，悒悒不乐，病左取右，病右取左，腹胀肿病，小腹痛，中热喜寐，尸厥状如死人，妇人血崩不止，阴挺出，阴中痛。

本穴为足厥阴肝经之井穴，井主"病在脏"，而肝主藏血，肝气横逆，肝不藏血，则血逆妄行而发生多种疾病，故本穴可用于治疗便血、尿血、崩漏等疾。

本穴属足厥阴肝经腧穴，肝经"循股阴之毛中，过阴器"，肝经是十二经脉中直接与外阴联系的经脉，故本穴可治阴痒、阴挺、疝气等生殖器官诸疾。

本穴为肝经井穴,五行属木,木主风,肝主内风证,故大敦临证可治中风、癫狂之疾。

【操作】　一般向上斜刺 0.1 寸或三棱针点刺出血。

本穴可灸。

【应用经验】

（1）治疗疝气:本穴临证偏于治疗疝气。《玉龙歌》:"七般疝气取大敦,穴法由来指侧间。"

（2）治疗崩中:临证常崩漏并称,隐白与大敦均可治崩漏,但二穴略有区别,隐白偏于治疗漏下,大敦偏于治疗崩中。且临证均用灸法,《王居易针灸医案讲习录》言:"为什么灸（而不是针）脾经、肝经的井穴能治崩漏？井穴为阴阳两经交会处所,位于甲床里,对于调整阴阳转化、阳气生发有明显作用。井穴也可升阳,其作用体现在灸法,例如灸脾经的井穴能激发脾阳（统血）功能。"

（3）治疗中风后遗症:穴位常规消毒后,用旋转式手法快速刺入皮下 0.5 分,留针 1 个小时,每隔 5 分钟行针 1 次,每日 1 次,10 天为 1 个疗程。

（4）治疗房事茎痛:取单侧左大敦,三棱针点刺出血数滴,病情重者,可点刺双侧。

2. 行间　荥穴

【穴名释义】　穴在足大趾间动脉凹陷处,因喻其脉行于两指之间,而入本穴,故名行间。

《会元针灸学》:行间者,通行筋经,骨缝关节膏泽肢膜相隔之中间。又因人痛风痰热冲闭,心包不开,转因肝能生心,心生血入肝,肝气遇冲逆而发痛风,泻行间,泻肝经怒气,以定痛风,故名行间。

【主治】

《铜人腧穴针灸图经》:治溺难,又白浊寒疝少腹肿,咳逆呕血,腰痛,不可俯仰,腹中胀心痛,色苍苍如死状,终日不得息,口㖞四肢逆冷,嗌干烦渴,瞑不欲视,目中泪出太息,癫疾短气。

《针灸大成》:主呕逆,洞泄,遗溺癃闭,消渴嗜饮,善怒,四肢满,转筋,胸胁痛,小腹肿,咳逆呕血,茎中痛,腰痛不可俯仰,腹中胀,小肠气,肝心痛,色茫茫如死状,终日不得息,口㖞,癫疾,短气,四肢逆冷,嗌干烦渴,瞑不欲视,目中泪出,太息,便溺难,七疝寒疝,中风,肝积肥气,发痎疟,妇人小腹肿,面尘脱色,经血过多不止,崩中,小儿急惊风。

本穴为肝经荥穴,属火,亦为肝经子穴,故本穴可清肝火、泻肝热、平肝风,临证常用于治疗肝阳上亢之头痛、眩晕,及肝火上炎之目赤痛、月经过多之症。

本穴偏于治疗肝的实热证。

从行间穴的针灸应用与文献记载中认识到,该穴得气容易,清泻力强,具有疏肝、利胁、调肠道、治疝气等功效,并据以应用于肠道激惹综合征、带状疱疹后遗痛等疾病的治疗。

【操作】　一般直刺 0.5 寸或向上斜刺 0.8 寸。

本穴在子母穴中为泻穴,更长于泻热,临证宜多针刺而少艾灸。

本穴可灸。

【应用经验】　临证行间与太冲常相须为用,可治百病。

行间为肝经"荥穴",以清肝热、息肝火、平肝风、泻肝实为用;太冲同为肝经"输穴"和"原穴",以疏肝郁、理肝气、通肝经、益肝虚为用。两穴既能用于足厥阴经脉循行部位之病证,又能用于肝脏胆腑之病证,既可调补以治虚,又可泻邪以治实。行间、太冲二穴同在足背两趾间,位置相距不远,采用"透刺"法可一针贯通二穴,充分发挥其疏理肝郁,平逆肝气,通行气血,调节脏腑虚实的作用。近年来"行间透太冲"的针刺方法在临证中得以广泛运用,实践证明此法取穴精简,针感明显,操作容易,获效迅速,对不少病证数次施术即可治愈。

行间与太冲相须为用,可以治疗:

(1)头痛、眩晕:既治疗痛在巅顶之厥阴头痛,亦治疗痛在头两侧之少阳头痛;妇女行经前后头顶痛,可取太冲穴针刺;"诸风掉眩,皆属于肝",行间透太冲,可治疗任何原因所致之头晕,如颈椎病、梅尼埃病、脑供血不足所致者,皆可治之。

(2)治疗肝火上炎所致目赤肿痛、干涩、暴盲。

(3)治疗耳聋、鼻衄:行间透太冲,亦可治因肝火上炎,蒙蔽耳窍及迫血妄行所致耳聋及鼻衄。

(4)治疗唇齿喉疾:行间透太冲亦可治疗面瘫,临证面瘫远端取穴同时,加取上穴,效果会更加显著;治疗风火和虚火牙痛,无论上下左右牙痛,均可治之;治疗慢性扁桃体炎之咽喉肿痛。

(5)治疗小儿惊风、中风前兆症及癫痫、气厥等。

(6)治疗肝胆失调之症:如腹痛、胃痛、腹胀、泄泻、呃逆、胆绞痛等。

（7）治疗妇科及泌尿系之疾，如子宫脱垂、睾丸炎、疝气、阴囊湿疹等。

总之，行间透太冲，应用广泛，临证无论肝实、肝虚、肝气、肝逆、肝亢、肝风、肝郁、肝火，皆可治之。

此透穴法，临证可与董氏针灸之上三黄相配，治疗范围则更加广泛。

行间穴单用针刺，亦可治疗原发性青光眼，本法对青光眼眼压的下降，具有较佳的疗效。

3. **太冲**　输穴；原穴；马丹阳天星十二穴之一

【穴名释义】　穴在大指本节后2寸凹陷处。肝也，其原出于太冲，即穴属肝经之原穴。太，大也；冲，通道也。喻本穴为肝经大的通道所在，亦即元气所居之处，故以为名。

《灵枢·动输》：冲脉者，十二经之海也，与少阴之大络，起于肾下，出于气街，循阴股内廉，邪入腘中，循胫骨内廉，并少阴之经，下入内踝之后，入足下。其别者，斜入踝，出属跗上，入大指之间，注诸络以温足胫。本穴虽属足厥阴之原穴，但位在足大趾间，当冲脉之支别处，冲为血海，肝主藏血，冲脉与肝，气脉相应，故名肝原为太冲。

【主治】

《铜人腧穴针灸图经》：治腰引少腹痛，小便不利，状如淋，癀疝少腹肿，溏泄遗溺，阴痛面目苍色，胸胁支满，足寒大便难，呕血，女子漏血不止，小儿卒疝呕逆，发寒嗌干，跗肿内踝前痛，淫泺胻酸，腋下肿，马刀疡瘘，唇肿。

《针灸大成》：主心痛脉弦，马黄，瘟疫，肩肿，虚劳浮肿，腰引小腹痛，两丸骞缩，溏泄，遗溺，阴痛，面目苍色，胸胁支满，足寒，肝心痛，苍然如死状，终日不得息，大便难，便血，小便淋，小肠疝气痛，癀疝，小便不利，呕血呕逆，发寒，嗌干善渴，跗肿，内踝前痛，淫泺，胻酸，腋下马刀疡瘘，唇肿，女子漏血不止，小儿卒疝。

本穴系足厥阴肝经之输穴、原穴。具有疏肝解郁，行气止痛，平肝潜阳，息风定惊，降逆止呕，清降肝火，滋养肝阴，补益肝血，活血化瘀，清利下焦湿热，和疏通经络之效。本穴为治疗肝脏疾病之第一要穴。

本穴为马丹阳天星十二穴之一，为全身应用最广泛的穴位之一。

本穴可灸。

【操作】

（1）以毫针直刺或向踝关节方向斜刺，刺入0.5~1寸，得气后行捻转加提插补泻法，使局部产生较强的酸麻胀重针感，并可向踝部及足底放散。

用于本穴主治的各种病症。

（2）太冲透涌泉法：以本穴向涌泉穴方向透刺，进针约1.5寸,得气后行捻转加提插补泻法，使局部产生较强的酸麻胀痛针感。用于治疗肝肾阴虚之证及阴虚内热之证。

【应用经验】

（1）治疗肩痛：太冲配阳陵泉，临证可治疗各种原因所致肩部、肩关节急性疼痛，如急性扭挫伤、肩周炎等，本法对上述肩痛，效果显著。

（2）治疗膝关节痛：董氏针灸以内关与太冲相配，治疗各种原因所致膝关节，特别是膝关节内侧痛，效显。

（3）"四关穴"治疗寒热痛痹诸证：合谷与太冲配伍，组成著名的"四关"穴组，临证用之，称作"开四关"（合谷与太冲针刺，称作开大四关；曲池与阳陵泉配伍针刺，称作开小四关）。二穴相配，一气一血，一升一降，相互制约，相互为用，行气活血，调整整体之效益彰。合谷为手阳明经之原，太冲为足厥阴经之原，二穴伍用，一阴一阳，相互依赖，相互促进，阴平阳秘，则诸症可除矣！故《标幽赋》言："寒热痛痹，开四关而已之"。

临证开大四关穴主治：头痛、目眩、血压增高，证属肝阳上亢者；中风，证属"闭证"者；气厥；失眠，证属阴阳失调者；癫狂、痫证；小儿惊风；鼻塞、鼻渊（类似慢性鼻炎、萎缩性鼻炎）；各种痹证。

（4）治疗杂症：患者取仰卧位，常规消毒一侧穴位，医者持毫针，针尖向涌泉穴方向刺入穴位，进针约1~1.5寸，得气后行中等刺激量之提插捻转手法，留针30分钟，每隔10分钟行针1次。每日或隔日1次，左右穴交替针之。上法针灸临证常以之治疗强中症、摇头症等。

（5）治疗产后尿潴留、痛经、崩漏：患者取仰卧位，双侧穴位常规消毒，医者持毫针速刺入穴1寸左右，得气后辨证行合适之补泻手法，留针30分钟，每隔10分钟行针1次，每日1次。上法治疗产后尿潴留、痛经、崩漏等效佳。

（6）治疗急慢性髋关节痛：太冲与足临泣伍用，可治疗急慢性髋关节痛。

（7）防止肌内注射痛：临证常取太冲穴按压（肌内注射前，按压太冲穴1~2分钟，配合指揉法，以局部酸胀为度）来防止肌内注射痛。而已形成肌内注射痛者，则取阳陵泉治之。

（8）治疗肾绞痛、胆绞痛：太冲临证针刺后，行提插捻转之合适手法，可有效治疗肾绞痛及胆绞痛。

（9）治疗眶上神经痛：《北京中医》1982 年第 2 期报道了针刺太冲穴治疗眶上神经痛 20 例的临床研究。方法：取太冲穴，常规针刺，得气后行震颤手法运针 1~3 分钟。结果：1 次而愈 8 例，4 次内显效 12 例。

（10）治疗面瘫：面瘫患者如有流泪等眼部症状时，在针刺面部穴位后，常配伍太冲穴治之。

（11）靳三针之足三针：即选足三里、三阴交、太冲，常以之治疗下肢的运动和感觉障碍，如下肢麻木、疼痛、无力、中风后遗症之下肢肌张力增高或降低、肌肉萎缩、小儿脑瘫所致之下肢的运动功能障碍等。

4. 蠡沟

【穴名释义】 虫啮木中曰蠡；纵横相交成沟，穴为足厥阴肝脉之络，肝青象木，毫针者，尖如蚊虻喙，用毫针针刺，似虫啮木，穴别走少阳，如一分支相交，故曰蠡沟。蠡又可解为贝壳制之瓢，言腓肠肌形如瓢，穴在沟上而名。

《医经理解》：蠡沟，在足内踝上 5 寸，足厥阴络，别走少阳者。蠡，虫啮木也，横行直透，惟其所往，其络透于光明之穴，故似蠡象，上行于胻骨之间，故以沟名也。

【主治】

《铜人腧穴针灸图经》：治卒疝，少腹肿时少腹暴痛，小便不利如癃闭，数噫恐悸，少气不足腹中痛，悒悒不乐，咽中闷如有息肉状，背拘急不可俯仰。

《针灸大成》：主疝痛，小腹胀满，暴痛如癃闭，数噫恐悸，少气不足，悒悒不乐，咽中闷如有息肉状，背拘急不可俯仰，小便不利，脐下积气如石，足胫寒酸，屈伸难，女子赤白带下，月水不调，气逆则睾丸卒痛，实则挺长，泻之；虚则暴痒，补之。

《灵枢·经脉》："气逆则睾丸卒痛。实则挺长虚则暴痒。取之所别也"，故蠡沟善治阴器之疾。

【操作】 一般平刺 0.5~1 寸。

本穴可灸。

【应用经验】

（1）治疗妇科及男女泌尿系统各种病症：毫针针尖向上平刺 0.6~1 寸，得气后行捻转补泻法，使局部产生较强之酸麻胀痛针感，并可向膝部放散。

上法可治疗妇科及男女泌尿系统病症,如阴痒、外阴白斑、鞘膜积液、痛经等。

（2）治疗胫部及小腿至足之病痛:用毫针,针尖向小腿后侧斜刺 1~1.5 寸,得气后行泻法,使局部产生较强之酸麻胀痛针感,并可向足部放散。

5. 曲泉　合穴

【穴名释义】　穴在膝内辅骨下,大筋上,小筋下凹陷处,即在膝内侧腘窝横纹端,屈曲其膝可得其穴。穴合水,喻水之高,而有来源者为泉,故名曲泉。

《会元针灸学》:曲泉者,膝邦辅骨筋间,膝环屈伸之中,合于五脏,滋始于肾,环绕血海,有泉清自然之生发例,养气含其中,故名曲泉。

【主治】

《铜人腧穴针灸图经》:治女子血瘕,按之如汤浸股内,少腹肿,阴挺出,丈夫癞疝阴股痛,小便难,腹胁支满,癃闭少气泄利,四肢不举。实则身热目眩痛,汗不出目䀮䀮,膝痛筋挛,不可屈伸,发狂衄血喘呼,少腹痛引咽喉。治风劳失精,身体极痛泄水,下利脓血,阴肿呼肝痛。

《针灸大成》:主癞疝,阴股痛,小便难,腹胁支满,癃闭,少气,泄利,四肢不举,实则身目眩痛,汗不出,目䀮䀮,膝关痛,筋挛不可屈伸,发狂衄血下血,喘呼,小腹痛引喉咽,房劳失精,身体极痛,泄水下痢脓血,阴肿,阴茎痛,肝肿,膝胫冷疼,女子血瘕,按之如汤浸股内,小腹肿,阴挺出,阴痒。

本穴为肝经合穴,"合治内腑",故本穴可治各种肝的病症。

【操作】　一般直刺 1 寸或斜刺 1.5 寸。

本穴可灸。

【应用经验】

（1）治疗膝关节屈伸不利:膝关节能伸不能屈,其病在骨,以骨治骨,临证取太溪治之;膝关节能屈不能伸,其病在筋,以筋治筋,肝主筋,临证取肝经合穴曲泉治之。

（2）治疗肱骨外上髁炎（网球肘）:临证曲泉穴（健侧）针刺 1 寸左右,得气后行平补平泻手法,留针 30 分钟,每隔 10 分钟行针 1 次,每日 1 次,10 次 1 个疗程,可有效治疗网球肘。大多 1 次即有效验,有效率为 100%。

6. 章门　脾之募穴;八会穴之脏会

【穴名释义】　穴在大横外,直脐季胁端,即相当于第 11 浮肋端。乐章为一章,竟有尽止之意,故文词意尽语止亦曰章。因穴为脏会,以喻脏气之会而为章,穴主脏病之门户,故名章门。

《会元针灸学》:章门者,是五脏之气,出入交经之门也,故名章门。

【主治】

《铜人腧穴针灸图经》:治肠鸣盈盈然食不化,胁痛不得卧,烦热,口干不嗜食,胸胁支满,喘息,心痛,腰不得转侧,伤饱身黄羸瘦,奔豚腹肿脊强,四肢懈惰。善恐少气厥逆,肩臂不举。

《针灸大成》:治肠鸣盈盈然,食不化,胁痛不得卧,烦热口干,不嗜食,胸胁痛支满,喘息,心痛而呕,吐逆,饮食却出,腰不得转侧,腰脊冷疼,伤饱身黄羸瘦,奔豚腹肿脊强,四肢懈惰。善恐少气厥逆,肩臂不举。

本穴为脾的募穴,脾主运化,为后天之本,故本穴可以治疗多种消化系统之疾,以及由于后天不足所致神疲、体倦、羸瘦等证。

脾主统血,若气血瘀滞导致腹中痞块、肝脾肿大。可用直接灸章门和痞根穴来治疗。

脾主土,肺主金,土生金,若脾土不足则易引起肺脏功能失调,故本穴又可治疗呼吸系统之疾。

【操作】 向上或向下斜刺 0.5~0.8 寸。

注意事项:右侧穴深部当肝脏之下缘,左侧穴深部当脾脏之下缘,故针刺时针尖不宜向肝脏或脾脏方向深刺,以免造成损伤。

本穴可灸。且本穴临证宜多用灸法。

【应用经验】

(1)治五脏之疾:因脏会章门,故本穴可治五脏病。如肺胀,章门配膻中、孔最可治之;脾部不适,章门配地机可治之;肾部胀痛,章门配水泉可治之;心下胀痛,章门配郄门可治之;肝部胀痛,章门配中都可治之。

(2)治疗胸胁胀痛、腹痛腹胀、呕吐、癥瘕积聚:毫针斜刺 0.5~0.8 寸,得气后行捻转泻法。

(3)治疗肠鸣、泄泻、神疲肢倦、黄疸、小儿疳积:毫针斜刺 0.5~0.8 寸,得气后行捻转补法。

十三、任 脉

任脉循行:《素问·骨空论》:任脉者,起于中极之下,以上毛际,循腹里,上关元,至咽喉,上颐循面入目。

经穴歌诀:任脉起于会阴穴,曲骨中极关元锐,石门气海阴交仍,神阙水分下脘配,建里中上脘相连,巨阙鸠尾蔽骨下,中庭膻中慕玉堂,紫宫华盖璇玑夜,天突结喉是廉泉,唇下宛宛承浆舍。

本经经穴分布在会阴、腹、胸、颈、下颌部的正中线上。首穴会阴,末穴承浆,一名一穴,共 24 穴。

本经经穴主治腹、胸、颈、头面的局部病症和相应的内脏器官之疾(胸部各穴,统治上焦"心肺"之疾;上腹部各穴,多治中焦"脾胃"之疾;脐下诸穴,统治下焦"肾、膀胱",以及"肝脾"和"妇科"之疾),某些穴位还有强壮作用(如关元、气海)和特殊作用(会阴主溺水急救;膻中治产后缺乳;廉泉治中风失语;鸠尾善治痫证等)。

本经临证常用腧穴:

1. **中极**　足三阴、任脉之会穴

【穴名释义】　穴在脐下 4 寸,足三阴任脉之会。《张衡赋》:"垂万象乎列星,仰四览乎中极。"穴应星名,居天之中,因穴在腹部,喻有天体垂布之象,其位居人体上下左右之中央,故名中极。

《医经理解》:中极,在脐下 4 寸,横骨为下极,而此谓之中极,任脉居中,为三阴所会极也。

【主治】

《铜人腧穴针灸图经》:治五淋,小便赤涩失精,脐下结如覆杯,阳气虚惫,疝瘕水肿,奔豚抱心甚则不得息,恍惚尸厥。妇人断续,四度针,针即有子。故却时任针也,因产恶露不止,月事不调,血结成块,针入八分,留十呼,得气即泻,可灸百壮至三百壮止。

《针灸大成》:主冷气聚,时上冲心,腹中痛,脐上结块,奔豚抢心,阴汗水肿,阳气虚惫,小便频数,失精绝子,疝瘕,妇人产后恶露不行,胎衣不下,月事不调,血结成块,子门肿痛不端,小腹苦寒,阴痒而热,阴痛,恍惚尸厥,饥不能食,临经行房羸瘦,寒热,转脬不得尿,妇人断续,四度针即有子。

中极穴之功用,体现在以下几个方面:补益中焦气机,助肾扶阳,以治肾阳虚损之阳痿和精关不固之滑精;本穴与膀胱俞并用,俞募相配,既可增补下元,约束膀胱之机,摄水下行,以治遗尿、夜尿、尿频,又可疏通下焦气机,利水下行,以治尿少癃闭;本穴为任脉与足三阴交会穴,通肝经,调理冲任,以疏胞宫瘀血而治经闭、痛经;增益胞宫气机,收摄提升,以治胞宫欲坠;摄血固精,以治月经超前、经多、崩漏。

【**操作**】 直刺 0.5~1 寸或向下斜刺,以针感向阴部放散为度。

【**应用经验**】

（1）靳三针之尿三针:由关元、中极、三阴交三穴组成,主治泌尿系统之疾,尤其用来治疗尿多、尿少、尿闭,如产后尿潴留等膀胱之疾。

针灸治疗癃闭,经现代文献检索,可见诸多常用穴,如中极、气海、三阴交、阴陵泉、膀胱俞、三焦俞、肾俞、脾俞等,其中,中极是公认的,排在第一位的特效穴。临证中极针刺,以中极透曲骨穴,针身呈 45° 角进针,一般得气后留针 30~60 分钟,再加温针灸 10~15 分钟最好。

靳三针之尿三针,临证亦可治疗男性性功能障碍。

（2）治疗痛经:本穴垂直进针 1.5 寸,得气后,用平补平泻法,使针感放散到小腹部,留针 1 小时,期间行针 3 次,每日 1 次,3 次 1 个疗程,每个疗程从痛经发作当天开始,治疗 3 个月经周期。

（3）治疗遗精:患者取仰卧位,穴位常规消毒,医者持毫针直刺入穴,进针 1.5 寸左右,得气后行持久之强刺激手法,务使针感向小腹或会阴部放散,留针 20 分钟。起针后以艾条温和灸 1 分钟,隔日治疗 1 次,12 次 1 个疗程。

（4）治疗阳痿:本穴针刺后,针尖向曲骨穴方向透刺,得气后,行捻转补泻手法,使针感向前阴部放散,留针 20 分钟。

（5）治疗阴茎疼痛:本穴针刺时,以 45° 角向后下方斜刺入穴,进针约 1 寸左右,得气后予强刺激手法,留针 30 分钟,每 15 分钟行针 1 次,局部加红外线灯照射局部。出针前予以平补平泻手法,边行针边推针,每日 1 次。

2. 关元 小肠募穴;足三阴、任脉之会穴

【**穴名释义**】 穴在脐下 3 寸,为男子藏精,女子蓄血之处,是人生之关要,真元之所存,元阴元阳交关之所,穴属元气之关隘,故名关元。

《采艾编》:关元,小肠募,三阴任脉之会,言元气之关会也。

【**主治**】

《铜人腧穴针灸图经》:治脐下疞痛,小便赤涩,不觉遗沥,小便处痛状如散火,溺血,暴疝痛,脐下结血块如覆杯,转胞不得尿,妇人带下癥聚,因产恶露不止,月脉断绝,下经冷。

《针灸大成》:主积冷虚乏,脐下绞痛,渐入阴中,发作无时,冷气结块痛,寒气入腹痛,失精白浊,溺血七疝,风眩头痛,转脬闭塞,小便不通,黄赤,劳热,石淋五淋,泄利,奔豚抢心,脐下结血,状如覆杯,妇人带下,月经

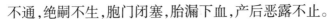

不通,绝嗣不生,胞门闭塞,胎漏下血,产后恶露不止。

本穴属小肠募穴,故举凡泄泻、痢疾等小肠病变,均可以本穴治之。

本穴位于小腹部,当膀胱与生殖系统之分野,故举凡泌尿生殖系统之疾,无论虚实,按"经脉所过,主治所及"之治则,均可以本穴治之。

《难经》:"脐下肾间动气者,人之生命,十二经之根本也,故名曰原"。关元是有关原气之意,临证灸之可培补元气,回阳固脱,故本穴亦为人体全身强壮保健要穴。

本穴与元气密切相关,是补益元气之要穴。元气虚则百病丛生,泌尿系统则可见尿频、遗尿等症;生殖系统则可见遗精、阳痿、早泄、月经不调、赤白带下等症;急慢性消耗性急病,如霍乱、呕吐、急性腹泻等,最易伤人之元气,故当重灸关元以回阳固脱;肺主气,司呼吸,肾主纳气,肾不纳气则见咳嗽气喘;肾阴虚则导致肺阳虚,肺络如被虚火所伤,则见咳血;肾虚水火不济,则见心悸气短,记忆力减退;元气不足则亦可见腰酸腿软,周身乏力之症,上述诸症,皆属元气不足所致,临证均可以关元穴治之。

中风、中暑之脱证,为危重之候,临证最当急选本穴,用重灸法以回阳救逆。

本穴尚有"丹田""大中极"之称(穴名出自《针灸资生经》),道家称人身脐下3寸为丹田处,认为该穴处是聚气炼丹的好地方,可使人长生不老;气功界称脐下部分为"下丹田",为练气意守之所在,通过坚持不懈地练功,可起到强身健体,防病治病之效。可见医林内外皆重视本穴之应用。

【操作】 一般直刺0.5~1寸。

本穴可灸。

【应用经验】

(1)灸法强身健体,祛病防病:《扁鹊心书》:"每夏秋之交,即灼关元千壮,久久不畏寒暑。人至三十,可三年一灸脐下三百壮;五十,可二年一灸脐下三百壮;六十,可一年一灸脐下三百壮,令人长生不老。"又曰:"并治脑疽发背,诸般疔疮恶毒,灸关元三百壮,以保肾气。亦治瘰疬,破伤同。"

(2)治疗奔豚气、腹胀、腹痛(绕脐疼痛):患者先排空小便,取仰平卧位,宽松衣带,暴露下腹部,以毫针从本穴进针,针尖向石门方向斜刺(针身与皮肤表面呈25°角倾斜刺入)1寸左右,得气后行小幅度提插加捻转补泻法,使局部产生较强之酸麻胀痛感和发热针感。

(3)治疗男、女泌尿生殖系统之疾:患者先排空小便,取仰平卧位,宽松衣带,暴露下腹部。以毫针从本穴进针,针尖向中极方向斜刺(针身与皮肤呈 25° 角左右倾斜刺入)1 寸左右,得气后行小幅度提插加捻转补泻法,使局部产生较强之酸麻胀感或发热针感,并向会阴部放散。

(4)治疗元气损伤后腰痛:患者仰卧位,穴位常规消毒,医者持毫针速刺入穴,进针 1.5 寸左右,得气后行提插捻转手法,尽量使针感向下放射,留针 30 分钟,每日 1 次。

(5)临证之"四阴交穴":传统穴位有三阴交穴,该穴为肝脾肾三经交会穴,故名三阴交。因中极穴与关元穴均为肝脾肾与任脉之交会穴,故有人将两穴合用称之为"四阴交",中极为膀胱之募穴,关元为小肠之募穴,临证两穴合用,形同倒马(两穴亦可单独或一起与气海穴合用)之势,临证应用更加广泛,可以之治疗各种肾亏之疾,如阳痿、早泄、遗精、精子减少症、精子成活率不足、滑精;治疗泌尿系统诸疾,如尿频、尿多、尿少、尿闭;治疗各种妇科之疾,如痛经、月经不调等;用于脱证急救;治疗严重心律失常。

临证关元与中极相配伍,酌配其他穴位,则应用更加广泛。

(6)腹针疗法重要穴位之一:本穴为腹针疗法之重要选穴之一。腹针疗法之"天地针",即由中脘、关元穴组成。两穴合用,具有补益脾肾之功。

腹针疗法还有"引气归元"之法,由中脘、下脘、关元、气海四穴组成。四穴含有"以后天养先天"之意,故名"引气归元"。其中之"元",即关元之意也。

3. 气海　肓之原穴;人体"四海"之一

【穴名释义】　穴在脐下 1.5 寸,为男子生气之海,故名气海。

《会元针灸学》:气海者,化冲气之海,由气海贯两旁通气穴,交于胃气,上至胸膈,入肺管而出于喉间,为气街,散入胸中,与卫气相交而行于经。且导胃气入胞中。络阴血,至胞相交于肾。其上之阴交,下之丹田,关元,由气海而分天地,水火由是相交,导气以上,导血以下,故名气海。

【主治】

《铜人腧穴针灸图经》:治脐下冷气上冲,心下气结成块,状如覆杯,小便赤涩,妇人月事不调,带下崩中,因产恶露不止,绕脐疞痛,藏器虚惫,真气不足,一切气疾久不瘥差。

《针灸大成》:主伤寒,饮水过多,腹胀肿,气喘心下痛,冷病面赤,脏虚气惫,真气不足,一切气疾久不瘥,肌体羸瘦,四肢力弱,奔豚七疝,小肠膀胱肾余,癥瘕结块,状如覆杯,腹暴胀,按之不下,脐下冷气痛,中恶脱阳欲死,阴证卵缩,四肢厥冷,大便不通,小便赤,卒心痛,妇人临经行房羸瘦,崩中,赤白带下,月事不调,产后恶露不止,绕脐疞痛,闪着腰痛,小儿遗尿。

本穴为十二经之肓之原穴,为元气之海,生气之海,人体之膏肓俞、肓俞、胞肓、肓门、上穴之气,皆以之为原也。

本穴颇具强壮补益之功,为人身之保健要穴之一。

气会膻中,膻中为上气海,偏于泻实,气海对下焦气机,具一补一调之双相调整作用,其临证偏于补,颇具大补元气之用,故前人有气海一穴暖全身之说,此点适用于肾元亏虚、下焦气虚之证候;其"调"者,有疏导下焦气滞之用,此点适用于下焦气机不畅或寒凝气滞所致之腹胀、肠鸣、绕脐腹痛、痛经、经闭、便秘、寒疝等症,故而气海亦有理气、行气止痛之功。

气海临证补益肾气之功同关元,但关元偏于温补肾阳,气海偏于峻补肾气,又能调理下焦气机,故而气海之适应证远比关元更为广泛。

从以上观之,临证气海、关元、中极三穴相须为用,形成大倒马针为主穴,酌配其他穴位,举凡泌尿、妇科、男科生殖系统之疾,皆可治之。

【操作】　一般直刺 0.5~1 寸,使针感下传。

本穴可灸。

【应用经验】

(1)治疗肾阳不足与肾气不足之各症:患者取仰卧位,宽松腰带,暴露腹部。用毫针从本穴向关元穴倾斜(针身与皮肤表面呈 25° 角左右)刺入,进针 1.5 寸左右,施捻转补法,使局部产生酸麻胀感或发热针感,此法颇具补肾壮阳之功和补益肾气之用。

(2)治疗男女泌尿系感染及妇科诸疾:患者取仰卧位,宽松腰带,暴露腹部。以毫针自本穴向中极至曲骨穴沿皮透刺(针尖可达曲骨穴皮下),行提插加捻转补泻法,使局部产生较强之酸麻胀感或发热感,并可向会阴部放散。此法常用之治疗男女泌尿系感染,如膀胱炎、尿道炎等。还可用于治疗女性盆腔炎、月经不调、闭经、痛经、功能失调性子宫出血、胎盘滞留及男性性功能减退等症。

(3)腹针疗法之重要穴位:气海为腹针疗法之重要选穴之一。在腹针疗法之"引气归元"针方组成中,发挥了不可替代之用。

(4)治疗下肢肿胀:本穴悬灸法,每次灸 30~40 分钟,直至患者自觉局部有温热感,外观皮肤微红为度。此法可有效治疗脾气不足所致之下肢肿胀。

4. 神阙

【穴名释义】 穴当脐中,喻为元神之阙庭,故名神阙。

《会元针灸学》:神阙者,神之所舍其中也。上则天部,下则地部,中为人部,两旁有气穴、肓俞,上有水分、下脘,下有胞门、横户,脐居正中,如门之阙,神通先天。父母相交而成胎时,先生脐带形如荷茎,系于母之命门。天一生水而生肾,状如未敷莲花,顺五行以相生,赖母气以相转,十月胎满,则神注于其中而成人,故名神阙。

【主治】

《铜人腧穴针灸图经》:治泄利不止,小儿乳利不绝,腹大绕脐痛,水肿鼓胀肠中鸣,状如流水声,久冷伤惫。

《针灸大成》:主中风不省人事,腹中虚冷,伤败脏腑,泄利不止,水肿鼓胀,肠鸣状如流水声,腹痛绕脐,小儿奶利不绝,脱肛,风痫,角弓反张。

本穴名神阙,为生命之根蒂,百脉之所聚,真气之所系,故可治神志病症、消化系统病症,尤其对于各种虚脱证或虚证,本穴更为重要。

【操作】 传统禁针刺。

本穴可灸。且临证以灸法或外敷法用之最多。

【应用经验】 本穴可治百病。其灸法或药物外敷法临证可治,如泄泻、痢疾、五更泻、便秘、腹痛、慢性胆囊炎、急性胆囊炎、肝硬化、腹水、呃逆、胃下垂、尿失禁、尿潴留、慢性前列腺炎、带下病、月经先期、痛经、不孕症、乳腺增生、婴幼儿消化不良、小儿脐风、小儿遗尿症、小儿夜啼、小儿多汗症、婴幼儿提高免疫力、新生儿腹胀、小儿破伤风、支气管哮喘、过敏性鼻炎、口腔溃疡、黄褐斑、牛皮癣、荨麻疹、癫痫、奔豚气、盗汗、各种慢性病之调理、降血压、治疗癌症放化疗后毒副反应、中风后遗症等等。

高树中著有《中医脐疗大全》一书,临证可参阅补充读之。

5. 水分

【穴名释义】 穴在下脘下 1 寸,脐上 1 寸,因此穴能分利腹部水气之清浊,主水病,故名水分。

《针灸聚英》:水分,下脘下 1 寸,脐上 1 寸。穴当小肠之下口,至此而泌别清浊,水液入膀胱,渣滓入大肠,故曰水分。

【主治】

《铜人腧穴针灸图经》:治腹坚如鼓,水肿肠鸣,胃虚胀不嗜食,绕脐痛冲胸不得息,针入八分,留三呼,泻五吸,若水病灸之大良,可灸七壮至百壮止。

《针灸大成》:主水病,腹坚肿如鼓,转筋,不嗜食,肠胃虚胀,绕脐痛冲心,腰脊急痛,肠鸣状如雷声,上冲心,鬼击,鼻出血,小儿陷囟。

【操作】 一般直刺1~2寸,局部酸胀。

本穴可灸。

【应用经验】

(1)治疗腹水:本穴临证取水分透气海为主,酌配其他穴位,可有效地治疗腹水。

(2)治疗腰椎间盘突出症:临证脐旁四边穴针刺,可治疗腰椎间盘突出症,特别是水分穴针刺,可有效地消除神经根水肿之症。

6. 中脘 胃之募穴;八会穴之腑会;回阳九针穴之一;手太阳、少阳、足阳明与任脉交会穴。

【穴名释义】 脘,胃府也。通管。穴在上脘下1寸,居心蔽骨与脐之中,正当胃之中,故名中脘。

《经穴选解》:中脘,此穴在胃之中,正当胃小弯处,故名中脘,对上脘下脘而言。

【主治】

《铜人腧穴针灸图经》:治心下胀满,伤饱食不化,霍乱出泄不自知,心痛,温疟伤寒,饮水过多,腹胀气喘,因读书得奔豚气上攻,伏梁心下状如覆杯,寒癖结气。

《针灸大成》:主五膈,喘息不止,腹暴胀,中恶,脾疼,饮食不进,翻胃,赤白痢,寒癖,气心疼,伏梁,心下如覆杯,心膨胀,面色痿黄,天行伤寒热不已,温疟先腹痛,先泻,霍乱,泻出不知,食饮不化,心痛,身寒,不可俯仰,气发噎。

本穴在膈下脐上,属中焦脾胃所在,为胃之募穴,故常以之治疗消化系统之疾。

本穴属八会穴之腑会,故举凡脾胃失调、运化失常所致之各类脏腑相关之疾,从治本的角度考虑皆可以本穴治之。

本穴为回阳九针穴之一,为临证急救常用之穴,主要用于晕厥、肢冷脉伏、阳虚欲脱之症,用本穴可起回阳救逆之功。

中脘为手太阳、少阳、足阳明与任脉之交会穴,因而进一步扩大了本穴之主治范围,但临证本穴还是多用于治疗消化系统之疾。

【操作】 一般直刺 0.5~1 寸,或向上、向下斜刺,腹中出现鸣响者为最佳。

本穴可灸。

【应用经验】

(1)治疗胃脘痛、反酸、腹胀、肠鸣、恶心、呕吐、消化不良等。患者取仰卧位,宽衣解带,暴露上腹部。穴位常规消毒,以毫针直刺 1~1.5 寸,施提插或捻转补泻法,使局部产生酸麻胀感,可向下腹部放散。

(2)治疗胃下垂、便秘或腹泻:患者取仰卧位,宽衣解带,暴露上腹部。穴位常规消毒,以毫针从本穴向神阙方向斜刺(针身与皮肤呈 45° 角左右),进针 1~1.5 寸,得气后行捻转加提插补法,使患者有向上收提之感,然后将针提至皮下,针尖对准左侧天枢穴,针身与皮肤约成 25° 角倾斜进针,刺入 1.5~2 寸,得气后行提插或捻转补泻法,继而再将针退至皮下,依上法再刺向右侧天枢穴。

(3)腹针之重要选穴之一:腹针有天地针法及“引气归元法”,中脘皆为极重要选穴之一。

天地针之组成及适应证:天地针为一组腹针之常用方,由中脘、关元组成。腹针以神阙为中,中脘为天,关元为地。中脘为胃之募穴,胃与脾相表里,胃有水谷之海之称;关元为小肠募穴,别名丹田,有补肾固本、补气回阳之功。故两穴合用有补益脾肾之功。

引气归元的组成及适应证:引气归元由:中脘、下脘、气海、关元 4 穴组成,方中中脘、下脘均属胃脘,两穴含有理中焦、调升降之用;且手太阴肺经起于中焦,故兼有主肺气肃降之功;气海为气之海,关元培肾固本,肾又主先天之气,因此四穴含有“以后天养先天”之意,故名“引气归元”。

(4)靳三针之胃三针:由中脘、内关、足三里三穴组成,主要用于治疗各种原因所致胃脘痛。

(5)脐周围穴位治疗腰椎间盘突出症:脐周四边穴,一说为天枢、肓俞、气海四穴,配中极、关元;一说为水分、阴交、脐旁左右各 1 寸,配左右天枢、关元、中极。

上述脐旁四边穴,临证可与谢氏止痛四穴,即三间、后溪、太白、束骨或与李阳四针法,即人中、后溪、束骨、复溜配伍应用,治疗急慢性腰椎间盘突出症,效佳。

(6)任脉治哮喘之五炷灸:任脉上有几个穴位,即中脘、下脘、巨阙(加足阳明之梁门穴),临证五穴用灸法,可治疗各种喘疾,是谓"五炷灸"。此法治疗各种喘疾效佳。

7. 膻中 心包募穴;八会穴之气会;足太阳、少阴、手太阳、少阳、任脉之会。

【穴名释义】 穴在两乳间曰膻。穴在两乳间陷中,故名膻中。

《医经理解》:膻中,两乳之中,气所回旋处也,故又名上气海。本经有两气海:下气海,生气之海;上气海,宗气之海也。

【主治】

《铜人腧穴针灸图经》:治肺气咳嗽,上喘唾脓,不得下食,胸中如寒,可灸七七壮,今附疗膈气呕吐涎沫,妇人乳汁少。

《针灸大成》:主上气短气,咳逆,噎气,膈气,喉鸣喘嗽,不下食,胸中如寒,心胸痛,风痛,咳嗽,肺痈唾脓,呕吐涎沫,妇人乳汁少。

本穴为心包之募穴,心包可代君行令,亦可代君受邪,故本穴常用于治疗心包之疾(心血管疾病)。

本穴为气会,故可治气虚证、气滞证、气逆证等气的病证。

【操作】 平刺0.5~1寸。乳病则向病乳方向平刺;气喘、噎嗝则向下平刺;咳嗽、咽痒则向上平刺。

【应用经验】

(1)治疗心肌梗死、心绞痛、支气管哮喘、喘息性支气管炎、肺炎等:用毫针,针尖向上或向下平刺0.5~1寸,行捻转泻法或平补平泻法。

(2)治疗急性乳腺炎、产后缺乳等乳房疾病:用毫针,针尖先向下平刺,待得气后将针尖退至皮下,再向两侧平行横刺,各方向进针0.5~1寸,使乳房内有酸胀感。

(3)治疗精神分裂症:患者仰卧位,穴位常规消毒,用细三棱针快速点刺穴位,使之出血少许,再以火罐拔之,留罐10~15分钟,每周拔两次,8次1个疗程。

(4)治疗急性下腰痛:患者取仰卧位,穴位常规消毒,医者持毫针,快速斜刺入穴位皮下,再以捻转慢进针法,针尖自本穴向患部方向平刺1寸,针感以局部酸麻胀重感为主。急性损伤可不留针,若病程超过3日可留针20~30分钟,予以中强刺激量,每5分钟行针1次,间歇时令患者腰部自然放松,配合活动腰部,带动患部气血运行,促进经脉畅通。

(5)治疗突发性心动过速:患者取坐位或仰卧位,穴位常规消毒,医者持毫针,针尖向下速刺入穴,进针1寸左右,平补平泻,得气后留针30分钟,每2分钟依上法行针1次,一般10分钟左右,心律即可恢复正常。

8. 承浆 足阳明与任脉之会穴

【穴名释义】 穴在颐前唇棱下凹陷处,因喻水浆入口,穴处正相承,故名承浆。

《会元针灸学》:承浆者,因肾水自督脉升顶降甘露落上池,则任脉上华面,由上下牙齿相通。牙生酸汁而助消化,与甘露相合为浆。承于上而落于下,故名承浆。

《铜人腧穴针灸图经》:疗偏风口㖞,面肿消渴,口齿疳蚀生疮。

《针灸大成》:主偏风,半身不遂,口眼㖞斜,面肿消渴,口齿疳蚀生疮,暴喑不能言。

【操作】 向下斜刺0.3~0.5寸。

本穴可灸。

【应用经验】

(1)治疗口腔溃疡:本穴点刺放血,可治疗胃火上炎型口腔溃疡,效佳。

此疾亦可以毫针行透刺法治之,即地仓透水沟,得气后留针5分钟,将针退至皮下;再将针由地仓向承浆穴透刺,得气后留针5分钟,再将针退至皮下;再由地仓透刺颊车,得气后留针10分钟。

(2)治疗面瘫之口眼㖞斜:本穴为治疗面瘫之口眼㖞斜常用效穴之一。

(3)治疗落枕:本穴治疗落枕,常与董氏针灸重子、重仙穴相配。

(4)治疗流口水:本穴与地仓穴相配,可治疗不正常流口水。

十四、督　　脉

经脉循行:《素问·骨空论》:督脉者,起于少腹以下骨中央,女子入系廷孔,其孔,溺孔之端也。其络循阴器合篡间,绕篡后,别绕臀,至少阴与巨阳中络者,合少阴上股内后廉,贯脊属肾,与太阳起于目内眦,上额交巅上,入络脑,还出别下项,循肩膊内,侠脊抵腰中,入循膂络肾;其男子循茎下至篡,与女子等;其少腹直上者,贯脐中央,上贯心入喉,上颐环唇,上系两目之下中央。

《难经·二十八难》:督脉者,起于下极之俞,并于脊里,上至风府,入属于脑。

经穴歌诀:督脉中行二十八,长强腰俞腰阳关,命门悬枢接脊中,筋缩至阳灵台逸,神道身柱陶道长,大椎平肩二十一,哑门风府脑户深,强间后顶百会率,前顶囟会上星园,神庭素髎水沟窟,兑端开口唇中央,龈交唇内任督毕。

本经经穴分布在尾骶、腰背、颈项、头面、鼻口部的正中线上。首穴长强,末穴龈交。一名一穴,共28穴。

本经临证常用腧穴:

1. 长强　督脉之络穴;督脉、足太阳膀胱经与足少阴肾经交会穴

【穴名释义】　穴在脊骶端,即脊椎尾骶骨处,为督脉别络,督脉,诸阳脉长,其气强盛。穴当其处,故名长强。

《会元针灸学》:长强者,长于阳而强于阴,其督脉与任脉之长共九尺。由会阴入胞中四寸而分任督,其生气通于天而化督脉,其质造形而通于地以化任脉。督脉为督辖诸阳之经络而长于阳,长强为纯阳初始,使脏中生春阳正器,舒缓各部器官,故名长强。

【主治】

《铜人腧穴针灸图经》:治肠风下血,五种痔,痔蚀下部蟨。

《针灸大成》:主肠风下血,久痔瘘,腰脊痛,狂病,大小便难,头重,洞泄,五淋,痔蚀下部,小儿囟陷,惊痫瘈疭,呕血,惊恐失精,瞻视不正,慎冷食,房劳。

本穴属督脉,督脉"并入脊里而上入于脑",故督脉与脊髓、脑的关系很为密切,即与神经密切相关。加之督脉总督一身之阳,诸神志病症多为阳气亢盛所致,故本穴为治疗癫痫、惊风、瘈疭等证之主穴之一。

本穴为督脉、足太阳膀胱经、足少阴肾经之交会穴,肾主水,膀胱为州都之官,故本穴为治疗泌尿系疾病之常用穴。

本穴位于肛门附近,穴位有近治作用,故本穴可治疗消化系统及肛门之疾,如泄泻、痢疾、便秘、脱肛等。

【操作】　本穴深部前为直肠,进针透皮后针尖向上与骶骨平行斜刺入0.5~1寸。不得刺穿直肠,以防感染。

本穴可灸。

【应用经验】

（1）治疗摇头症：贺普仁临证善用本穴治疗摇头症，贺师认为，该病多因年事已高，脾肾渐亏，精血不足，髓海空虚。肝肾同源，肾精亏虚，肝之阴血亦亏，血不养筋，肝阳偏亢，肝风扰动而致头摇不止。表现为摇头不能自控，每于情绪激动、紧张及见生人后加重，睡时摇头停止，醒后又作，舌淡红，苔薄白，脉细弦。穴取长强，以 4 寸毫针，沿尾骨后缘向上刺入 3~4 寸，行补法，此法起到益阴养血、平肝息风之效。

（2）治疗儿科诸疾：长强穴在儿科疾病中应用广泛且疗效独特。用磁圆针或梅花针叩打长强穴主治小儿惊风疗效突出；用磁圆针叩打长强穴主治小儿五迟症，只要持之以恒，定能恢复如常；艾灸长强穴主治小儿尿失禁，疗效好且有根治之功；山西杨鹏玉大夫祖传按摩长强穴拔毛法，用于小儿保健，疗效显著。

2. 腰阳关

【穴名释义】 穴在十六椎节下间，背为阳，属太阳之关，喻穴处同太阳经相关要，且位在腰部，故名腰阳关。

《腧穴命名汇解》：阳关，穴在关元俞上方，相当腹部关元穴上部，考关元为元阴元阳交关之处，此穴属督脉，为元阴元阳之会所，因名阳关。

【主治】

《针灸聚英》：主膝外不可屈伸，风痹不仁，筋挛不行。

《针灸大成》：主膝外不可屈伸，风痹不仁，筋挛不行。

【操作】 针尖稍向上直刺 0.5~1 寸。
本穴可灸。

【应用经验】

（1）治疗腰骶部疼痛：本穴配大肠俞、八髎、腰眼，平补平泻，可治疗腰骶部疼痛。针后可加灸。

（2）治疗神经根型颈椎病所致上肢酸麻胀痛：《中国针灸》2014 年 11 月第 34 卷第 11 期报道了针刺腰阳关治疗神经根型颈椎病所致上肢酸麻胀痛 13 例的临床研究。方法：取穴腰阳关。患者取俯伏坐位，以便取穴及活动患肢，常规针刺后，同时嘱患者活动患肢并告诉医者自身感受，疼痛较针刺前减少一半时停止行针，留针期间 5 分钟行针 1 次，留针 30 分钟。隔日治疗 1 次，5 次 1 个疗程。疗程间休息 3 天，治疗 2 个疗程后评定疗效。结果：临床治愈 8 例，好转 4 例，无效 1 例。有效率达 92.3%。

3. 命门

【穴名释义】 穴在第十四椎下间。当肾中间,为精道所出,是生之门,死之门,喻穴处关乎生命之门,故名命门。

《腧穴命名汇解》:命门,穴当两肾之中间,是人生命重要门户,故名命门。

【主治】

《铜人腧穴针灸图经》:治头痛不可忍,身热如火,汗不出,瘈疭里急,腰腹相引痛。

《针灸大成》:主头痛如破,身热如火,汗不出,寒热瘈疟,腰脊相引痛,骨蒸五藏热,小儿发痫,张口摇头,身反折角弓。

本穴与命门之火相关密切,为补命门之火的重要穴位之一。各种生殖、泌尿、消化系统之疾,若属阳气虚者尤为适宜。至于手足逆冷、恶寒、五劳七伤、失眠、头晕、耳鸣诸疾,若由阳虚所致,当亦属本穴治疗范围。

本穴具有双相调节之用,除了阳虚之症外,本穴亦可治疗诸如汗出、身热如火、疟疾等多种实热证。

【操作】 直刺 0.5~1 寸。本穴针刺时,应严格掌握进针的深度与方法,一般不超过 1 寸。当针进入棘间韧带以后,再往前针刺时即遇较大的阻力,提示针尖已到达黄韧带,此时应停止进针。

本穴可灸。

【应用经验】

(1)用于创伤后皮肤愈合:大椎和命门能促进创伤后皮肤愈合。病灶在上肢、胸、脐以上之上腹部、头颈部,取大椎;病灶在下肢、脐以下之下腹部、背部、腰骶部,取命门。

方法:以拔罐法治之,拔罐时间为 15 分钟,每 3 天拔罐 1 次,同时外科常规换药。

(2)治疗多梦:本穴与大椎穴配伍应用,施拔罐法,留罐 15 分钟,隔日 1 次,一般 1~3 次治愈,效佳。

(3)治疗更年期综合征、阳痿、阳虚畏寒症:患者取俯卧位,局部皮肤常规消毒,在命门穴处施化脓灸法。灸疮以一般胶布敷贴封口,不可采用护疮膏类及药纱布,亦不可见到脓液即用清疮消毒之法后再敷贴胶布,只需采用棉球擦干脓液后即敷贴胶布。

(4)治疗输液反应:本穴艾条温和灸 10~20 分钟,以局部有灼热感但不烫伤为佳,直至患者恢复正常。此法可增强机体抗病能力,疗效迅速且安全,为临证抢救危重病人之妙法也。

4. 筋缩

【穴名释义】 穴在第九椎节下间,因其脉气与肝俞相通,肝主筋,肝病则筋肉挛缩,穴主挛缩、筋缩,因以名。

《会元针灸学》:因肝俞在第九椎下两旁,肝主筋,其短筋总系于腰脊,联络筋肝,故名筋缩。

【主治】

《铜人腧穴针灸图经》:治惊痫狂走,癫疾脊急强,目转上垂。

《针灸大成》:主癫疾狂走,脊急强,目转反戴,上视,目瞪,痫病多言,心痛。

【操作】 斜刺 0.5~1 寸,局部酸胀。

本穴可灸。

【应用经验】 详见本书第一章第二十六篇"筋缩穴的具体应用"一文。

5. 至阳

【穴名释义】 穴在第七椎节下间。背为阳,心为阳中之阳,穴近心处,故名至阳。

《谈谈穴位的命名》:至阳在背部督脉上,背为阳,督脉为督领诸阳之脉,其穴当七椎之下,七为阳数,该穴可谓阳中之阳,故称至阳。

【主治】

《铜人腧穴针灸图经》:治寒热解散,淫泺,胫酸,四肢重痛,少气难言。

《针灸大成》:主腰脊痛,胃中寒气,不能食,胸胁支满,身羸瘦,背中气上下行,腹中鸣,寒热解散,淫泺胫酸,四肢重痛,少气难言,卒疰忤,攻心胸。

本穴位于两膈俞穴中间,膈下为肝胆所在,历代均以此穴治疗黄疸,并指出灸 7 壮对有黄汗者效佳。

与本穴相对应的体腔内,上为肺,下为脾胃。肺主呼吸,脾主运化、主四肢,根据腧穴局部及邻近的主治作用,本穴可治疗消化和呼吸系统之疾。

【操作】 一般略向上斜刺 0.5~1 寸。本穴临证采用合谷刺法,最易出现"飞经走气",针感上可达肩颈,下可达腰骶,旁可达背胁,前可达胸腹。

本穴可灸。

【应用经验】

(1) 督脉为病者,十之七八在至阳穴有压痛点。临证督脉阳郁不伸,气行不利,至阳穴十有七八会有压痛点。故此时在至阳穴针刺,或常规刺法,或合谷刺法,可治疗头痛、失眠、嗜睡、郁证、梦游、遗尿、背部无汗、心律失常、脊髓病变、脾胃虚弱、肝胆之疾等等。此法可调达阴阳、宽胸利膈、畅达三焦、和调脏腑、平秘阴阳。

(2) 治疗戒断综合征:在患者戒断症状发作时,即刻用梅花针叩刺至阳穴及周围敏感区,中度手法叩刺 5 分钟,使局部有轻微的点状出血,再用细火针点刺以上部位。在海洛因依赖的患者中,至阳穴是敏感反应点,毒量越大、吸毒史越长、机体合并症越多,压痛越明显。毒瘾消除,至阳穴压痛点则减轻或消失。经云:"七椎下间主肾热,荥在骶也"。

(3) 治疗带状疱疹后遗神经痛:临证带状疱疹后遗神经痛,可以至阳穴刺络拔罐法,加相应夹脊穴针刺治之。

(4) 诊治冠心病:当患者有胸痛时,医者手持五分硬币,将硬边缘适当按压于至阳穴上,若疼痛缓解为阳性(即为冠心病心绞痛),疼痛不缓解为阴性(非冠心病胸痛),经 105 例诊断试验,104 例为阳性,阳性率为 99%。

6. 灵台

【穴名释义】 灵台者,心也,穴在第六椎节下间,内应心,喻穴为心灵至尊之处,故名灵台。

《会元针灸学》:灵台者,心灵之台也。上有心俞,下有膈俞,中有黄脂膏垒如台,其两旁为督俞之所系,阳气通其中,心灵居上,故名灵台。

【主治】

《类经图翼》:今俗以灸气喘不能卧,及风冷以咳,火到便愈。

《针灸大成》:今俗灸之,以治气喘不能卧,火到便愈。

心属火,主血脉,"诸痛痒疮,皆属于心",心火亢盛则生疔疮、痈疽。本穴当心处,故为治疗痈疽疔疮之常用效穴。

本穴的两旁为肺之分野,故可治咳嗽、气喘等呼吸系统之疾。

【操作】 针尖略向上斜刺 0.5~1 寸,酸胀感有时扩散至背下方或前胸。本穴可灸。

【应用经验】

(1) 治疗痈疽疔疮:本穴为人体治疗痈疽疔疮之常用效穴之一。常与委中相配伍应用。本穴偏于消炎。

（2）治疗平滑肌痉挛：平滑肌痉挛的患者，大多在本穴有压痛点，压痛点亦为治疗点，故本穴针刺，可有效地缓解平滑肌痉挛，临证如胃痉挛、肠痉挛、胆囊炎疼痛等，针刺灵台效佳。

（3）治疗牛皮癣：患者取坐位或俯卧位，常规消毒神道皮肤后，医者左右指固定穴位，右手持 28 号~32 号 2 寸长毫针，针尖向下呈 25~30° 角，由神道穴位快速刺入，沿皮下刺达灵台穴，进针约 1~1.5 寸左右，患者局部或双臂可有沉、胀、酸、麻感，即可留针 30~40 分钟，期间无需提插捻转，每日 1 次。

（4）治疗心系疾患：心系疾患除了早搏、心绞痛之外，失眠、焦虑、抑郁等有时亦属心系疾患范畴，临证可取灵台与神道相配伍治之。"心为君主之官"，"调心安神"，"调心通脉"为二穴配伍取穴之依据也。

7. 神道

【穴名释义】　穴在第五椎节下间。应心，心藏神，穴主神，为心气之通道，主心疾，故名神道。

《会元针灸学》：神道者，心藏神，心俞在五椎两旁，其统系于背，心神仗督阳之气，所行之道，故名神道。

【主治】

《铜人腧穴针灸图经》：治寒热头痛，进退往来疟疾，恍惚悲愁，健忘惊悸，可灸七七壮至百壮止。小儿风痫瘛疭，可灸七壮。

《针灸大成》：主伤寒发热，头痛，进退往来，疟疾，恍惚，悲愁健忘，惊悸，失欠，牙车蹉，张口不合，小儿风喎。瘛疭，可灸七壮。

【操作】　针尖略向上斜刺 0.5~1 寸，酸胀感有时扩散至背下方或前胸。本穴可灸。

【应用经验】

（1）治疗心脏疾病及与心有关之神志病，有时可起到意想不到之效。

（2）治疗胸闷：各种胸闷患者在神道穴往往有压痛（排除心脏病所致者），在本穴温针灸可治之。

8. 身柱

【穴名释义】　穴在第三椎节下间，言骨柱于上，横接两膊，为一身之柱干，故名身柱。

《会元针灸学》：身柱者，为身之柱骨也。人背脊在第三椎下两旁为肺俞，关系全身之气脉，前封两乳间膻中，宗气之所出，其肺系于第三椎节，其脊髓通下,其上贯于脑。肺气关乎一身之气脉,通脑是为主要之台柱,语云:立柱顶千斤……因此,为负身之立柱,故名身柱。

【主治】

《铜人腧穴针灸图经》:治癫疾瘛疭,怒欲杀人,身热狂走,谵言见鬼。

《针灸大成》:主腰脊痛,癫病狂走,瘛疭,怒欲杀人,身热,妄言见鬼,小儿惊痫。

本穴位于上焦,"腧穴所在,主治所在",故本穴可治疗发热、头痛、咳喘等呼吸系统之疾。

本穴属督脉,督脉"入络脑",故本穴可治疗惊厥、癫痫、中风等神志病症。

"经脉所过,主治所及",本穴属督脉,督脉通腰脊,故本穴可治疗腰脊强痛,不得俯仰之症。

本穴为治疗痈疽疔疮之常用效穴之一。

【操作】 略向上斜刺 0.5~1 寸。

【应用经验】

(1)治疗痈疽疔疮:患者取坐位,头颈稍向下垂,穴位常规消毒,医者持毫针速刺入穴,进针约 0.5~0.8 寸,得气后留针 30 分钟,每 10 分钟行针 1 次,使局部有酸麻胀重沉之针感,得气的感觉放散越远,疗效越好。每日 1 次。本法痊愈率极高。

(2)治疗乳腺增生:用 26 号 4 寸针行透穴刺法,从身柱向下呈 30° 角进针,贴近皮肤使针沿皮下缓慢刺入,透过至阳,捻转泻法,留针 1 小时。

(3)治疗慢性中耳炎及巅顶痛:患者取坐位,穴位常规消毒,用 1 寸毫针,针身与皮肤表面呈 60° 夹角向上斜刺 5~8 分深,得气后均匀捻转 5~10 秒,儿童患者即可取针,成人可留针 20 分钟后取针。每日 1 次,或隔日 1 次,一般治疗 3~5 次。身柱穴治疗慢性中耳炎,其疗效已得到了临床医师几十年的验证,疗效确切。本穴治疗巅顶痛,亦可以此针法治之。

(4)治疗背寒肢冷:本穴隔姜灸法,可治背寒肢冷。每次灸 10~20 壮,以皮肤红润不起疱为度,疗程 1~2 周。

(5)治疗小儿咳嗽:本穴拔罐法,可治小儿干咳。初次拔 10 分钟,以后拔 15~20 分钟,若治疗后局部皮肤发紫,则疗效最好。

9. 大椎　手足三阳经与督脉之交会穴

【穴名释义】 穴在第一椎上凹陷处,因其椎骨最大,故名大椎。

《会元针灸学》：大椎，在一椎上陷宛宛中，平肩取之。为项后平肩第一大椎骨，从大椎而下，以此类推，故名大椎。

【主治】

《铜人腧穴针灸图经》：疗五劳七伤，温疟痎疟，气疰背膊拘急，颈项强不得回顾，风劳食气。

《针灸大成》：主肺胀胁满，呕吐上气，五劳七伤，乏力，温疟痎疟，气注背膊拘急，颈项强不得回顾，风劳食气，骨热，前板齿燥。

本穴系督脉 28 个经穴中，阳气最盛之五穴之一；又为手足三阳与督脉之交会穴。故本穴具宣通一身阳气之功，即可宣阳解表、祛风散寒、宣肺止咳、降逆止呕、清心定志、定惊安神，尤以清热解表之功最著，故临证本穴为"高热"的急救穴之一。

张景岳言："善补阴者，必于阳中求阴。"故临证盗汗、骨蒸潮热等阴虚之证，本穴亦可治之。

本穴位于上焦，故可治疗咳嗽、哮喘。即是"腧穴所在，主治所在"的治则；本穴尚可治肩背腰脊疼痛，此乃按"经脉所过，主治所及"之治则施治也。

本穴为治疗疟疾之经验穴，常与陶道、间使、后溪穴配伍应用。

【操作】　一般针尖稍向上斜刺 0.5~1 寸，局部有针感。

针刺此穴，当针刺达到一定深度时，若手下针尖阻力突然消失，表明针尖已进入椎管内，当患者出现肢体触电样抽动，应立即出针，以免刺伤脊髓。

针刺此穴的患者，一旦出现身体之灼热疼痛，可立即针刺反应部位之郄穴治之。

本穴可灸。艾灸本穴有助阳解表，祛风散寒之功，故可治疗风寒外感之表证期。平时艾灸本穴亦可作为保健疗法。

【应用经验】

（1）刺络拔罐法治疗诸多病症：本穴刺络拔罐法，可治疗诸如外感风热之表证，或发热不退、扁桃体炎、过敏性鼻炎、慢性支气管炎、哮喘、脑供血不足、头面颈部软组织感染、睑腺炎、痤疮、毛囊炎、带状疱疹、扁平疣、各种眼疾（包括睑腺炎、急慢性结膜炎、青光眼、电光性眼炎等）、疟疾、神经性皮炎、高血压等病症。梅花针刺络拔罐法治疗上述病症，每次拔 10~15 分钟。

（2）治疗高热不退、脊柱炎、脊髓型颈椎病、疟疾等：用毫针，针尖斜向上刺1寸左右，得气后施小幅度之捻转，并配合用力提针，针感患者先感觉肩背部酸重，后沿督脉传导，一般不留针。

（3）治疗神经根型颈椎病及上肢之疾：用毫针，针尖斜向椎体侧缘进针，针身与皮肤表面呈30°角左右，刺入1~1.5寸，针感可向上肢放散。

（4）治疗放化疗所致白细胞减少症或热带嗜酸性粒细胞增多症：用毫针，针尖略向上斜刺0.5~1寸，得气后行捻转补泻法，使局部产生较强之酸麻胀针感。

（5）治疗急性腰扭伤：患者取坐位，穴位常规消毒，针刺入穴后，针尖向下沿脊椎纵轴方向斜刺，进针1寸左右，平补平泻手法，快速捻转毫针，使其产生酸麻胀等针感，并嘱患者活动腰部，以带动气血运行，促进经脉畅通。此法适用于腰扭伤之督脉（脊柱正中线部位痛）气血闭阻者。

（6）治疗失眠或嗜睡：大椎与陶道、心俞相配伍，可治疗失眠；大椎与陶道、脾俞相配伍，可治疗嗜睡。

（7）治疗久咳不愈：大椎、陶道刺络拔罐法后，滑罐走"河车路"三遍，以督脉上下左右两侧肌肤局部潮红为度。此法可治疗久咳不愈之症。

10. 风府 足太阳与阳维脉交会穴

【**穴名释义**】 穴在项上入发际1寸，因本穴主治中风舌缓等风疾，故名风府。

《会元针灸学》：风府者，风邪所入之府，脑后之空窍也……有从风门而入者，一中即入脏，为阴中风，险恶已极；有从风市而入者，即阳中风，发半身不遂，心志语不乱，不伤内脏。人之一身风眼甚多，如肩井、云门、背缝、手足心、九窍、太阳、眉心、腘中、腋下、阴囊，皆令人受风寒，惟不若风府、风门伤人之甚，故名风府。

【**主治**】

《铜人腧穴针灸图经》：治头痛，项急不得回顾，目眩，鼻衄，咽喉痛，狂走目妄视。

《针灸大成》：主中风，舌缓不语，振寒汗出，身重恶寒，头痛，项急不得回顾，偏风半身不遂，鼻衄，咽喉肿痛，伤寒狂走欲自杀，目妄视，头中百病，马黄黄疸。

本穴属督脉，为足太阳与阳维脉之交会穴，具解表祛风之功，善治一切风邪为患之诸病症。

本穴可灸。

【操作】　伏案正坐位,使头微前倾,项肌放松,向下颌方向缓慢刺入0.5~1寸。针尖不可向上,以免刺入枕骨大孔,误伤延髓。

【应用经验】

(1)治疗中风后遗症:针刺风府、哑门穴为主可治疗中风后遗症。

(2)治疗摇头风:《四川中医》1987年第11期报道:一男童患摇头风,头颈不自觉摇动2天,颈项拘挛不适。经针刺风府、筋缩、后溪(双),得气后嘱患者活动颈部。2次而愈,1年未复发。

(3)治疗眩晕:针刺风府,艾灸百会可治疗眩晕。

(4)治疗后头痛:患者取坐位,稍低头,穴位常规消毒,医者持3寸毫针,从风府向下斜刺入2.5寸,直至颈椎棘突为止,待局部产生酸麻胀之针感时,行强刺激泻法1分钟,然后停止运针,留针10~30分钟。每日1次,大多数患者1~2次即效。

(5)治疗脑病后遗症、大脑发育不全、聋哑症:本穴向哑门穴透刺,可治上述病症,疗效明显。

11. 后顶

【穴名释义】　顶,巅也。穴在百会后1.5寸,居巅之后,与前顶相对应,故名后顶。

《会元针灸学》:后顶者,由百会前一寸半,为前顶,后寸半为后顶,穴居顶中之后,故名后顶。

【主治】

《铜人腧穴针灸图经》:治目䀮䀮,颈项恶风寒,目眩头偏痛。

《针灸大成》:主头项强急,恶风寒,风眩,目䀮䀮,额颅上痛,历节汗出,狂走癫疾不卧,痫发瘛疭,头偏痛。

【操作】　一般向前或向后平刺0.5~0.8寸,局部胀痛。

本穴可灸。

【应用经验】　王居易教授对后顶穴之应用,临证有颇多创见,常以之治疗有关脊柱或与脊柱相关之皮、肉、筋、脉、骨之病症。

王居易老师发现,后顶有宣通督脉,行气通阳之功。督脉及两旁之皮、肉、筋、脉、骨发生错位或结构变化时,后顶穴能使项背、腰骶部之皮肉筋脉骨松弛和复位。能以之治疗颈、项、背、经脉、经筋病症,如椎间盘突出、落枕、颈椎病、脊柱筋脉病,或颈、背、胸的运动功能障碍、腰肌劳损、脊椎错位等。

从以上观之，后顶穴应用广泛，其临证价值，很值得我们回味与总结。

12. 百会　手足六阳经、督脉、足厥阴交会穴

【穴名释义】　穴在头顶中央。人头者，诸阳之会，穴为手足三阳、督脉之会。百病皆主，故名百会。

《医经理解》：百会，一名巅上，在前顶后一寸半，顶中央直两耳尖，陷可容指，是督脉、手足少阳、厥阴之会也，故名三阳五会。

【主治】

《铜人腧穴针灸图经》：治小儿脱肛久不瘥，风痫中风，角弓反张，或多哭，言语不择，发即无时，盛则吐沫，心烦惊悸健忘，痎疟耳鸣耳聋，鼻塞不闻香臭。

《针灸大成》：主头风中风，言语謇涩，口噤不开，偏风半身不遂，心烦闷，惊悸健忘，忘前失后，心神恍惚，无心力，痎疟，脱肛，风痫，青风，心风，角弓反张，羊鸣多哭，语言不择，发时即死，吐沫，汗出而呕，饮酒面赤，脑重鼻塞，头痛目眩，食无味，百病皆治。

本穴为三阳五会之所，而这些经脉与头面五官均有着非常广泛的联系，故本穴可治疗耳、目、鼻部诸疾。

头为诸阳之会，举凡肝阳上亢、气血不足、风邪侵袭等症，皆可以本穴治之。

本穴为三阳五会之所，针灸本穴有升提下陷、苏厥开窍之功，故常以之治疗各种脏器下垂，如脱肛、子宫脱垂、胃下垂等，还可治疗久泻久痢、阳痿、休克、中风等病症。

【操作】　一般向前、后、左、右平刺 0.8 寸。

本穴可灸。

【应用经验】

（1）治疗巅顶痛、枕部痛、子宫脱垂、直肠脱垂、胃下垂、中风昏迷、半身不遂、中枢性尿失禁：用毫针，从前向后沿皮平刺 1~1.5 寸，得气后行提插加捻转补泻法，使局部产生较强之酸麻胀沉针感，并可向后枕部放散。

（2）治疗巅顶痛、额部痛、昏厥、高血压、中风昏迷、偏瘫、反射性尿失禁、美尼尔综合征等：用毫针，从后向前沿皮平刺 1~1.5 寸，得气后行提插加捻转补泻法，使局部产生较强之酸麻胀沉针感，并可向前额部、鼻尖放散。

（3）治疗各种头痛、老年痴呆症、血管性痴呆等，以及本穴主治之各种病症：用毫针从本穴进针，向前后左右方向沿皮平刺 1 寸，得气后行提插加捻转补泻法，使局部产生较强之酸麻胀沉针感，并可向头部四周放散。

（4）本穴艾灸法可治诸多病症：百会穴隔姜灸或悬灸法或直接灸法，一般灸 30~60 分钟，主要用于阳虚及中气下陷之证，如中枢性尿失禁、反射性尿失禁、形寒肢冷、脉微欲绝、脱肛、脏器脱垂、缺血性脑血管病等。

13. 水沟 督脉与手足阳明经之交会穴；十三鬼穴之一

【穴名释义】 本穴位于状如"水沟"的人中沟中，故名水沟。

《会元针灸学》：人中者，天地之最可贵者，人也，人禀仁而生存，德厚于土，培阴阳之交。五形之秀，执掌天地之间，人正而不偏，曰中，故名人中。

【主治】

《铜人腧穴针灸图经》：治消渴，饮水无度，水气遍身肿，先笑无时，癫痫语不识尊卑，乍喜乍哭，牙关不开，面肿唇动，状如虫行，卒中恶。

《针灸大成》：治消渴，饮水无度，水气遍身肿，先笑无时，癫痫语不识尊卑，乍喜乍哭，牙关不开，面肿唇动，状如虫行，卒中恶，鬼击，喘喝，目不可视，黄疸马黄，瘟疫，通身黄，口喎僻。灸不及针，艾炷小雀粪大。水面肿，针刺一穴，出水尽即愈。

本穴属督脉，督脉从巅入络脑，故本穴主通窍而清神志，为针灸临证抢救各种急症之第一要穴。

本穴为十三鬼穴之一，为治疗各种神志病之要穴之一。

本穴位于口鼻之间，为手足阳明与督脉之会，即本穴通手足阳明经，加之督脉又与其两旁的足太阳、手太阳脉气相通，故本穴又可治疗口喎、牙痛、落枕、闪腰等症。

【操作】 向上斜刺 0.3~0.5 寸。或点刺出血。

水沟穴针刺得气与其他穴位得气不同，讲究"四出五入"。"四出"即出汗、出泪、出色、出彩，涉及面色、体温、泪液、唾液、汗液、化凉热、声音、呼吸、气息等。有上述针刺感觉，针刺水沟穴才算真正得气，针刺效果才佳。

本穴不可灸。

【应用经验】

（1）治疗急性腰扭伤、挫伤（督脉循行线上疼痛）、癔症、精神失常等：用毫针，针尖对准鼻中隔方向速刺，进针 0.5~1 寸，得气后行提插泻法，使局部产生较强烈之针感，并可向督脉走行方向扩散。

（2）用于抢救、昏迷、晕厥、中暑、癫痫发作、子痫、精神分裂症、癔症等：用毫针，针尖向鼻中隔方向斜刺，进针0.8~1寸，施雀啄重泻法，以患者两眼流泪或眼球湿润为度。

（3）治疗中风后遗症：水沟穴为"醒脑开窍"针法的重要配伍穴位之一。该针法的主穴为内关、水沟、三阴交，其中水沟穴起到了"醒脑开窍"的关键作用。

（4）治疗面瘫：本穴为针灸临证治疗面瘫鼻唇沟变浅的重要穴位。

（5）治疗发作性睡病：本穴常规针刺可治疗发作性睡病。

（6）治疗会阴部痛剧：取人中，刺出血；针大陵，针尖向掌心刺，可止痛。

（7）李阳四针法之重要配穴：本穴为"李阳四针法"之重要配穴之一。该针法的穴位组成为人中、后溪、束骨、复溜。此针法或其加减针法广泛应用于治疗颈椎病、颈椎间盘突出、急慢性腰痛（包括急性腰扭伤、腰肌劳损、腰椎间盘突出症、坐骨神经痛、骶尾骨疼痛、三叉神经痛等）。

（8）治疗非阻塞性尿潴留：水沟穴对非阻塞性尿潴留，临证针之有独特疗效。

（9）治疗口臭、口腔溃疡：水沟与大陵配伍，可治疗口臭、口腔溃疡。

（10）治疗产褥期抑郁证：以水沟穴为主针刺，可治疗产褥期抑郁证。

14. 龈交

【穴名释义】 穴在唇内齿上龈缝中。龈，齿根肉也，穴处门齿齿根部，为任、督、足阳明之交会穴，故名龈交。

《医经理解》：龈交，在唇内上齿龈缝，是任督治之交也。

【主治】

《铜人腧穴针灸图经》：治面赤心烦痛，颈项急不得回顾，新附治小儿面疮、癣久不除，点烙亦佳，鼻塞不利，目泪眵汁，内眥赤痒痛，生白肤翳，鼻中瘜肉蚀疮。

《针灸大成》：主鼻中息肉，蚀疮，鼻塞不利，额颊中痛，颈项强，目泪眵汁，牙疳肿痛，内眦赤痒痛，生白翳，面赤心烦，马黄黄疸，寒暑瘟疫。小儿面疮癣，久不除，点烙亦佳。

本穴正值头面中央，故可治疗头面诸疾，属穴位之近治作用。

本穴为督任二脉之交会穴，故可主治神志病症。

【操作】 向上斜刺0.2~0.3寸或点刺放血。

本穴不可灸。

【应用经验】

（1）放血法：本穴放血法可治急性腰扭伤、小儿遗尿、痔疮、口臭。本穴配承浆，点刺放血，可治口臭。

（2）挑刺法：本穴挑刺白色或红色赘生物，可治疗面瘫及痔疮出血。

（3）治疗尾骨端疼痛（外伤或产后所致）：患者取仰卧位，医者以左手拇、食指捏起患者的上唇，严格消毒穴位皮肤后，右手持28~30号1寸毫针，在穴位上方的小结节后侧，沿口唇方向水平进针，刺入约0.3寸左右，随即松开左手，施行捻转的手法，待局部有酸麻胀重针感时，医者一手持针运之，另一手按摩尾骨端患部，30分钟左右出针，每日1次。

（4）视诊法诊断肛肠疾病：肛肠患者大多数在上唇系带上呈不同形状、大小较周围组织突起的滤泡，临床上根据这些滤泡形态、大小、数量和色泽可对肛肠病进行诊断。

（5）治疗各种扭伤性疼痛：临证发现，挑刺龈交穴可治疗各种扭伤性疼痛，如腰扭伤、肩部扭伤等。此处经验宜深入回味之。

第三章

针灸医案五十例

1. 颈椎病、颈椎间盘突出验案

曹某,女,40岁,教师,2016年11月14日来诊。自诉:患颈椎病多年,近半年来觉颈椎病症状日趋严重,遂到当地医院拍片,CT示:C4~5,C5~6,C6~7椎间盘突出。查体:颈椎前俯后仰障碍,大椎穴附近胀痛难忍,颈椎左右转动困难,伴右侧胸锁乳突肌牵扯痛,脉眩,舌淡,苔薄,余无不适。曾断断续续服中药及牵引治疗,然效不显,遂来我处求针灸治疗。确诊:颈椎病;颈椎间盘突出。拟行针刺治疗。第一日:以李阳四针法,即取人中、后溪(双)、束骨(双)、复溜(双)针刺之,留针30分钟后,行大椎穴、委中穴(双)刺络拔罐法,留罐15分钟。针后效不显。第二日:针取谢氏止痛四穴,即三间(双)、后溪(双)、太白(双)、束骨(双),加取董氏针灸正筋、正中、正士、搏求(董氏针灸上穴均为双侧),中渚(右)、绝骨(右),留针30分钟,针毕效果即大显,患者颈椎前俯后仰之症大为缓解。第三日:患者反映,颈椎前俯后仰尚可,症状已大为缓解,但从昨日夜里始,觉颈椎在吞咽唾液时疼痛,喝水进食时亦痛甚(胸锁乳突肌前有深部压痛),遂在第二日针方基础上,加取三阴交(双),留针30分钟,每10分钟运针1次。三阴交按常规针刺法进针1.2寸左右,同时嘱患者做吞咽动作,当即颈椎疼痛立止,然不运针时做吞咽动作,颈椎疼痛如初。第四日:患者反映,症状如昨,影响进食。遂仍按第二日针方针之,但针三阴交时,有意试探到底病在何经,先针刺天部,进针0.5寸,运针时嘱患者做吞咽动作,颈椎痛立止,但不运针吞咽动作时颈椎仍痛。遂改变三阴交进针深度,再进针0.5寸(进针1寸)进入人部,运针时嘱患者做吞咽动作,颈椎痛立止,不运针时又嘱患者做吞咽动作,此时患者颈椎痛未再发,上穴留针30分钟后,针毕患者颈椎症状大为缓解,吞咽动作时,颈椎有微痛感。第五日:患者反映,前俯后仰略痛,吞咽动作时,颈椎有微痛感,已不影响进食。遂按第三日之法治之,针毕患者觉颈椎前俯后仰恢复如初,吞咽动作时已不痛。第六日始,患者颈椎基本恢复,吞咽动作颈椎已不痛。遂只取谢氏止痛四穴,又连针三日病愈。

体会:

(1)颈椎病,颈椎间盘突出症,均属针灸临证常见之疾,患者只能临床治愈(无任何症状即可),不可能彻底治愈,故嘱患者平时要注意颈椎的养护,不然症状很可能回复如初,且症状日趋严重,此疾应将颈椎的自我保养始终放到第一位。

(2)颈椎病及颈椎间盘突出症,很少有病人会出现吞咽时颈痛之症,此患吞咽时颈痛,乃颈动脉痛所致,针三阴交穴可治之。第一次针此穴时,针刺深度未得其法,故效不显。第二次针刺之时,因三阴交为肝脾肾三经交会穴,考虑到穴位之空间性原理,此穴针刺天部,进针0.5寸为足太阴脾经所属;针刺人部,进针1寸为足厥阴肝经所属;针刺地部,进针1.5寸为足少阴肾经所属。当患者针刺人部1寸时,无论运针与否,做吞咽动作时颈痛缓解大半,说明患者病在足厥阴经,此时才知为何患者颈部做前俯后仰时,第一日针李阳四针法效不显,而第二日取谢氏止痛四穴,加取董氏针灸正筋、正宗、正士、搏求后取效之原因矣,原来患者病在足厥阴经,肝主筋,故针刺三阴交至人部,既有缓解颈痛之效,亦有判断病位之效也。

2. 腰椎间盘突出症验案

张某,男,42岁,公司经理,2016年11月7日来诊。自诉:腰部不明原因疼痛1周余。曾在某医院拍片示:L3~4,L4~5椎间盘突出。经他人推拿、牵引治疗三日,然效不显。遂到我处寻求针灸治疗。查体:患者突出部位无明显压痛,但弯腰时痛甚,痛点在突出部位脊柱正中线上,舌淡,苔白,脉弦。余无不适,无既往病史。本患诊断明确:腰椎间盘突出症。拟行针灸治疗。初以李阳四针法,即人中、后溪(双)、束骨(双)、复溜(双)针之,患者症状无明显变化;第二日调整针方,改为谢氏止痛四穴,即三间、后溪、太白、束骨(上穴均为双)针之,同时加取腹部水分、气海、天枢(双)、肓俞(双),留针30分钟后,当日弯腰已不痛,只余些许酸胀感;第三日患者症状,与第二日针后相同,遂仍以谢氏止痛四穴针之,但配穴取董氏针灸腕顺一、二(双),中白、下白(双),留针30分钟后,患者觉诸症皆无;第四日患者来电告知,腰已无任何症状,因有些惧针,言万一腰痛再发,再来针灸云云。

体会:患者弯腰痛甚,局部按之不痛,乃痛中有虚,故选腹部诸穴,以壮腰健肾,谢氏止痛四穴又善治病痛在内之疾,故效显。

3. 左手中指麻木验案

郝某,男,28 岁,公司职员,2016 年 10 月 29 日来诊。自诉:1 月前不明原因,出现左手中指麻木,位在中指指尖侧缘,曾到数家医院诊治,然说法不一,有言颈椎病所致者,有言末梢神经炎者,多种治疗方法无效。遂到我处寻求针灸治疗。查体发现左手中指指尖侧缘,有像针尖大小褐色小点,压之患者中指尖有麻感,患者言平素不按压不麻。余无不适,无既往病史。诊断:局部气血受阻形成褐色反应点,血虚则麻也。拟行针刺治疗。褐色反应点局部常规消毒,以短细毫针,轻轻点刺不留针,针毕局部挤出几滴血液,再按压反应点时,患者言中指尖已无麻感。第二日患者微信告知,左手中指尖已不麻。属一次而愈。

体会:人体为何会生反应点?《灵枢·口问》:"夫百病之始生也,皆生于风雨寒暑,阴阳喜怒,饮食居处。大惊卒恐,则血气分离,阴阳破败,经络厥绝,脉道不通。阴阳相逆,卫气稽留,经脉空虚,血气不次,乃失其常",从以上观之,反应点为气血循环受阻所致,反应点亦是治疗点,有时在常规治法无效的情况下,可考虑在病变周围寻找反应点针之,或者直接针刺反应点。此案例表明,有时针刺反应点,其疗效似比常规刺法要高。

4. 右手舟骨痛验案

方某,女,52 岁,公司财务,2006 年 10 月 14 日来诊。自诉:三月前不明原因右手手心近手腕处疼痛。曾到某医院拍 X 线片子,无异常。无外伤史。查体:右手手掌心近腕处,无红肿发热及皮温改变,于手舟骨边缘处有一压痛点,压痛点固定,按之痛甚。无既往病史,余无不适。诊断:局部气血不通之痹证。拟行针刺治疗。患者取仰卧位。选穴:健侧三阴交、太溪为主穴,压痛点(阿是穴)、董氏针灸土水穴(健侧)为配穴。先针主穴,后针配穴。主穴针刺后,再按压痛点,患者言疼痛大减,继针配穴,留针 30 分钟,针毕再按痛点,患者言已不痛,遂连针 3 次愈。

体会:

(1)患者痛点在近手腕部位,故取对侧三阴交、太溪治之,两穴皆善治手腕痛,两穴相须为用,可成倒马之势,故效显。

(2)患处为手太阴经所属,土水穴在此经循行线上,本穴又善治手掌骨痛,故取之。

5. 网球肘并肘关节不能伸展验案

庞某,男,54 岁,农民,2016 年 10 月 19 日来诊。自诉:半年前不明原因出现左侧肱骨外上髁部位疼痛,后又渐次出现肘关节不能伸展,同时肘窝处有压痛。在他处针灸 10 余日,针后症状缓解,近日症状回复如初,遂来我处寻求针灸治疗。查体:左侧肱骨外上髁部位有压痛,局部无红肿发热及皮温改变,曲泽穴处有压痛,肘关节伸展时肘窝处痛,伴伸展障碍。无既往病史,余无不适。诊断:肱骨外上髁炎(网球肘)。拟行针刺治疗。患者取坐位。选穴:曲泉(健侧)。穴位常规消毒,常规针刺得气后,平补平泻,运针 1 分钟,边运针边嘱患者活动患肘,当即感觉肱骨外上髁部位压痛大减,肘关节伸展幅度增大,留针 30 分钟,每 10 分钟运针 1 次,7 次 1 个疗程。该患第 1 次针刺,效即大显,信心亦增,遂连针 7 次而愈。

体会:网球肘为"筋"之为病也,肝主筋,该患曲泽穴处有压痛点,为手厥阴经经脉闭阻,足厥阴与手厥阴脉气相通,曲泽又与曲泉相对应,故取对侧曲泉一穴治之可也。

6. 面肌痉挛伴眼肌痉挛验案

沈某,女,38 岁,某公司职员,2016 年 12 月 11 日来诊。自诉:半年来,断断续续出现左侧上眼皮跳,时间不定,每次持续多为几秒钟即止。近十余日左侧上眼皮及面部更现肌肉抽动,每次时间频率及程度亦不固定,时轻时重,熟睡时即止,令其不胜其烦,苦不堪言。遂到我处寻求针灸治疗。查体:左侧眼下部,鼻翼左上方有一压痛点,脉濡缓、舌淡苔厚,有颈椎病史,余无不适。确诊:眼肌痉挛,面肌痉挛。拟行针刺治疗。选穴:第一次因诊室人多,略一思考便取后溪(左)、申脉(左),但针刺后效不显;第二次先取丰隆(双)、后溪(双)、合谷(双),面部阿是穴、迎香(左)、地仓透颊车(左)、颧髎(左),针时及针后均无发病,患者有些惧针,言隔日针之;第三日,患者言针后及第二天,眼皮及面部痉挛已大为缓解,遂按第二日之法针之,患者症状渐次好转,连针七日愈。

体会:面肌痉挛及眼肌痉挛,属针灸临证常见之疾,治疗愈早,效果愈好,疗程亦愈短。患者上眼皮痉挛,太阳为目上纲,故取后溪配申脉治之,面肌痉挛临证亦可以后溪施治。但第一日针刺效果不佳,是因为忽略了压痛点因素,有压痛点说明病势转深,太阳只治表,故上述取穴必有欠缺。第二日扩大了阳明经的取穴范围,且更专注面部压痛点及其周边取穴,故效显。

7. 神经性皮炎验案

金某,女,24 岁,幼儿园教师,2016 年 7 月 9 日来诊。自诉:三年前不明原因,右小腿伸侧出现皮肤瘙痒,渐次加重,短时间内即出现一小片丘疹,表面带有少量白色鳞屑,在吃海鲜及辛辣食物及情绪不佳时,觉瘙痒加重,夏季不敢穿裙子。曾在多家医疗单位就诊,有按湿疹治者,有按牛皮癣治者,有外治法,亦有内治法,然效不佳。遂到我处寻求针灸治疗。查体:患者右小腿伸侧,近悬钟穴附近有 5cm 左右丘疹,有少量白色鳞屑,局部可见抓痕和血痂,皮损中央重,边缘轻微。诊断:神经性皮炎。拟行针灸治疗。

选穴:通里(双)。穴位常规消毒,针刺时针尖透向心包经,进针深度 1 寸左右,得气后行泻法,不留针。针毕,以梅花针在皮损边缘扣打,逐渐向皮损中心移动,刺激量以局部微出血为度。然后,在皮损区及其边缘,以清艾条灸之,先灸边缘,后灸中央,每次灸 20 分钟。隔日 1 次。按上法,患者病情渐次好转,共治 20 次病愈。

8. 落枕及咽喉肿痛验案

冯某,女,32 岁,公司职员,2016 年 8 月 2 日来诊。自诉:昨日可能因为贪凉,空调温度调得太低,故而早上起床后,觉颈部两侧在头转动时有牵扯痛,同时感觉咽喉肿痛不适,遂来求针灸治疗。患者病情明确,拟行针刺治疗。选穴:后溪(双),针刺得气后行泻法,留针 30 分钟,每 10 分钟行针 1 次。患者第一次运针时,嘱其颈部活动并做吞咽动作,当即觉得诸症大减,针毕诸症皆无,一次而愈。

体会:太阳为开,后溪为手太阳经输穴,既可治太阳经型落枕,又可清利咽喉肿痛,取之有一石二鸟之功,故效佳。

9. 肩周炎两验案

顾某,男,54 岁,2016 年 5 月 12 日来诊。自诉:患右肩痛及不能上举 3 个月。他医在其右肩及手臂针灸 4 次,觉效不显而来我处治疗。查体:右肩髃穴处有压痛,肩关节上举障碍。无既往病史,余无不适。诊断:阳明经型肩周炎。拟行针刺治疗。患者取坐位。选穴:取对侧条口透承山,穴位常规消毒,针刺入穴后,得气后行泻法一分钟,并嘱患者活动患肩,当即患者觉得肩关节已可高高上举,条山穴针毕,又在患侧三间穴针之,为牵引针,针毕按压肩髃穴,患者言已无压痛。该患每日针 1 次,每次 30 分钟,连针 7 次愈。

查某,女,72 岁,2016 年 11 月 5 日来诊。自诉:肩痛半年余,肩关节不能后伸 3 个月。在某医院打过封闭,疼痛缓解半月后,肩痛及后伸障碍回复如初,遂来我处寻求针灸治疗。查体:肩痛在肩前手太阴及手太阳经循行线上,肩关节后伸障碍。有高血压病史,余无不适。诊断:肩周炎。拟行针刺治疗。选穴:患者取仰卧位,丰隆透飞扬(对侧),鱼际(患侧)、后溪(患侧),穴位常规消毒,常规针刺,得气后嘱患者活动患肩,当即患者觉症状大为缓解,肩关节后伸障碍有所改善,按上法针刺,患者7次而愈。

体会:第一个肩周炎病案中,患者肩痛在阳明经,余经不痛,且有功能障碍,故首选对侧足阳明经条口透承山治之,加取患侧三间穴有牵引增效之功,故效果可达最大化。

第二个肩周炎病案,痛在手太阴与手太阳经,选丰隆透飞扬是因为丰隆为足阳明之络穴,通足太阴经,足太阴与手太阴脉气相通,故丰隆透飞扬可舒通手太阴及手太阳经,可起到一针透两经之效,故效显。

从以上案例观之,肩周炎之针前辨证很重要,先要辨明到底病在何经,到底是单经为病,还是多经为病。又及,肩周炎治疗的另一个关键是对侧穴位的选择,即小腿上的穴位选择,是选条山穴,还是选丰隆透飞扬,抑或是选基础针方(阴陵泉、阳陵泉、足三里),最后还是依靠辨证来选择之,所以中医的辨证论治这个大的原则,永远也不能等闲视之。

10. 肩痛验案

冯某,女,27岁,公司职员。2016年10月20日来诊。自诉:3天前不明原因右肩部酸胀痛,今日自觉症状加重而来求针灸治疗。查体:患者靠近肩井穴处有压痛,按之痛甚,余无不适,有颈椎病病史。按颈肩肌劳损施治。取穴大椎穴旁开五分,上五分处取穴,强刺激不留针,当即见效,患处按之酸胀痛大减,患者甚奇之,第二天复针1次而愈。

体会:大椎穴旁开五分,或上五分,或下五分,善治肩背痛。此为经验用穴也。

11. 颈椎酸胀痛、小腿肚酸胀痛、后头痛验案

胡某,男,37岁,公司老板。2016年5月22日来诊。自诉:颈项部酸胀痛3年余,近1年来,双侧小腿肚酸胀痛,夜间尤甚,同时伴有小腿有凉感。自言每次酒后后头痛,要几日方解。查体:患者颈椎前俯后仰时,大椎穴附近有酸胀痛,C5~6、C6~7脊柱正中线至大椎穴一线及椎旁有压痛,双侧小腿后侧皮温略低。余无不适,无既往病史。确诊:颈椎病,下肢痹证。拟行针刺治疗。选穴:人中、后溪(双)、束骨(双),承山(双)、承山上2寸一穴(双)、承山下2寸一穴(双),上穴常规针刺后,大椎及委中(双)施刺络拔罐法。隔日1次,7次1个疗程。患者针刺后,觉症状渐次好转,共针7次

而愈。

体会：人中、后溪、束骨为治疗颈椎病之常用针方。承山及其上下2寸各一穴，三穴组成大倒马针法，三穴相须为用，既可治后头痛，亦可治后项痛，还可治小腿肚酸胀痛，又有治小腿寒凉之功，临证取之，可多病同治也。

12. 手麻、舌尖麻验案

高某，女，62岁，2016年4月2日来诊。自诉：左手五指麻木半年余，近10余天又不明原因出现舌尖麻木。曾在某医院诊断为神经根型颈椎病，输液、口服营养神经的西药半个月，然效不显。遂来求针灸治疗。查体：颈椎前俯后仰、左右转动功能尚可，压顶叩顶及臂丛牵拉试验(+)，霍氏征(+)，有颈椎病病史，余无不适。诊断神经根型颈椎病。拟行针刺治疗。选穴：对侧肾关、复溜、患侧后溪、中渚、外劳宫，外关透内关(双)，上穴常规针刺，得气后平补平泻，留针30分钟，针毕患手十宣穴点刺放血，耳尖(双)点刺放血。该患第一日针毕，即称舌尖麻木有好转，第三次针后，即感手指麻木大为改善，舌尖已不麻。按上法针灸七次愈(从第四次针刺始，耳尖不放血，余法同上)。

体会：患者手指麻木按常法针之即可，舌尖麻为心经之病也，故在治手指麻木同时，外关透内关即可治之。

13. 肘窝麻胀验案

陶某，女，53岁，2016年3月4日来诊。自诉：右侧肘窝处麻胀20余载，手臂伸展时觉肘窝下方"筋短"。曾用过各种治疗方法(包括针灸)，然效不显。近日觉肘窝麻胀加重，遂来我处寻求针灸治疗，有心绞痛病史，余无不适。查体：右侧肘窝处无红肿热痛，手臂无肌肉萎缩，肘窝曲泽穴处有轻微压痛。患者病在手厥阴经，按手厥阴经经脉痹阻处理。拟行针刺治疗。选穴：第一次取内关(双)，对侧曲泉，健侧曲泽；第二次针刺时，上方基础上患侧加臂中穴。上穴针刺得气后平补平泻，每次留针30分钟，7次1个疗程，按上方患者症状渐次好转，信心大增，针7次后休息1日，继针1个疗程而愈。

体会："肺心有邪，其气留于两肘"，患者有心绞痛病史，又病在手厥阴经循行线上，故取内关以调心之为病，手厥阴与肝厥阴脉气相通，曲泽与曲泉又属对应之穴，故取之。患者其病既久，必取健侧对应点针之。患者觉"筋短"，加取臂中，与内关相须为用，有增效之功。

14. 坐骨神经痛、肩周炎验案

储某,男,41岁,工人。2016年10月8日来诊。自诉:患左侧坐骨神经痛经年,近日发作,行走痛甚。同时又不明原因出现右侧肩痛,在活动时痛剧。有腰椎间盘突出症病史,余无不适。查体:患者左侧坐骨神经痛位于足少阳经循行线上,右肩部有两个痛点,一在肩髎穴附近,一在肩髃穴附近,肩关节功能活动正常。诊断:左侧腰椎间盘突出症之坐骨神经痛(少阳经型),右侧肩周炎之少阳经与阳明经型(初期)。拟行针刺治疗。选穴:灵骨、大白(右侧)、中白、下白(右)、足临泣(左侧),上穴常规针刺,得气后让患者活动患肢与患肩,留针30分钟,每10分钟运针1次,针毕,配委中穴(左)刺络拔罐法。第1次针刺后,患者即觉诸症大减,遂按上方(委中穴隔日1次)连针7次愈。

体会:对于诸症同发,诸病同治之症,董氏针灸比传统针灸在某些方面有优势,宜回味之。

15. 董氏针灸案例

邱某,男,43岁,右耳鸣,耳内胀痛半年,左脚丘墟穴处陈旧性损伤2年。取董氏针灸灵骨、大白、中九里、七里,木斗、木留(上穴均取左侧),侧三里、侧下三里与足三重(上穴均取左侧)交替针之,10次诸症皆愈。

16. 董氏针灸案例

王某,男,76岁,两手发抖3年余,非帕金森综合征。取董氏针灸正会、前会、镇静、鼻翼、侧三里(双)、侧下三里(双),上三黄(双)、下三皇(双),曲池(双)、外关(双)、合谷(双)、太冲(双),针灸半月愈。

注:上三黄与下三皇,交替针之。

17. 董氏针灸案例

戴某,女,56岁,左侧腕部腱鞘囊肿2年,局部酸胀痛。取对侧足三重,囊肿局部行围刺法,12次愈。

18. 董氏针灸案例

张某,男,48岁,因用力不当,右侧从第十二胸椎至胁肋部疼痛1天,当即取对侧中白、下白针之,一次而愈。

19. 董氏针灸案例

高某,男,54岁,2016年7月8日来诊。自诉:其自2015年3月起患颈椎间盘突出症,腰椎间盘突出症,颈项部胀痛不适,前俯后仰受限,双手及手臂酸麻胀痛,腰骶部胀痛,自己能走路,但觉双下肢无力,曾经某医院针灸牵引,效不显而来诊。患者诊断明确。拟行针刺治疗。取穴:第一组:人中、后溪(双)、束骨(双)、复溜(双),加肾关(双);第二组:腹部针刺:选神阙上下左右旁开1寸,天枢(双),气海,关元;第三组:下关(双)、灵骨、大白(双)、中白、下白(双),足三里(双)、三阴交(双)、太冲(双),配合大椎、委中(双)刺络拔罐法。第一组与第二组,每次同时针刺,与第三组交替针之。第一个疗程30次(每10天1个小疗程,中间休息1天,再针下一个疗程,共3个小疗程)。第二个疗程也是30天,隔日1次。患者针后第3日效果方显,所有疗程针毕,已康复十之八九,因家中有事,未续针。经了解,病势未复,一直保持针刺效果。

20. 董氏针灸案例

李某,女,26岁,左腕桡骨茎突部狭窄性腱鞘炎1年余,近10日加重,求针灸治疗。取穴:对侧三阴交、四肢穴,患侧列缺,天应穴,半月愈。

21. 董氏针灸案例

闫某,男,47岁,患湿疹3年,近日手部也出现微瘙痒及皮损,因渐次加重而来诊。查体:前胸、后背、四肢特别是手指背侧,皮肤表面有散在的明显之湿疹样变,无既往病史,余无不适。该患病情明确,拟行针刺治疗。患者取仰卧位。选穴:董氏针灸驷马穴(双)、曲池(双)、血海(双),上穴为主穴,配合谷(双)、足三里(双)、三阴交(双)。上穴常规消毒,常规针刺。因患者手部湿疹较重,故合谷穴针刺时,以3寸毫针针刺入穴后,针尖从合谷经劳宫向后溪穴方向透刺,行捻转手法,直至患者掌心产生热胀感为度,上穴针刺后留针30分钟,每10分钟行针1次,每天1次,10次1个疗程。针刺毕,再在肺俞(双)、委阳穴(双)、委中(双)及大椎穴施刺络拔罐法,隔日1次。按上法,患者湿疹日见好转,连针2个疗程愈。

体会:

(1)董氏针灸驷马穴组,因其为调理肺系之总穴,故一般皮肤病包括湿疹均取之。

(2)手部湿疹,中医称为“鹅掌风”,临证以合谷透后溪之法治之,效佳。

22. 董氏针灸案例

寿某,女,44岁,3年前患耳鸣,经我处以董氏针灸疗法针刺5次(本来7次1个疗程,患者因怕针,觉症状大为改善,遂只针刺了5次)痊愈。近日因觉夜里双耳耳内胀痛影响睡眠而来诊,要求针灸治疗。有耳鸣病史,余无不适。拟行针刺治疗。选穴:木斗、木留(双)。常规针刺,留针30分钟。一次针后,第二日患者告知,当日夜里双耳无胀痛,甚奇之。遂连针3日愈。

23. 过敏性鼻炎验案

吕某,男,24岁,2016年10月14日来诊。自诉:过敏性鼻炎病史5年,几乎每日晨起前,均打喷嚏(每次打十几个喷嚏),随后即流水样清涕,夜里鼻塞严重,不能用鼻呼吸,只能用口呼吸,故而每次晨起之时,即觉口干舌燥,苦不堪言,用尽各种中西药物,然效不显。近日觉症状加重而来诊。余无不适。患者诊断明确。拟行针刺治疗。选穴:迎香(双)、鼻通(双)、印堂,上穴为主穴,配通天(双)、飞扬(双),常规消毒,常规针刺后,留针30分钟,针毕以清艾条各灸百会、囟门10~20分钟;上法施毕,在患者后背大椎、身柱、肺俞(双)、风门(双)、膏肓俞(双),施行隔姜灸法,每穴各灸7壮。上法10次1个疗程,每日1次。按上法,患者症状渐次改善,继针灸3个疗程后,病愈(临床治愈),并嘱以后要加强锻炼,增强体质云云。

24. 董氏针灸案例

干某,女,33岁,2016年11月18日来诊。自诉:双肩酸痛及右侧耳鸣1周余,近3日加重而来求针灸治疗。有高血压及颈椎病病史,余无不适。查体:患者双肩肩井穴处有压痛,按之酸痛甚,右耳鸣如蚊声。拟行针刺治疗。诊断:颈型颈椎病之肩痛,肾虚之耳鸣(右)。选穴:董氏针灸足三重(左);绝骨(右),中渚(双)。常规消毒,常规针刺。针刺得气后,平补平泻,留针30分钟,每10分钟行针1次。按上法,患者第二日来诊时称耳鸣未再发,双肩酸痛大为缓解,遂连针3次愈。

25. 小儿鼻出血验案

蒋某,男,11岁,2016年10月18日来诊。其母称患儿自五岁春季起,经常出现不明原因鼻出血,曾到附近各大医院就诊,然查不出出血原因,曾经中医清肺热之法治之,然效不显。遂到我处寻求针灸治疗。查体:舌质红,舌苔微黄,薄白厚腻,脉滑,以阴虚论治。拟行针灸治疗。选穴:太溪(双)。常规针刺后,施补法,留针30分钟后,在涌泉(双)灸15~20分钟,灸至局部潮红为度。上法10次1个疗程,每疗程结束后,患者休息1天,再行下一疗程。患者在治疗期间,只有1次出现鼻出血现象,余均正常。该患儿针刺3个疗程后,痊愈。微信回访家长,鼻出血至今未发。

26. 口腔溃疡验案

吴某,男,40岁,患口腔溃疡多年,每次发作时均在唇内侧黏膜处有一二处溃疡点,患者每次均要求在溃疡点以三棱针直接点刺出血,术后以淡盐水漱口。该患称,试过多种办法,唯此法效果较好,遂每次均用之。

厉某,男,33岁,2016年10月14日来诊。自诉:不明原因出现上牙龈肿胀,及口腔颊黏膜溃疡1周余,经口服中西药物无效而来求针灸治疗。无既往病史,余无不适。患者症状明确,遂按一般牙痛及口腔溃疡处理。拟行针刺治疗。选穴:液门(双)、承浆。液门针刺后行泻法,留针30分钟,承浆以三棱针点刺放血50滴。每日1次,3次1个疗程。第1次针后患者即觉诸症大减,连针3次病愈。

27. 陈旧性踝关节扭伤验案

陆某,女45岁,2016年7月2日来诊。自诉:右侧踝关节扭伤3年余,平素在走路时踝关节隐隐作痛。无既往病史,余无不适。查体:右侧丘墟穴处有压痛,压之痛甚。患者病情明确,拟行针灸治疗。选穴:董氏针灸健侧小节、五虎4、五虎5,留针30分钟,局部温针灸15分钟,针毕局部刺络拔罐法(隔日1次)。按上法,患者针后,患处渐次好转,共针12次愈。

28. 顽固性面瘫验案

张某,男,34岁,2015年11月12日来诊。自诉:右侧面颊部患面瘫3年余,曾经某医院断断续续针灸2个月,患者言已好转八成,然余症至今未除,曾口服、外用中药及他医针治,效不显。遂到我处求诊。无既往病史,余无不适。查体:右口角轻微㖞斜,右眼轻微闭合不全,面部略水肿,鼓腮动作可。无眼、耳及舌前味觉改变,自言患侧面部有紧绷感。患者诊断明确。拟行针刺治疗。选穴:董氏针灸健侧足三重、三泉穴与健侧足三里、上巨虚、下巨虚,上穴每日交替针之,配患侧翳风、迎香、地仓透颊车、颊车透地仓、地仓透颧髎、地仓透水沟,地仓与颊车中点取穴,针后向颊车透刺,阳白透鱼腰,阳白向左旁开1寸一穴,阳白向右旁开一寸一穴,两穴均向下斜刺1寸,攒竹透鱼腰,鱼腰透丝竹空,丝竹空透太阳、太阳、牵正,上穴针刺后留针40分钟,针后颧髎、太阳、地仓、颊车点刺放血。上法每日1次,7次1个疗程。7次后休息一天,再行下一疗程。第二个疗程按上法隔日针之。患者按上法针刺3次后,觉症状大为好转,遂信心倍增,针治2个疗程病愈。

29. 顽固性失眠验案

患者张某,女,52岁,2016年11月2日来诊。自诉:患失眠3年余,曾经中西药物治疗,然罔效。无既往病史,余无不适。查体:面色㿠白,舌淡,苔薄,脉弱。患者病情明确,拟行针刺治疗。选穴:印堂。常规针刺后,针尖向下且向一个方向捻转,静取留气一分钟后,留针 30 分钟,每 10 分钟按上法施针 1 分钟。每日 1 次,半个月 1 个疗程。按上法针刺 1 次后,当晚患者言睡眠转好,遂连针半月愈。

30. 董氏针灸案例

徐某,男,63 岁,2016 年 10 月 9 日来诊。自诉:右足跟部酸痛不适半年余,行走痛甚,近三日觉症状加重而来求针灸治疗。无既往病史,余无不适。查体:右足跟偏外侧有压痛,按之痛甚。患者病情明确,按足跟痛处理,拟行针刺治疗。选穴:小节(健侧)、五虎 4、五虎 5(健侧),留针 30 分钟。针后嘱其以右足跟部跺脚活动,然后带针正常行走,患者言患足疼痛大减,针毕在患侧委中穴行刺络拔罐法。上法每日 1 次,3 次 1 个疗程。患者共针 3 次愈。

31. 肱骨外上髁炎(经多次封闭治疗)验案

程某,女,53 岁,2005 年 11 月 7 日来诊。自诉:右肘关节肱骨外上髁部位,反复疼痛 7 个月,因疼痛在某医院做过 3 次封闭治疗,近日觉肘痛加重而来求针灸治疗。无既往病史,余无不适。患者诊断明确:网球肘。此疾难点在于,经过多次封闭治疗的网球肘,会很大程度影响针灸的效果,经封闭治疗次数越多,对针灸效果的影响就越大。按一般选穴法治之,很难奏效。遂按金伯华老师的经验,选穴如下:最痛点取一穴,此穴上下 0.5 寸再分别取二穴,针刺时二穴分别向最痛点中心斜刺,然后最痛点中心再直刺一针。旋即再在曲池(患侧)与尺泽(患侧)连线中点进针,针尖朝向以上 3 针方向刺入,再在天井(患侧)、外关(患侧)各刺 1 针。上穴针刺后,均用泻法。按此法,患者肘痛日见好转,连针 7 次愈。

32. 痔疮术后肛门肿痛

金某,女,28 岁,2016 年 10 月 20 日来诊。自诉 1 个月前在某医院行外痔术后,肛门肿痛一直未愈(无便血),近日觉症状加重而来诊,余无不适。患者诊断明确,拟行针刺治疗。选穴:董氏针灸中白、下白(双),承山(双),上穴董氏针灸常规针刺,承山得气后行泻法,留针 30 分钟,每 10 分钟行针 1 次,针毕,委中穴刺络拔罐(隔日 1 次),按上法患者一次疼痛大减,连针 3 次而愈(委中刺络拔罐法二次)。

33. 乳腺增生、乳房胀痛验案

张某,女,38 岁,2016 年 5 月 20 日来诊。自诉:半年前发现自己双侧乳房各有一个 2cm 左右肿块,压之痛甚,夜间右乳房胀痛,曾到某医院就诊,诊断为乳腺增生。曾服一个月中药调理,然效不显。遂到我处寻求针灸治疗。患者诊断明确,拟行针刺治疗。选穴:膻中、乳根(双),外关(双)、足临泣(双)、太冲(双),上穴常规针刺,常规消毒,得气后平补平泻,针后留针30分钟,每10分钟行针1次,每日1次,10次1个疗程。患者按上法针后,诸症日见好转,2个疗程后肿块已缩小一大半,再针10次后,诸症皆无而愈。

34. 下肢及肩背寒凉验案

阮某,女,36岁,2016年8月12日来诊。自诉:半年前出现双侧小腿及肩背怕冷之症,空调房里小腿不敢露在外面,曾服中药调理,然效不显,遂到我处寻求针灸治疗。无既往病史,余无不适。患者很明显为局部气血不通之痹证,拟行针灸治疗。选穴:承山(双)、承山上二寸一穴(双)、承山下二寸一穴(双),常规针刺,得气后平补平泻,留针30分钟,每10分钟行针1次。同时选大椎、身柱,膏肓俞,以隔姜灸法治之。按上法,患者针刺与灸法并用,症状日见好转,连续针灸7次愈。

35. 甲状腺功能减退验案

赛琳娜,女,39岁,罗马尼亚人,2016年6月5日来诊。自诉:患甲减半年余,平时常感浑身无力,咽喉部有不适感,近日觉症状加重3天而来诊。无既往病史,余无不适。患者诊断明确,拟行针灸治疗。选穴:董氏针灸下三皇、太溪,配大椎穴隔姜灸法(每次灸7壮),下三皇及太溪穴常规针刺,得气后行补法,留针30分钟,每10分钟行针1次。每日1次,10次1个疗程(疗程间,间隔1日)。按上法,患者觉病情日渐好转,遂针灸3个疗程后痊愈(T3、T4等检查指标接近正常)。

36. 膝关节痛验案

沈某,男,58岁,2016年10月18日来诊。自诉:右侧膝关节疼痛8个月有余,走路及上下楼梯均痛,曾到某医院拍片示:膝关节退行性变,骨质增生。近日觉症状加重而来诊。有高血压及肾囊肿病史,余无不适。查体:患者右侧阴陵泉穴处有压痛,曲泉穴处有压痛,膝关节伸屈动作时,患者言膝盖里面疼痛。患者病情明确,为增生性膝关节炎。拟行针灸治疗。选穴:内关(健侧)、太冲(患侧)、公孙(患侧)、太溪(患侧)、曲泉(患侧)。上穴常规针刺,得气后行平补平泻手法,留针30分钟,每10分钟行针1次,针毕施患侧委中穴刺络拔罐法(隔日1次)。每日1次,10次1个疗程。按上法,患者一次即效,10次而愈。

37. 梅花针副反应一例

金某,男,48岁,2015年12月4日来诊。自诉:右肩部酸胀痛1月余,近3日觉症状加重而来求针灸治疗。无既往病史,余无不适。查体:右肩井穴附近有压痛,按之酸胀痛甚。按局部痹证处理,拟行针刺治疗。选穴:中渚(右),绝骨(右),常规消毒,常规针刺,针刺得气后行平补平泻手法,手法施行完毕,再按患部,患者言酸胀痛有即刻缓解之效。留针30分钟,每10分钟行针1次,针毕患者肩井穴附近行刺络拔罐法,局部严格消毒后,先是以一次性梅花针叩刺微出血,然后以拧罐吸拔10~15分钟,每次吸出黯红色或紫黑色瘀血2~3ml。按上法,患者一次症状大减,针刺5次愈(肩井穴刺络拔罐法用了2次)。

然而,半个月后,金某来我处称,其作梅花针的部位,近几天出现瘙痒难耐,夜里尤甚,且局部出现大面积丘疹样反应,余甚奇之,遂让其裸露患肩查看,果然患肩局部出现一大块湿疹样病变,问其有无做完梅花针后局部受风寒湿之病史,然患者本人说不清楚,且言曾找他医诊治查看,他医言是梅花针感染了云云。患者局部我又细查之,局部无红肿热痛,湿疹样变非常明显,当为患者局部感受风寒湿邪所致,遂按一般湿疹处理。选穴:患肩局部。方法:梅花针叩刺后拔罐10分钟,10分钟后发现拔出的瘀血为紫黑色血块,且有血水,这进一步验证了我的判断,擦净瘀血后,在患肩局部又以清艾条灸之,每次20分钟。按上法,患者第二次来诊,言患部瘙痒已大为好转,局部丘疹也有消退。该患按上法治之,12次后治愈。

梅花针刺络拔罐法,致局部副反应案例,临证颇为少见,此为我针灸临证以来首例,故记之。

38. 膝关节内侧痛验案一例

蒋某,男,70岁,2016年7月12日来诊。自诉:右侧膝关节内侧痛2月余,走路、下蹲及上下楼梯痛甚,有高血压病史,余无不适。查体:右侧膝关节胫骨粗隆部位有压痛,按之痛甚,且此压痛点不在足三阴经循行区域内。按局部痹证处理,拟行针刺治疗。选穴:阿是穴(压痛点)局部围刺法,即四组毫针分别从痛点边缘向中心点透刺,针尖两两相对,然后痛点正中心再刺一针,此为"九九归一"之法,针毕周围四组毫针分别以泻法运针1分钟,留针30分钟,每10分钟行针1次,针毕局部行刺络拔罐法(隔日1次),吸出瘀血2~3ml。上法每日1次,7次1个疗程。按上法,患者病情日渐好转,治疗7次愈(梅花针刺络拔罐法3次)。

39. 流行性腮腺炎验案一例

高某,女,8岁,2005年4月5日来诊。家长称患儿双侧腮部肿大、压痛,不进食3天(只吃点流食)。在某医院诊断为流行性腮腺炎,曾给予输液治疗,然效不显,遂到我处寻求针灸治疗。无既往病史,余无不适。查体:患儿双侧下颌角可触及肿大之腮腺体,边缘不清,局部有压痛、紧张发亮、不红。患儿诊断明确,拟行放血治疗。选穴:耳尖(双)。局部常规消毒,医者持三棱针在耳尖部快速点刺放血,每穴放血5~10滴,然后于双耳尖穴以清艾条灸之,每穴每次灸5~10分钟,以局部潮红为度。按上法,当日局部肿胀大面积减退,患儿可进食,第二日又续治1次愈。

40. 董氏针灸案例

钱某,女,43岁,2015年6月10日来诊。自诉:右侧上臂顽固性酸胀痛2月余,严重影响睡眠,曾在某医院按颈椎病治疗,然效不显。有颈椎病病史,余无不适。查体:颈椎周围无压痛,前俯后仰正常。右侧上臂肱骨前缘与后缘均有压痛点,即手三阳经循行线上均有压痛点,按之酸胀感明显。按痹证处理。选穴:董氏针灸足三重(左),针刺得气后平补平泻手法一分钟,同时令患者活动患肢,言症状有缓解,遂点按患者上臂前缘一线,患者言酸胀感减轻;继针董氏针灸外三关(左),行针法如足三重,针毕点按患者上肢肱骨后缘一线,患者症状又缓解,甚甚奇之;针后让患者活动患肢,言上臂还是有一点酸胀痛,遂在其上臂细细循按,发现仅手阳明经一线有数个压痛点,遂又针足三里(左)、上巨虚(左)、下巨虚(左),针后按上法活动患肢,患者言已无酸胀痛。上穴针后,留针30分钟,每10分钟各穴组运针1次。每日1次。5次1个疗程。第一次针后,患者第二日告知,当日夜上臂无酸胀痛,遂以后每次针灸,上述穴组交替针之,5次愈。

体会:顽固性手臂酸胀痛,临证有时处理起来颇为棘手,足三重与外三关往往交替针之,一起合用甚为罕见,此为笔者第一次如此应用。日后反思此病案,此患治后虽则病愈,但患者之痛,乃吾之痛也!如果当时能以养老透间使或五门十变法治之,患者当不会受此多针之苦。遂以后笔者即对类似之疾颇为在意,亦细思更简便之法,故此处记之,以为戒也!

41. 唇干、唇裂、唇疮验案

李某,女,35岁,2016年10月21日来诊。自诉:嘴唇干裂(上下唇),上唇反复起疱2月余,近3日觉症状加重而来求针灸治疗。有便秘病史,余无不适。查体:问诊:患者言三日未大便,与其症状加重期相符。上唇偏中部有一起疱点。诊断:阳明郁热之唇疾。拟行针刺治疗。选穴:三间(双)、内庭(双),上穴针后均用泻法,留针30分钟,每10分钟运针1次。每日1次;厉兑穴(双)点刺放血,董氏针灸上下唇穴点刺放血数滴。上穴点刺放血隔日1次。按上法,患者症状渐次好转,7次愈(点刺放血3次)。

42. 董氏针灸案例

王某,女,38岁,2016年11月6日因颈椎病来诊。在针治其颈椎病过程中,患者言近3日阴道内痒痛,在当地某医院检查,未发现异常,曾口服医院开出的中药,然效不显。问我处是否可针灸治疗。遂在针治其颈椎病同时,顺手在其右侧手解穴针之,留针30分钟,中间未行针。第二日告知,阴道痒痛已无。随后在治疗颈椎病过程中,亦未言复发。当属1次而愈。

43. 久流涕灸案一例

黄某,女,23岁,2015年8月12日来诊。自诉:因素体虚弱,2个月前,因贪凉吹空调过甚而感冒,迁延接近1个月方愈,但唯鼻流清涕症状至今未愈,甚为苦恼,曾经中药调理10天,然效不显。近几日间或经常头晕目眩,遂来我处寻求针灸治疗。无既往病史,余无不适。查体:舌淡,苔薄,脉濡缓,手脚凉,患者精神萎靡不振。诊断:寒凉之气郁结头面,不得宣发,郁而为病也。拟行艾灸治疗。选穴:《针灸大成·鼻口门》:"久病流涕不禁:百会(灸)",故选百会灸之。取清艾条一根,点燃后在百会穴施悬灸法,每次15~20分钟,灸至局部皮肤潮红为度。按上法,患者症状一次即见好转,连灸7次愈。

44. 眉棱骨酸胀痛验案

盛某,女,52岁,2015年7月8日来诊,自诉:两侧眉棱骨及前额酸胀痛半年余,时轻时重,影响睡眠质量,曾经某美容院头面部按摩治疗,然效不显,有慢性胃炎病史,余无不适。查体:舌淡、苔薄、脉弦。辨证按普通眉棱骨及前额痛处理。拟行针刺治疗。选穴:董氏针灸火连、火菊、火散(左右交替针之)、三叉三穴(双),印堂透鱼腰(双),印堂透阳白(双),针后不行针,留针30分钟。针毕,太阳穴点刺放血,印堂穴针毕,挤出血液数滴。按上法,患者1次即效,连针7次愈。

45. 治上眼皮变黑验案

纪某,女,28岁,2016年10月20日因颈椎病来诊。在诊治颈椎病过程中,发现其右眼上眼皮发黑,遂问之,患者自己也说不清为何变黑,想治但不知以何法治之。因此患在治疗颈椎病的过程中,要用到双侧后溪穴,而太阳为目上纲,故在诊治其颈椎病过程中,用心观察其眼皮颜色的变化。果然,患者经 7 次针灸后,颈椎病症状皆无,上眼皮黑色也明显变淡,遂要求单独治疗上眼皮变黑,于是依按上法还是针刺后溪(每次针毕,后溪穴用力挤出几滴血液),又连针 7 次,患者上眼皮颜色恢复如常。

46. 痰湿头痛验案

阮某,女,42 岁,2016 年 10 月 8 日来诊。自诉:头痛(全头痛,但以前额部及两侧太阳穴为甚),患者言头痛时像戴了一顶帽子,紧箍住头部,胸部憋闷,有胀感,同时伴呕吐涎沫 3 年余,曾经各种中西药物治疗,然症状时好时坏,近日觉症状加重而来求针灸治疗,无既往病史,余无不适。查体:患者面色㿠白,精神萎靡,舌淡,苔白,脉濡滑。诊断:痰湿头痛。拟行针刺治疗。选穴:中脘、内关(双)、足三里(双)、丰隆(双)、公孙(双),配董氏针灸灵骨、大白(双)、中白、下白(双),侧三里、侧下三里(双)、门金穴(双)。上穴常规针刺,平补平泻,留针 30 分钟,每 10 分钟行针 1 次,针毕,在太阳穴(双)、印堂穴点刺放血数滴(隔日 1 次)。每日 1 次,7 次 1 个疗程。按上法,患者诸症日见好转,针 7 次后,觉诸症消除大半,信心倍增,遂在休息一日后,继针 1 个疗程愈。现微信回访,至今情况良好。

47. 倒睫毛验案一例

方某,女,36 岁,2016 年 9 月 20 日来诊。患者因颈椎病寻求针灸治疗。在针灸期间,偶尔提及左侧有倒睫毛之疾,故在针治其颈椎病期间,加刺丝竹空透鱼腰(左),连针 7 次颈椎病及倒睫毛皆愈。

48. 董氏针灸案例

李某,女,45 岁,2015 年 6 月 12 日来诊。自诉:双耳不明原因出现鸣响半年余,耳鸣如蝉鸣声,时轻时重,时发时止,睡熟后停止,曾在某医院做头部 CT 及耳部、鼻部检查,提示:无异常。曾在上海某医院针灸,效果良好(没有完全治愈),但因每次去上海针灸路途遥远,遂在朋友介绍下来我处寻求针灸治疗。患者诊断明确。无既往病史,余无不适。拟行针刺治疗。选穴:董氏针灸灵骨(双)、大白(双)、中白(双)、下白(双)、腕顺一、二(双)、足三重(双)、肾关(双)、太溪(双),常规针刺后,留针 40 分钟,中间不行针。患者针刺之前,言耳鸣正在进行中,针后数分钟后,言耳鸣症状减轻,上法 7 次一个疗程,每日 1 次。按上法,患者针刺 1 个疗程后,休息了一天,后继针 1 个疗程愈。

49. 董氏针灸案例

姚某,男,47岁,2016年12月8日来诊。自诉:昨日因运动中致腰痛,同时伴左侧腿痛,到某医院拍CT示:L4~L5,L5~S1椎间盘突出。无既往病史,余无不适。查体:腰前屈后伸疼痛,突出之腰椎间盘局部有压痛,按之痛甚。左腿足太阳经循行线上有牵扯痛。患者诊断明确:腰椎间盘突出症之腰痛,坐骨神经痛。拟行针刺治疗。选穴:人中、后溪(双)、绝骨(双),配董氏针灸灵骨、大白(右)、中白、下白(右)、腕顺一、二(右),加患侧束骨穴作为牵引针,上穴常规针刺,针毕在患侧委中及天宗穴施刺络拔罐法。按上法,患者一次即效,连针7次愈。

50. 董氏针灸案例

张某,女,42岁,2015年4月12日来诊。自诉:患两侧偏头痛多年,时发时止,发作时间不固定,发作时颈项部及双侧太阳穴伴发胀痛,曾经CT颅内扫描示:无异常。亦曾服各种中西药物,然效不显。无既往病史,余无不适。近日症状又发,遂来求针灸治疗。患者诊断明确:偏头痛。拟行针刺治疗。选穴:董氏针灸灵骨、大白(双)、中白、下白(双)、侧三里、侧下三里(双),常规针刺后,留针30分钟,患者针后数分钟,即觉头痛大减,针毕在其大椎、太阳穴(双)及委中(双)施刺络拔罐法。上法每日1次,7次1个疗程。按上法,患者连针2个疗程愈(针7次后,休息一天,继针下1个疗程)。

主要参考文献

[1] 伦新. 单穴防病治病妙用[M]. 北京:人民卫生出版社,2006.

[2] 杨继洲. 针灸大成[M]. 北京:华夏出版社,2007.

[3] 刘丕祥. 常见病信息穴一针疗法[M]. 北京:金盾出版社,2006.

[4] 高树中. 一针疗法:《灵枢》诠用[M]. 济南:济南出版社,2007.

[5] 张士杰. 古法针刺灵方治验[M]. 北京:中医古籍出版社,2006.

[6] 彭静山. 针灸秘验与绝招[M]. 沈阳:辽宁科学技术出版社,2008.

[7] 贺普仁. 针灸治痛[M]. 北京:科学技术文献出版社,2004.

[8] 程玮. 经穴探源[M]. 北京:学苑出版社,2008.

[9] 高立山,高峰. 针灸心扉[M]. 北京:学苑出版社,2003.

[10] 邱雅昌. 董氏奇穴实用手册[M]. 北京:人民卫生出版社,2012.

[11] 刘毅. 董氏针灸注疏[M]. 北京:中国中医药出版社,2011.

[12] 金伯华. 金氏针灸临床精粹[M] 北京:人民卫生出版社,2005.

[13] 陈以国等. 针灸经穴触诊定位图谱[M] 沈阳:辽宁科学技术出版社,2009.

[14] 解秸萍. 名医评析单穴治病[M] 北京:北京科学技术出版社,2006.

[15] 杨兆钢. 跟老中医学针灸[M] 北京:人民军医出版社,2014.

[16] 栾景延. 十四经针灸解难[M] 北京:人民军医出版社,2007.

[17] 王启才. 特定穴临床应用[M] 北京:中国中医药出版社,2008.

[18] 沈邑颖. 古典针灸大家周左宇医道精要[M]. 北京:中国中医药出版社,2014.

[19] 侯中伟,朱江. 重用单穴治顽疾[M]. 北京:科学技术文献出版社,2011.

32